진단의약품의 임상평가

-기초통계에서 실무지침까지-

This book was partially supported by the Intelligent Microsystem Center (IMC; http://www.microsystem.re.kr), which is performing one of the 21st century Frontier R&D Projects sponsored by the Korea Ministry Of Commerce, Industry and Energy

진단의약품의 임상평가

-기초통계에서 실무지침까지-

책임저자 : 오흥범 · 안홍엽 · 이관제
공동저자 : 황상현 · 최성은 · 이현진

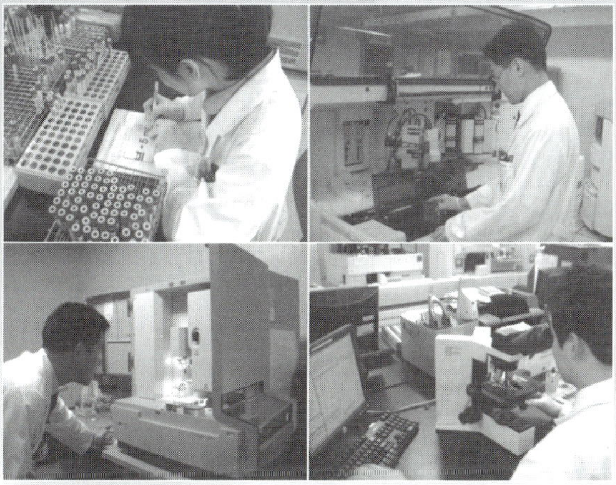

고려의학

머리말

의학박사 학위를 마치고 1999년 하반기에 통계학을 공부하기 위해 동국대학교 통계학과를 찾았다. 검사결과를 주로 수치적으로 다루는 진단검사의학 전공자인 나는 의과대학에서 배울 수 있는 의학통계학보다 더 기초적인 통계학을 배우고 싶었다. 동국대학교는 내가 근무하는 서울아산병원에서 자동차로 20분이면 갈 수 있는 거리에 있었기 때문에 근무시간 이후에 가서 공부하기에 알맞은 곳이었다. 이 책의 공동 책임저자이신 이관제 교수님은 그렇게 인연이 맺어졌다. 생물통계학을 전공하신 분이라 기꺼이 나의 석사 지도교수가 되어 주셨고, 학위기간 이후에도 지금까지 늘 친밀한 형님같이 나를 인도해 주고 계시다. 석사학기 동안 나 때문에 대부분의 수업시간들이 야간이나 주말로 옮겨졌다. 그래서 같이 공부했던 학생들에게 많은 불편을 끼쳤는데, 그런 불편을 감내해준 학생들에게 이 책을 출판하며 감사의 마음을 전하고 싶다.

이 책은 Clinical and Laboratory Standards Institute (CLSI) 가이드라인의 하나인 평가프로토콜(evaluation protocol, EP)에 대한 나의 2006년 대학원 강의 내용을 체계적으로 정리한 것이다. 이 책의 공동 책임저자인 안홍엽 교수는 대학원 수업 중간 중간에 통계학에 대해 특강을 해주셨는데 그 내용이 이 책의 기초통계학 부분에 스며들어 있다. 통계학에서 적절한 주제를 고르기 위해 대학원 수업 몇 달 전부터 평가 프로토콜에 대한 세미나가 개최된 것은 두말할 것도 없다. 이 책의 공동저자인 황상현 교수가 거의 매주 CLSI 평가 프로토콜을 정리하여 통계학 교수와 여러 명의 통계학 석박사 학생들 앞에서 발표를 하였다. 통계학적인 지식이 부족할 수밖에 없는 의학 전공자로서는 결코 쉬운 일이 아니었겠지만 늘 성실히 준비하여 토론할 수 있도록 해준 덕분에 이 책의 기초가 놓여졌다. 두 분의 통계학 교수도 진단검사의학 분야의 얘기를 묻기도 하고 통계학 부분을 아주 쉬운 언어로 잘 설명해 주기도 하셨는데, 그것이 황상현 교수나 내게 큰 배움이 되었다. 이 책은 당시의 배움을 나누기 위해 쓴 것이라 해도 과언이 아니다. 서로 다른 분야의 전문가들이 함께 모여 각자의 장벽을 허물어 가며 새 분야를 함께 개척해 가는 것은 서로에게 신선한 도전이었고 큰 배움이 되었던 것 같다.

그리고 이 책의 공동저자인 최성은 선생은 동국대학교에서 통계학 석사를 마치고, 현재 내 밑에서 의과학 박사과정을 밟고 있다. 이 책에는 통계학 관련 수식의 이해를 돕기 위해 수식에 숫자를 대입하여 직접 풀어보는 과정을 많이 넣었다. 이는 매우 많은 시간이 드는 작업이었는데 최성은 선생이 꼼꼼히 그 일을 감당해 주었다. 이현진 선생도 몇 몇 장에서 그러한 일을 감당해 주었다. 이 책이 통계학 수식을 꺼리는 의생물학 전공자들에게 혹 도움이 되고 쉽게 느껴진다면 이는 두 사람의 노고 덕분이라 할 것이다.

최근 국내에서도 첨단 진단의약품들이 만들어지면서 적절한 평가 가이드라인을 만들어야 한다는 목소리가 높아지고 있다. 첨단 진단의약품에 대한 평가 가이드라인은 CLSI에서 쉽게 찾아 인용할 수 있는 것이 아니다. 따라서 진단검사의학 전문가와 통계학자 그리고 일선 공공기관이 학술적인 협력 체제를 구축하여 대처해 나가는 것이 필요하다. 이 책은 2005년에 수행했던 식품의약품안전청 과제인 "통계적 분석을 통한 혈액학적 체외진단의약품의 임상시험 설계에 관한 연구"가 시발점이 되었다. 그것이 계기가 되어 2006년에는 평가 프로토콜에 대한 대학원 수업을 계획하게 되었고 또 다시 강의 내용을 정리하여 책으로 쓰게 된 것이다. 그런 점에서 식품의약품안전청은 이 책의 초기 공헌자라 해야 할 것이다.

"만일 너희 믿음의 제물과 봉사 위에 내가 나를 관제(灌祭)로 드릴지라도 나는 기뻐하고 너희 무리와 함께 기뻐하리니"라는 성서 구절이 있다. '관제'란 눈에 잘 보이는 고형의 제물과 달리 형체가 뚜렷하지 않은 액체의 제물을 뜻하는데, 피와 땀의 의미를 함축하고 있다. 관제는 진료에 있어 진단검사의학의 역할과 흡사한 면이 있다. 진단검사가 진료의 핵심으로 자리 잡은 오늘날 이 책이 하나의 관제가 되어 양질의 진료를 이루어 나가는데 작으나마 기여할 수 있기를 바란다.

2007년 5월

오 흥 범

차 례

PART I 기초통계학

PART III 기 타

PART I 기초통계학

1. 통계적 자료분석 및 통계분포 개요
2. 모수적 · 비모수적 자료분석
3. 검체선정
4. 검체 수 산정
5. 선형회귀분석
6. 분산분석
7. 범주형 자료분석

Chapter 1 통계적 자료분석 및 통계분포 개요

연구를 수행한다는 것은 연구가설에 따라 우선 자료를 수집하거나 혹은 실험을 통하여 자료를 만들어 낸 후, 이를 적절히 정리 · 요약하고 분석하는 것이라 할 수 있다. 자료에는 크게 양적 자료(quantitative data)와 질적 자료(qualitative data)가 있다. 양적 자료는 다시 연속형 자료(continuous data)와 이산형 자료(discrete data)로 구분된다. 연속형 자료는 측정한 값이 연속적인 실수 값을 갖는 것으로 체중, 키 등을 예로 들 수 있다. 이에 반해 이산형 자료는 측정한 값이 정수처럼 연속적이지 않은 자료로 예를 들어 병원의 일일 외래 환자 수와 같은 것들이다. 그리고 질적 자료는 관측 가능한 모든 값을 몇 개의 범주(category)로 나타낼 수 있는 것으로 A형, B형, O형, AB형으로 구분되는 혈액형과 같은 자료들이다. 자료를 정리 · 요약하는 방법은 수집된 자료의 형태에 따라 달라지는데, 일반적으로 그래프나 표를 이용하여 전체 자료의 분포를 한 눈에 알아볼 수 있도록 정리하는 방법과 평균이나 분산 등의 간단한 척도(measure)로 요약하는 방법이 있다.

1.1 자료의 정리 및 요약

자료는 위에서 언급했듯이 양적 자료와 질적 자료로 나눌 수 있다. 양적 자료를 정리하는 방법으로는 상자그림(box plot), 산점도(scatter plot) 등이 있다. 질적 자료 즉 범주형 자료의 경우는 도수분포표(frequency table), 히스토그램(histogram), 분할표(contingency table) 등이 사용된다. 상자그림은 자료의 분포형태를 나타내는 척도인 제 1사분위수(Q_1), 제 2사분위수(Q_2), 제 3사분위수(Q_3)[1], 범위 내 최소값, 범위 내 최대값을 이용

1) 전체 관측값을 크기 순서대로 나열한 후, 자료 전체의 25%, 50%, 75%에 해당하는 위치의 관측값을 각각

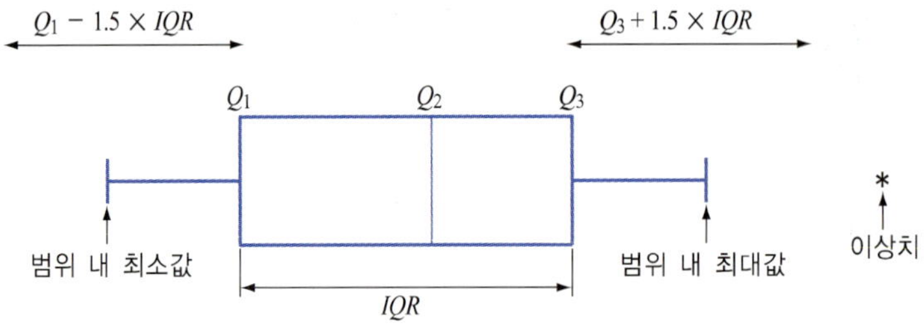

그림 1.1 상자그림

하여 [그림 1.1]과 같이 표현하는 것이다.

[그림 1.1]과 같은 상자그림을 작성하기 위해서는 먼저 Q_1과 Q_3를 양 끝으로 하여 사각형을 작성한 후 Q_2 위치에 수직선을 긋는다. Q_1과 Q_3간의 길이인 사분위범위(interquartile region, IQR)를 계산하고, $Q_1 - 1.5 \times IQR$ 범위 안에서 가장 작은 관측값을 범위 내 최소값으로, $Q_3 + 1.5 \times IQR$ 범위 안에서 가장 큰 관측값을 범위 내 최대값으로 정한다. 범위 내 최소값(minimum value within $1.5 \times IQR$ from Q_1)에서 Q_1까지 그은 선과 범위 내 최대값(maximum value within $1.5 \times IQR$ from Q_3)에서 Q_3까지 그은 선을 whisker라 부르는데, 이러한 이유로 상자그림을 Box-Whisker plot이라 부르기도 한다. 상자그림의 유용성은 우선 자료의 분포를 한 눈에 볼 수 있다는 점과 이상치(outlier)[2]의 존재 유무를 쉽게 확인할 수 있다는 점이다.

양적 자료가 2차원 좌표형태인 경우는 산점도를 이용하여 [그림 1.2]와 같이 정리할 수 있다. 산점도를 그려보면 두 자료의 상관관계와 전체적인 경향을 한 눈에 짐작할 수 있다. 이는 회귀분석 등의 심도 깊은 분석에 있어 매우 중요한 기본 정보로 이용된다.[3] 뿐만 아니라 전체적인 경향으로부터 벗어나는 관측값 즉 이상치를 확인할 수 있게 해준다. 따라서 수집된 자료의 문제점을 파악하여 최종 통계분석에 앞서 추가 실험이 필요한 지 혹은 새로운 자료를 수집해야할 지를 미리 알게 해준다. 예를 들어 특정변수 x와

제 1사분위수, 제 2사분위수, 제 3사분위수라 한다. 제 2사분위수는 중앙값(median)에 해당된다.

2) 이상치(outlier)란 관측 값의 전반적인 분포 밖에 존재하는 값을 의미하는데, 자세한 내용은 5장 선형회귀분석을 참조하기 바람. 상자그림에서는 범위 내 최소값과 범위 내 최대값 보다 더 밖에 있는 값을 이상치로 볼 수 있으며 [그림 1.1]에서는 *로 표시되어 있다.

3) 직선성을 평가하는 경우에 자료의 산점도를 그려보면 어느 지점 혹은 구간에서 직선성을 많이 벗어나고 있는지를 알 수 있다. 직선성의 조건을 만족하지 못하는 이유가 양극단 구간에 의한 것이라면 어느 쪽 극단을 제거한 후 회귀분석을 다시 시행하는 것이 좋은지 등의 정보를 산점도를 통해 얻을 수 있다.

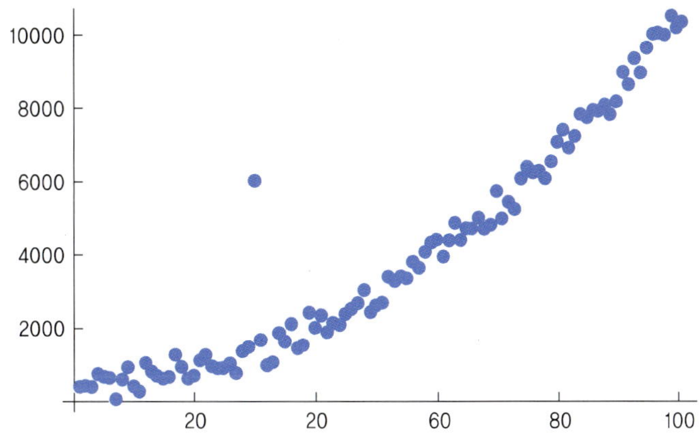

그림 1.2 2차원 좌표로 표현한 산점도

y가 있을 때 x와 y간의 관계를 회귀분석하고자 할 때 [그림 1.2]와 같은 산점도를 통해 두 자료의 전체적인 경향을 알아볼 수 있다.

질적 자료는 관측값의 범주에 따른 빈도를 세어 작성하는 도수분포표와 이를 막대그래프로 표시한 히스토그램으로 정리할 수 있다. 또한 질적 자료 즉 범주형 자료가 두 가지 이상의 범주를 가질 경우에는 분할표를 만들 수 있는데 행과 열에 각 자료의 범주를 할당하여 두 종류의 자료 범주 조합에 따른 빈도를 확인할 수 있다. 30명 성인의 몸무게를 측정한 후에 그 결과를 도수분포표 및 히스토그램으로 요약하기 위해 [표 1.1]과

▶표 1.1 도수문포표 및 히스토그램에 대한 R 프로그램

```
> kg = scan( )
1:  55 76 85 62 78                    # 55 76 85 62 78를 입력하고 enter
6:  72 64 77 51 70
11: 69 62 74 58 72
16: 55 60 54 73 79
21: 52 78 73 76 67
26: 66 69 62 78 53
31:                                   # enter
Read 30 items
> table(cut(kg, 7))                   # 7개의 계급을 갖는 도수분포표 작성
> hist(kg)                            # histogram 작성
```

▶표 1.2 도수분포표 결과물

(51, 55.8)	(55.8, 60.7)	(60.7, 65.6)	(65.6, 70.4)	(70.4, 75.3)	(75.3, 80.2)	(80.2, 85)
6	2	4	5	5	7	1

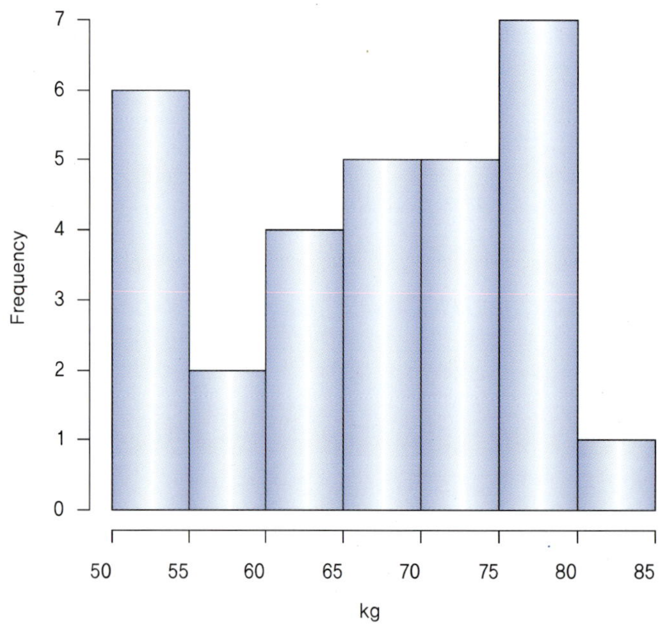

그림 1.3 히스토그램 결과물

같이 R 프로그램을 이용할 수 있다. [표 1.2]는 도수분포표로서 51kg 이상 ~ 55.8kg 미만의 성인이 6명, 55.8kg 이상 ~ 60.7kg 미만의 성인이 2명, 60.7kg 이상 ~ 65.6kg 미만의 성인이 4명, 65.6kg 이상~70.4kg 미만의 성인이 5명, 70.4kg 이상 ~ 75.3kg 미만의 성인이 5명, 75.3kg 이상 ~ 80.2kg 미만의 성인이 7명 그리고 80.2kg 이상 ~ 85kg 미만의 성인이 1명이라는 것을 요약하여 보여주고 있다. 이를 히스토그램으로 표현하면 [그림 1.3]과 같다.

자료를 요약하는 더 간단한 방법은 자료의 분포를 대략 짐작할 수 있는 척도(measure)를 사용하는 것인데 흔히 중심위치를 표현하는 척도와 퍼진 정도를 표현하는 척도를 사용한다. 중심위치 척도로는 표본평균(mean)[4], 중앙값(median) 그리고 최빈값(mode)이

4) $x_1, \ldots, x_n$ 자료의 표본 평균은 $\bar{x} = \frac{x_1 + x_2 + \cdots + x_n}{n}$ 이다.

사용된다. 모든 관측값들을 합하여 자료의 수로 나눈 값인 평균은 가장 보편화된 척도로 많이 사용된다. 하지만 평균은 다른 척도들에 비해 이상치에 의한 영향을 많이 받기 때문에 자료에 이상치가 존재하는 경우, 평균보다는 다른 척도로써 자료의 중심위치를 정하는 것이 바람직하다. 중앙값은 관측값을 크기 순서대로 나열할 경우 중앙에 위치하는 값을 의미한다.[5] 중앙값은 평균과 달리 이상치가 있더라도 큰 영향을 받지 않는다는 장점이 있다. 이러한 이유로 인해 이상치가 존재하는 경우 중심위치를 정하는 척도로 중앙값이 선호된다. 그러나 중앙값 또한 관측값의 크기 보다는 전체자료의 순위에 의하여 결정되는 단점이 있으므로 이상치가 있는 경우에는 이상치를 제거하고 절삭평균(trimmed mean)을 사용할 수 있다. 최빈값은 관측값 중 가장 빈번히 존재하는 값으로 이 또한 중심위치 척도의 하나로 사용된다.

자료의 퍼진 정도를 표현하는 척도로는 표본분산(sample variance), 표본표준편차(sample standard deviation), 범위(range), 사분위범위(IQR)[6] 그리고 변동계수(coefficient of variation) 등이 있다. 예를 들어 x_1, x_2, $\cdots$, x_n 자료가 있다고 할 때, 각각의 관찰값과 표본평균($\overline{x}$)과의 차이를 편차라 하는데 이들 편차의 제곱 합을 $n-1$로 나누면 표본분산(s^2)이 된다. 그리고 표본분산에 제곱근을 취한 값이 표본표준편차(s)가 된다.

$$\text{표본분산}(s^2) = \frac{1}{n-1}\sum_{i=1}^{n}(x_i - \overline{x})^2$$

표준편차는 그 단위가 측정단위와 같기 때문에 평균과도 같은 단위를 가지게 된다. 따라서 자료를 요약할 때 평균이 얼마이고 표준편차가 얼마라고 하면 자료의 분포를 쉽게 짐작할 수 있는 장점이 있다. 그러나 측정단위가 다른 두 집단을 비교하는 경우에는 잘못된 판단을 초래할 수 있는 단점도 있다. 이런 경우에는 아래와 같은 변동계수를 이용하여 단위와 상관없이 퍼진 정도를 비교하는 것이 바람직하다.

$$\text{변동계수}(CV\%) = \frac{s}{\overline{x}} \times 100$$

---

5) 중앙값을 구하는 방법은 다음과 같다. n개의 자료에 대해, 만일 n이 홀수라면 $\frac{(n+1)}{2}$번째 관측값을 중앙값으로 하고, n이 짝수면 $\frac{n}{2}$번째 관측값과 $\frac{n}{2}+1$번째 관측값의 평균값을 중앙값으로 한다.

6) 범위는 자료의 최대값과 최소값의 차이를 의미하고, 사분위 범위(IQR)는 제 3사분위수와 제 1사분위수의 차이를 의미한다 ($IQR = Q_3 - Q_1$).

검사실에서는 저농도의 정도관리(quality control, QC)물질과 고농도의 정도관리물질을 이용하여 정밀도를 분석하는 경우가 많은데, 이런 경우에도 표준편차 보다는 변동계수를 이용하여 퍼진 정도를 요약하는 것이 바람직하다. 아래 [표 1.3]의 예에서는 저농도 QC 물질의 경우 표준편차가 0.34이고 고농도 QC 물질의 경우 1.87로서 고농도 QC 물질의 표준편차가 더 높다. 그러나 CV(%)는 저농도에서 42%인 반면 고농도에서 5%밖에 되지 않는다. [표 1.3] 예의 저농도 CV(%)는 임상적으로는 받아들일 수 없는 수준일 수 있다. 이처럼 SD보다는 CV를 통해 자료의 퍼진 정도를 표현하고, 이를 토대로 진단의약품의 성능을 판정하는 것이 적절한 경우가 많다.[7]

▶**표 1.3** 저농도의 정도관리물질과 고농도의 정도관리물질을 이용한 정밀도 분석

측정일	저농도 QC물질	고농도 QC물질
2007-04-17	0.9	37.4
2007-04-11	1.3	35.9
2007-04-06	1.2	37.1
2007-03-26	0.6	40.2
2007-03-22	0.75	40.1
2007-03-15	0.7	39.5
2007-03-09	0.3	39.1
2007-03-02	0.8	40.4
2007-02-22	0.2	35.8
2007-02-15	1	35
2007-02-12	0.9	38.3
2007-01-19	1.2	38.7
Mean	0.82	38.13
SD	0.34	1.87
CV(%)	42%	5%

7) 진단검사에서 사용하는 정도관리물질의 퍼짐 정도는 CV를 기준으로 허용범위를 정하는 경우가 많다. 예를 들어 albumin 검사의 경우는 3.5 g/dL 농도에서 CV가 10% 이내이어야 한다는 등의 허용범위 규정이 있다.

1.2 통계분포(distribution)

실험을 통해 얻어진 자료를 분석하기 위해서는 통계분포에 대한 이해가 필요하다. 우리가 흔히 알고 있는 정규분포의 경우는 평균과 표준편차만 알면 그 분포를 완벽히 재구성할 수 있는데 이는 정규분포가 갖는 중요한 특정 중의 하나이다. 이런 통계분포의 종류는 정규분포 이외에도 매우 많으며 현재도 계속 연구 개발되고 있다.[8] 통계분포에 대해 직관적인 이해를 구한다면 다음과 같이 논할 수 있다. n개의 자료를 이용하여 모집단의 특성을 규명하고자 하는 경우, 통계학에서는 n개의 자료로부터 n보다 적은 k개의 척도를 이용하여 모집단의 특성을 요약하게 되는데, 이런 요약이 가능한 이유는 통계분포를 가정할 수 있기 때문이라는 것이다.[9]

$$(n\text{개의 자료}) \rightarrow (k\text{개의 척도}) + (\text{통계분포})$$

확률분포는 크게 이산형 확률분포와 연속형 확률분포로 나눌 수 있다. 이산형 확률분포로는 Bernoulli 분포, 이항분포 그리고 Poisson 분포 등이 있다. Bernoulli 분포는 이산형 자료를 위한 가장 기본이 되는 분포이다. 결과가 두 가지만 있는 시행(trial)을 통계에서는 Bernoulli 시행이라고 부르며, 시행 결과의 확률분포를 Bernoulli 분포라 한다. 시행의 결과 두 가지를 성공과 실패라 하고 각각이 일어날 확률을 p와 $(1-p)$라고 해보자.[10] 이를 확률함수로 표현히면,

$$P(X=x) = p^x(1-p)^{1-x}, \qquad x = 0,1$$

---

8) 분포의 종류는 한 가지만 있는 것이 아니므로 당연히 연구의 목적에 따라 적당한 분포가 선택되어야 한다. 그러나 대부분의 경우에 적절한 통계분포의 선택은 그리 쉽지 않다.

9) 참고범위를 구하기 위해 120명으로부터 검사결과를 얻은 경우, 만약 검사결과들이 정규분포를 한다면 120명의 검사결과는 평균과 표준편차라는 2개의 척도로 충분히 요약할 수 있으며, 두 척도를 이용하여 참고범위를 구할 수 있다.

10) 통계학에서는 어떤 실험 혹은 시행의 모든 가능한 결과에 대한 집합(set)을 sample space라고 하며, sample space를 어떤 기준에 따라 실수화한 것을 random variable이라 한다. 또한 sample space의 모든 가능한 subset을 사상(event) 이라고 한다. 주사위 던지기라면 sample space는 {1, 2, 3, 4, 5, 6}이 되며, 짝수의 사상은 {2, 4, 6}이 된다. 어떠한 확률을 논의할 때는 어떠한 사상이 일어날 확률을 논의하는 것으로 예를 들어, 주사위를 던져 짝수가 나올 확률이라든가 혹은 1이 나올 확률을 얘기할 때는 모두 그러한 사상이 일어날 확률을 논하는 것이다.

이다. 여기서 $X=1$은 성공을 의미하고 $X=0$은 실패를 의미한다. 이항분포는 Bernoulli 시행을 n회 독립적으로[11] 실시했을 때 성공한 횟수의 분포이다. 확률변수 X가 이항분포를 따를 때 그 확률함수는 다음과 같다.[12]

$$P(X=x)=\binom{n}{x}p^x(1-p)^{n-x},\qquad x=0,1,\cdots,n \tag{1.1}$$

여기서, X는 n회 Bernoulli 시행 중 성공한 회수이고, p는 각 시행에서의 성공확률인데, X가 이항분포를 따르는 경우 $X \sim B(n,p)$로 표기한다.[13] 예를 들어 백혈병 환자에게 건강한 형제가 4명 있다고 하자. 환자와 형제간에 HLA-A, -B, -DR이 모두 일치할 확률이 25%라면 4명의 건강한 형제 중에 1명, 2명, 3명, 또는 4명의 형제가 환자와 동일한 HLA를 가질 확률은 각각 얼마일까?[14] 환자와 각 형제들의 HLA 일치여부는 서로 독립이고, 일치할 확률은 $\frac{1}{4}$이므로 이항분포를 이용하여 다음과 같이 구할 수 있다.

$$P(X=1)=\binom{4}{1}\left(\frac{1}{4}\right)^1\left(1-\frac{1}{4}\right)^3=0.421875$$

$$P(X=2)=\binom{4}{2}\left(\frac{1}{4}\right)^2\left(1-\frac{1}{4}\right)^2=0.2109375$$

$$P(X=3)=\binom{4}{3}\left(\frac{1}{4}\right)^3\left(1-\frac{1}{4}\right)^1=0.046875$$

$$P(X=4)=\binom{4}{4}\left(\frac{1}{4}\right)^4\left(1-\frac{1}{4}\right)^0=0.00390625$$

그런데 임상적으로 관심 있는 질문은 "형제 중에 한명이라도 환자와 HLA가 일치할 확률은 얼마인가?"이다. 이런 경우에는 $P(X \geqq 1)$로 표시할 수 있으므로 상기 4가지 확률을 모두 더한 값인 "0.6835938"이 임상에서 원하는 확률이다. 그런데 일반적으로는 상

---

11) 독립적으로 시행했다는 것은 이전에 시행한 결과가 현재 시행한 결과에 전혀 영향을 미치지 않는다는 의미이다.

12) 확률변수는 대문자 X, 확률변수의 실제 관측값은 소문자 x로 표기하는 것이 보통이다. 확률변수는 반드시 확률분포를 갖는다는 것이 수학에서 사용하는 변수의 개념과 다른 점이다.

13) 이항분포의 확률함수에 있는 $\binom{n}{x}=\frac{n!}{x!(n-x)!}$는 n개 중에서 x개를 선택하는 경우의 수를 의미한다.

14) HLA-A, B, DR은 서로 다른 유전자좌에서 발현되지만 3개의 유전자좌가 서로 인접해 있어 거의 하나의 unit처럼 다음 세대에 유전이 된다. 같은 염색체(haploid) 상에 있는 HLA-A, HLA-B, HLA-DR의 대립유전자 조합을 haplotype이라 하는데, HLA-A, B, DR의 경우는 거의 대부분 부모의 haplotype이 그대로 자녀에게 유전된다.

기 4가지 확률을 모두 구하여 더하기 보다는 한 명도 환자의 HLA와 일치하지 않을 확률을 구한 후 1에서 그 확률을 빼주게 된다.

$$P(X \geqq 1) = 1 - P(X=0) = 1 - \binom{4}{0}\left(\frac{1}{4}\right)^0\left(1-\frac{1}{4}\right)^4 = 1 - \left(1-\frac{1}{4}\right)^4 = 0.6835938$$

연속형 확률분포로는 표준정규분포, t-분포, χ^2 분포 그리고 F 분포 등이 있다. 표준정규분포는 연속형 자료의 확률분포로 매우 광범위하게 이용되고 있다. 표준정규분포의 기대값과 분산은 각각 0과 1이며, 확률함수는

$$\phi(z) = \frac{1}{\sqrt{2\pi}} e^{-\frac{z^2}{2}}$$

이다. 표준정규분포에서의 확률은

$$P(Z \leqq z) = \int_{-\infty}^{z} \phi(t)dt$$

로 정의된다.[15] 일반적으로 위의 적분은 컴퓨터를 이용하거나 미리 만들어 놓은 표를 사용하게 된다. 표준정규분포의 가장 중요한 성질 중의 하나는 표준정규분포를 따르는 확률변수 Z의 선형 결합인 $X = aZ + b$는 기대값이 b이고 분산이 a^2인 정규분포를 따른다는 점이다. 정규분포의 중요한 특성은 연구에 관련한 분포가 구체적으로 알려지지 않은 경우에도 표본평균의 분포로 정규분포를 이용할 수 있다는 점이다.[16] 일반적으로 표본의 크기가 큰 경우엔 정규분포를 이용하여 모평균에 대한 통계검정을 시행할 수 있지만 표본의 크기가 크지 않는 경우에는 t-분포를 이용한다. 또한 정규분포를 가정할 수 있는 모집단의 경우에도 모집단의 모분산을 모르는 경우에는 모평균에 대한 가설검정에 t-분포를 사용한다. 정규분포에서와 같이 t-분포 역시 확률을 직접 계산하기 보다는 t-분포의 확률 값을 미리 구해 놓은 표나 혹은 통계프로그램을 이용한다.

15) Z는 표준정규분포를 따르는 확률변수이고 z는 임의의 수치이다. 예를 들면 Z가 1.65보다 작을 확률을 구하는 경우 이를 $P(Z \leqq 1.65)$라 표기하게 되는데, 확률값은 0.95가 된다.

16) 이는 중심극한정리(central limit theorem)때문이다. 중심극한정리란 모집단의 평균이 μ이고 분산이 σ^2일 때, 크기가 n인 표본평균 $\overline{X}$를 표준화한 $Z = \frac{\overline{X} - \mu}{\sigma/\sqrt{n}}$는 n의 크기가 보통 30이상인 경우 모집단의 분포와 무관하게 근사적으로 표준정규분포를 따른다는 것이다. 따라서 모집단 분포를 모르는 경우에도 사용할 수 있다.

정규분포 가정 하에서 모분산의 추정량인 표본분산의 분포는 χ^2 분포를 따른다.[17] 따라서 모분산의 가설검정 및 신뢰구간 추정에 χ^2 분포를 사용한다. 흔히 정규분포를 따르는 자료들의 선형 결합물의 제곱이나 자료의 제곱값에 대한 선형 결합물 중에 χ^2 분포를 따르는 경우가 많아 χ^2 분포를 이용하는 χ^2 검정이 자주 이용된다.[18] 그리고 독립인 두 확률변수가 각각 χ^2 분포를 따르고 있을 때 두 확률변수의 비율은 F 분포를 따른다.[19] F 분포는 두 집단의 분산 비율에 대한 가설검정 및 신뢰구간의 추정에 이용되고 통계학의 실험계획법에서 자주 이용되는 분포이다. 역시 확률함수의 복잡함으로 인해 통계프로그램을 이용하여 F 분포의 확률을 계산한다. 흔히 사용되는 확률분포들의 모양과 특징은 [그림 1.4]와 같다.

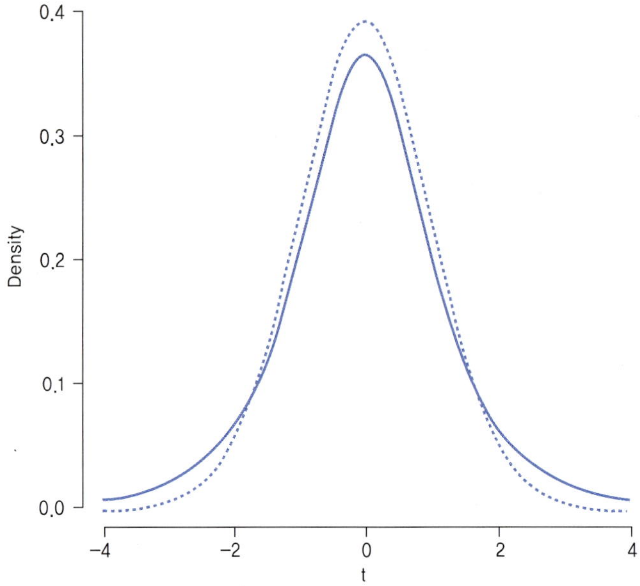

그림 1.4 t-분포의 특징: 0을 중심으로 좌우 대칭이고 자유도가 증가할수록 표준정규분포에 가까워진다. 그림에서 실선과 점선은 각각 자유도 3과 30의 t-분포이다.

---

17) 정규분포 $N(\mu, \sigma^2)$를 따르는 모집단에서 추출한 크기가 n인 표본의 분산을 s^2이라 하면, $(n-1)\frac{s^2}{\sigma^2}$은 $\chi^2_{df=n-1}$ 분포를 따른다.

18) Z가 표준정규분포를 따르는 random variable의 경우 Z^2은 $\chi^2_{df=1}$ 분포를 따른다.

19) $X_1, \ldots, X_n$이 정규분포 $N(\mu_X, \sigma_X^2)$의 random sample이고, $Y_1, \ldots, Y_m$이 정규분포 $N(\mu_Y, \sigma_Y^2)$의 random sample이라 할 때, $\frac{s_X^2}{\sigma_X^2} / \frac{s_Y^2}{\sigma_Y^2}$는 $F_{n-1,m-1}$ 분포를 따른다.

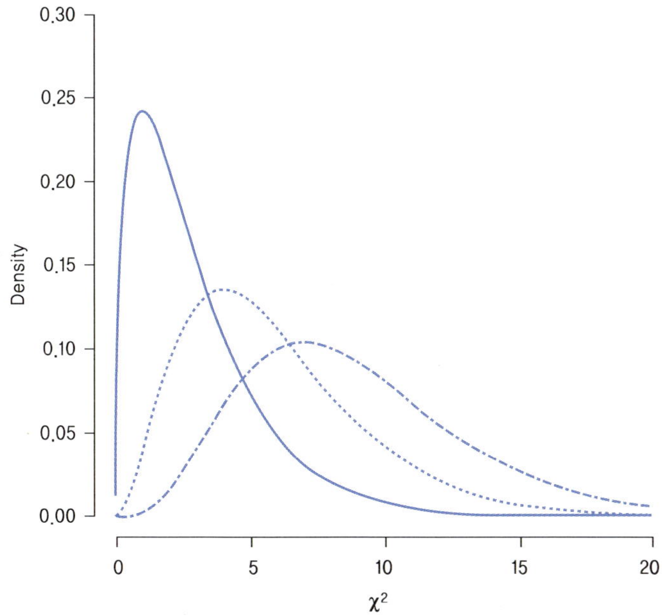

그림 1.5 χ^2 분포의 특징: 확률변수 χ^2의 값은 양수이고 자유도가 증가할수록 분포의 봉우리가 우측으로 이동한다. 기대값은 자유도와 같고 분산은 자유도의 두 배이다. 그림은 자유도 3, 6, 9에 대한 χ^2분포이다.

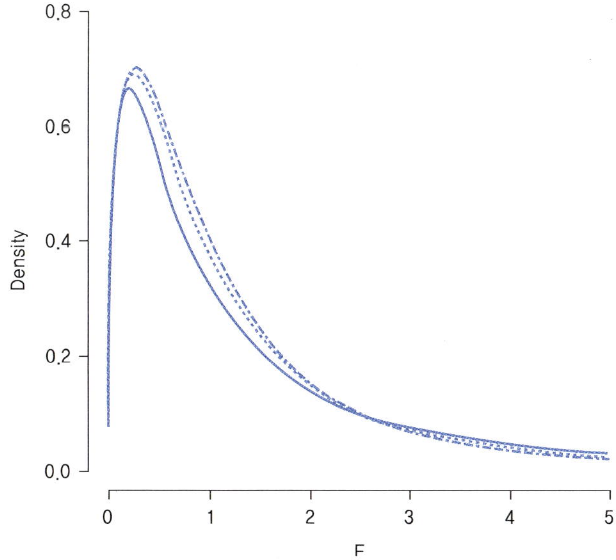

그림 1.6 F 분포의 특징: 확률변수 F의 값은 양수이고 두 개의 자유도(n, m)가 필요한 분포이다. 분포의 기대값은 $m/(m-2)$로 m이 증가할수록 봉우리의 높이가 점점 높아진다. 그림은 자유도가 각각 (3,3), (3,6), (3,9)인 경우이다.

1.3 예 제

예제 1.1 성인 남자 10명의 평균 체중을 측정한 값이 [표 1.4]와 같다. 자료를 이용하여 상자그림을 그리시오.

▶**표 1.4** 성인 남자 10명의 평균 체중

55.9	77.2
67.0	61.4
58.9	59.5
62.1	63.8
56.0	61.0

풀이 10명의 자료를 순서대로 나열한 후 사분위수를 계산하면, 제 1사분위수는 $n\times p=10\times 0.25=2.5$이므로 3번째 작은 값인 58.9가 된다. 그리고 제 3사분위수는 $n\times p=10\times 0.75=7.5$이므로 8번째 작은 값인 63.6이 된다. 그래서 사분위범위는 제 3사분위수와 제 1사분위수의 차인 4.7이 된다. 또한 제 2사분위수는 $n\times p=10\times 0.5=5$이므로 5번째 작은 값과 6번째 작은 값의 평균값인 $\frac{61.0+61.4}{2}=61.2$가 된다. 범위 내 최소값과 범위 내 최대값을 정하기 위해서 $Q_1-1.5\times IQR$, $Q_3+1.5\times IQR$를 계산하면 각각 $58.9-1.5\times 4.7=51.85$, $63.6+1.5\times 4.7=70.65$가 된다. 상자그림의 최소값과 최대값 범위 밖의 값을 이상치로 볼 수 있고 *로 표시하며 이 값들을 바탕으로 상자그림을 그리면 [그림 1.7]과 같다. ■

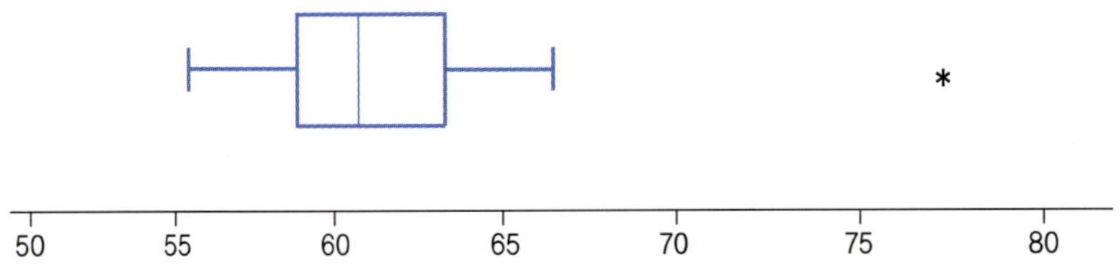

그림 1.7 성인 남자 10명의 평균 체중에 대한 상자그림

예제 1.2 4명의 형제 중에서 1명이 백혈병으로 진단받고 조혈모세포이식이 예정되어 있다. 나머지 3명의 형제 중에서 HLA-matched donor가 1명이라도 나올 확률은? (단, 모수 $p=0.25$의 이

항분포를 가정하라.)

풀이 3명의 형제 중 HLA-matched donor의 수를 확률변수 X라 하면, X는 $B(3, 0.25)$인 이항분포를 따른다. $B(3, 0.25)$의 이항분포 함수식은 $P(X=x)=\binom{3}{x}(0.25)^x(1-0.25)^{3-x}$이다. 여기서 원하는 사상의 확률은 $P(X \geq 1)$이므로

$$
\begin{aligned}
P(X \geq 1) &= 1-P(X=0) \\
&= 1-\binom{3}{0}(0.25)^0(0.75)^3 \\
&= 1-(0.75)^3 \\
&\fallingdotseq 0.578
\end{aligned}
$$

이 된다. 이를 R 프로그램을 이용하여 구하면 [표 1.5]와 같다.

표 1.5 [예제 1.2] 자료의 이항분포 계산을 위한 R 프로그램과 결과

```
> 1-dbinom(0,3, 0.25)
```

```
0.578125
```

예제 1.3 [표 1.6]은 A 병원에서 조혈모세포이식을 기다리는 백혈병 환자와 건강한 형제간의 HLA 일치율 자료이다. 건강한 형제가 몇 명 있었는가에 따라 384명의 백혈병 환자를 분류하고, 각 범주에 따라 건강한 형제 1명 이상에서 HLA가 일치한 %를 제시하였다. 이항문포 모델을 이용하여 각 범주에서의 일치율을 구하라.

표 1.6 A 병원의 골수이식 대기환자에서 건강한 형제들과의 HLA-A, B, DR 일치율

건강한 형제 수	환자	1명 이상 실제 일치한 경우(%)	이항분포 모델로 추정한 일치 확률(%)
1	138	29%	?
2	114	48%	?
3	73	53%	?
4	36	61%	?
5	17	53%	?

풀이 [예제 1.2]와 같이 건강한 형제 수에 따라 1명 이상에서 HLA가 일치할 확률은 다음과 같이 구할 수 있다.

$$P(X \geq 1) = 1 - P(X = 0) = 1 - (0.75)^n, \qquad (n: \text{건강한 형제 수})$$

따라서 1명일 때 25%, 2명일 때 44%, 3명일 때 58%, 4명일 때 68%, 5명일 때 76% 가 된다. 건강한 형제가 여러 명 있을 경우에는 흔히 3~4명까지 동시에 검사하지만 5명 이상의 경우는 3~4명까지 검사한 형제 중에서 일치한 형제가 없는 경우에 추가하는 경우들이 있어 실제 확률이 예상 확률 보다 다소 낮게 나오고 있다. ■

예제 1.4 의과대학의 면역학 기말고사 성적은 평균이 63점이고 분산이 100인 정규분포를 따랐다. 50점 이하의 학생은 전체 학생 중 몇 퍼센트나 되겠는가?

풀이 확률변수 X를 기말고사 성적이라고 하면 $Z = \frac{X-63}{\sqrt{100}} \sim N(0,1)$이 된다. 따라서

$$P(X \leq 50) = P\left(\frac{X-63}{10} \leq \frac{50-63}{10}\right) = P(Z \leq -1.3) = 0.0968$$

가 된다. 즉 50점 이하의 학생은 전체 학생 중 9.68%를 차지한다. ■

예제 1.5 Panel reactive antibody (PRA) tray 제작을 위하여 panel cell을 구하고 있다.[20] 국내에서 2% 이상의 대립유전자 빈도를 보이는 해당 항원들을 가능한 대부분(99% 이상) 포함시키고 싶다. 몇 명의 pool을 가지고 있어야 하겠는가? n명의 pool을 가지고 있을 때 pool에 포함되는 항원의 수를 최대 $2n$으로 가정하여 계산하라.

풀이 확률변수 X를 pool에 포함될 개별 HLA 대립유전자의 개수라 하면, 어떤 HLA 대립유전자(X_i)가 pool에 하나라도 포함될 확률(V_i)은 X_i 대립유전자 빈도를 p_i라고 하는 경우,

$$\begin{aligned} V_i = P(X_i \geq 1) &= 1 - P(X_i = 0) \\ &= 1 - \binom{2N}{0} p_i^0 (1-p_i)^{2N} \\ &= 1 - (1-p_i)^{2N} \end{aligned}$$

가 된다. 따라서 $1 - V_i = (1-p_i)^{2N}$이므로 양변에 log를 취할 경우

20) PRA 검사는 장기이식을 기다리고 있는 환자에게 HLA에 반응하는 항체가 있는지 알아보는 검사이다. PRA 검사를 위한 panel cell은 일반인의 HLA 분포가 잘 반영될 수 있도록 선정하여야 한다. 이는 여러 개의 panel cell에 반응하는 환자의 경우에는 뇌사자 장기에 대한 HLA 교차시험에서도 양성을 보일 확률이 높을 것을 어느 정도 예상하기 위함이다.

$$\log(1-V_i) = 2N\, log(1-p_i)$$
$$N = 0.5 \times \frac{\log(1-V_i)}{\log(1-p_i)}$$

가 된다. 2% 이상의 대립유전자가 99% 이상 포함되려면 상기 식에 $p_i = 0.02$, $V_i = 0.99$를 대입하여 다음과 같이 최소한 확보해야할 pool의 크기를 구할 수 있다.

$$N = 0.5 \times \frac{\log(1-0.99)}{\log(1-0.02)} = 0.5 \times 227.95 = 114$$

즉 최소한 114명의 panel을 확보하고 있어야 한다. ■

Chapter 2 모수적 · 비모수적 자료분석

통계적 자료분석이란 표본에 포함되어 있는 정보를 이용하여 모집단에 대한 어떤 통계적 결정을 하는 것이라 할 수 있다. 분석의 대상인 모집단은 몇 개의 척도에 의하여 특성화되는데, 모집단을 설명하는 이 특성치들을 모수(parameter)라 한다. 대표적인 모수들로는 모집단 평균, 모집단 분산, 모집단 표준편차 등이 있다. 그리고 표본에 포함되어 있는 정보는 1장에서 설명한 표본평균, 표본분산, 표본표준편차 등의 척도로 요약되는데 이들을 통계량(statistics)이라 한다. 통계적 결정 방법에는 추정(estimation)과 가설검정(testing hypothesis)이 있다. 통계적 자료분석의 목적은 표본에서 얻은 통계량으로 모수에 대한 추정과 가설검정을 하는 것이라 말할 수 있다. 이 때 통계량을 추정에 사용할 경우 추정량(estimator), 가설검정에 사용할 경우 검정통계량(test statistic)이라 각각 부른다.

일반적으로 통계적 자료분석은 표본을 추출한 모집단에 대하여 어떤 특정한 분포를 가정하고 이에 해당하는 최적의 추정량과 검정통계량을 구하는 것으로 이루어진다. 따라서 모집단에 대한 적당한 분포를 유추하는 것이 분석에 앞서 선행되어야 하는데, 이를 위해 표본의 분포를 확인하게 된다. 표본분포가 통계에서 사용되는 특정 분포들 중의 하나와 유사한 형태를 보인다면 모집단의 분포로써 그 특정 분포를 사용하는 것이 타당할 것이다. 만일 표본분포의 형태와 유사한 분포를 찾을 수 없다면 다른 방식으로 분석을 해야 한다. 이러한 기준에 따라 통계에서는 자료분석 방법을 크게 두 가지로 분류한다. 즉 모수적 방법(parametric method)과 비모수적 방법(non-parametric method)이 그것이다. 모수적 방법은 표본분포와 유사한 통계분포를 찾을 수 있는 경우에, 비모수적 방법은 유사한 통계분포를 찾을 수 없는 경우에 고려되는 분석법이다. 일반적으로 정규확률도(normal Q-Q plot), 콜모고로프 적합도검정(Kolmogorov goodness-of-fit test) 등을 통한 정규성검정에서 자료의 분포가 정규분포에 근접하다고 판단되면 모수적인 방법으로, 그렇지 않은 경우에는 비모수적인 방법으로 자료를 분석하게 된다.

모수에 대한 추정을 시행할 경우에는 해당 모수에 대한 최적의 점추정량(point estimator)을 결정하고 이 점추정량에 근거한 구간추정량(interval estimator)인 신뢰구간(confidence interval)을 구하게 된다. 흔히 모수적인 방법에서는 모평균, 모비율, 모분산 등의 모수에 대하여 각각 표본평균, 표본비율, 표본분산의 점추정량을 사용한다. 비모수적인 방법에서는 모집단의 중앙값에 대해 관심이 많은데 표본의 중앙값을 비모수 추정량으로 사용한다.

가설검정은 특정 모수에 대해 연구자가 설정한 가설에 모집단으로부터 추출한 표본이 잘 부합되는지를 통계적으로 결정하는 절차이다. 이를 위해 먼저 모수에 대하여 귀무가설(H_0)과 대립가설(H_1)을 설정하고, 이 가설들을 확인할 수 있는 최적의 검정통계량을 결정하게 된다. 다음으로 표본으로부터 검정통계량을 계산하여 표본이 귀무가설에 부합하는지 또는 대립가설에 부합하는지를 결정한다. 최적의 검정통계량을 결정하는 과정에서 모수적인 방법을 적용할지 비모수적인 방법을 적용할지를 결정해야 하는데, 이 때 표본의 분포가 관건이 된다. 선택한 방법에 따라 적절한 검정통계량의 값을 계산하고 이에 해당하는 유의확률(p-value)을 구한다. 이 값이 미리 정해진 유의수준(α)보다 작거나 같은 경우 귀무가설을 기각하고 대립가설을 채택하게 되며, 유의확률이 유의수준보다 큰 경우에는 귀무가설을 채택한다.

2.1 모수적 자료분석

모평균, 모비율 등에 관한 가설검정을 하고자 할 때, 표본의 분포가 정규분포를 하거나 또는 표본의 수가 충분히 큰 경우에는 t-분포, 정규분포 등을 사용할 수 있다. 모평균에 대한 가설검정에서 우선 귀무가설과 대립가설을 각각 $H_0 : \mu = 0$, $H_1 : \mu \neq 0$와 같이 정의하는 경우를 생각해 보자. 이런 경우는 동질성 검정으로서 양측검정을 하게 된다. 또 다른 경우는 $H_0 : \mu = 0$, $H_1 : \mu = 10$와 같이 우월성 또는 열등성 검정을 생각할 수 있는데, 이런 경우는 단측검정을 하게 된다. 이렇게 미리 정한 가설을 검정하기 위해서는 적당한 검정통계량(test statistic)을 표본으로부터 계산하고 이를 분포에 적용하여 유의확률을 구하게 된다. 이러한 일련의 계산과정은 복잡한 경우가 많으므로 일반적으로 통계프로그램인 SAS, SPSS, R 등을 이용하게 된다. 따라서 실험결과의 분석자는 통계프로그램으로부터 구한 유의확률과 유의수준 (α)간의 대소 관계를 확인하여 유의성 검정을 실시하게 된다.

모평균에 대한 가설검정은 단일 모집단의 모평균에 관한 가설검정과 두 독립 모집단의 모평균 비교를 위한 가설검정 두 가지로 분류할 수 있다. 각 경우에 대한 검정통계량 및 유의확률에 대해 간단히 알아보도록 하자. 단일 모집단의 경우는 귀무가설 $H_0 : \mu = \mu_0$로 모평균이 특정 μ_0값에 해당하는지에 대한 가설검정을 실시한다. 모평균 μ의 추정량은 표준평균 $\overline{X}$가 되며, 추정량 $\overline{X}$의 기대값과 표준편차는 μ, $\frac{\sigma}{\sqrt{n}}$가 된다.[1] 귀무가설에 대한 검정통계량은 추정량 $\overline{X}$의 표준화된 형태인 $Z = \frac{\overline{X} - \mu}{\sigma / \sqrt{n}}$로 정의할 수 있다. 하지만, σ 역시 모르는 모수이므로 이를 추정한 값인 $S = \sqrt{\frac{1}{n-1}\sum_{i=1}^{n}(X_i - \overline{X})^2}$로 대체한

$$T_0 = \frac{\overline{X} - \mu_0}{S / \sqrt{n}} \tag{2.1}$$

를 귀무가설 $H_0 : \mu = \mu_0$에 대한 검정통계량으로 사용한다. 표본으로부터 계산된 값 t_0[2]를 t-분포와 비교하여 양측 또는 단측검정에 따라 유의확률을 달리 계산하게 된다. 예를 들어 대립가설이 $H_1 : \mu \neq \mu_0$으로 주어지는 양측검정의 경우 유의확률은

$$p - valuc = 2 \cdot P(T \geq |t_0|) \tag{2.2}$$

로 정의된다. 여기서 t_0는 식 (2.1)을 이용하여 계산된 값이고 $P(T \geq |t_0|)$는 자유도 $n-1$인 t-분포의 값이 $|t_0|$보다 크거나 같을 확률을 의미한다. 만일 대립가설이 $H_1 : \mu > \mu_0$ 또는 $H_1 : \mu < \mu_0$로 주어진다면, 이는 단측검정으로 볼 수 있고 유의확률은 각각 다음과 같이 정의된다.

$$\begin{aligned} p - value &= P(T \geq t_0) \\ p - value &= P(T \leq t_0) \end{aligned} \tag{2.3}$$

두 독립 모집단의 모평균 차이를 확인하는 가설검정에서는 두 모집단의 모평균을 각

---

1) σ는 모집단의 표준편차임.

2) t_0는 표본으로부터 계산된 T_0의 값을 의미한다. 참고로 t-분포를 따르는 확률변수는 T로 표기한다.

각 μ_1과 μ_2라 하는 경우 귀무가설을 $H_0 : \mu_1 - \mu_2 = 0$로 표현하게 된다. 단일 표본의 경우와 유사하게 $\mu_1 - \mu_2$의 추정량은 $\overline{X} - \overline{Y}$이 되고, 이 추정량의 기대값과 표준편차는 각각 $\mu_1 - \mu_2$와 $\frac{\sigma}{\sqrt{n_1}} + \frac{\sigma}{\sqrt{n_2}}$이 된다. 단일 표본의 경우와 같이 σ 역시 모르는 모수이므로 σ의 추정량인 $S_p = \sqrt{\frac{1}{n_1 + n_2 - 2}\left[\sum_{i=1}^{n_1}(X_i - \overline{X})^2 + \sum_{i=1}^{n_2}(Y_i - \overline{Y})^2\right]}$를 σ값으로 대체한 후 표준화시킨

$$T_0 = \frac{(\overline{X} - \overline{Y}) - (\mu_1 - \mu_2)}{S_p\sqrt{\frac{1}{n_1} + \frac{1}{n_2}}} \tag{2.4}$$

을 검정통계량으로 사용한다. 표본으로부터 T_0를 계산하여 구한 값인 t_0에 대해 양측검정의 경우 식 (2.2), 단측검정의 경우 식 (2.3)을 적용하여 유의확률을 구한다. 이 때 t-분포의 자유도는 $n_1 + n_2 - 2$이다.

2.2 비모수적 자료분석

표본분포와 유사한 분포를 찾을 수 없는 경우 예를 들어 자료의 정규성이 만족되지 않는 경우에 모수적 방법을 사용하면 분석결과에 오류가 발생할 가능성이 커진다. 따라서 그런 경우에는 모집단의 특성값인 중앙값에 대해 비모수적 검정을 실시하는 것이 바람직하다.[3] 비모수적 검정에서도 모수적 가설검정과 같이 유의확률을 구하여 가설의 유의성 여부를 판단하는데, 흔히는 통계프로그램인 SAS, SPSS, R 등을 이용하여 유의확률을 구하게 된다. 이 절에서는 단일 표본에 대한 검정법으로 부호검정(sign test)과 윌콕슨 부호순위검정(Wilcoxon signed rank test)에 대하여 소개하고, 또한 자료가 독립적인 두 집단으로부터 얻은 경우 집단 간 비교를 목적으로 하는 윌콕슨 순위합검정

---

3) 종종 표본 크기가 작다는 이유만으로 비모수적인 방법을 고려하는데 이것은 옳지 않다. 그 이유로 첫째 표본 크기가 작다는 것에 대한 기준이 획일적으로 제시되어 있지 않기 때문이다. 둘째는 정규분포를 하는 모집단에서 추출된 표본의 경우 표본의 크기에 상관없이 모수적인 방법을 사용하는 것이 타당하기 때문이다. 따라서 표본의 크기에 따라 모수적 또는 비모수적인 방법을 선택하기 보다는 모수적 방법에서 요구되는 분포적 가정 예를 들어 정규성과 같은 가정에 대해 확인한 후 가정이 성립하면 모수적인 방법을, 그렇지 않으면 비모수적인 방법을 고려하는 것이 바람직하다.

(Wilcoxon rank sum test)에 대해서도 알아보도록 한다.

부호검정은 비모수적 방법 중에서 가장 이해하기 쉽고 계산하기 간편한 검정방법이다. 중앙값은 자료의 중앙에 해당하는 값으로 각 관측값들은 중앙값보다 클 확률과 작을 확률이 1/2로 동일하다. 따라서 모집단이 중앙값 θ를 갖는다는 가정에서 얻어진 표본 $X_1, \cdots, X_n$에 대해서 귀무가설 $H_0 : \theta = \theta_0$가 옳다면 θ_0보다 클 확률과 작을 확률이 1/2로 동일하다. 가설 $H_0 : \theta = \theta_0$을 검정하기 위한 부호검정 통계량은 다음과 같다.

$$Y = \theta_0\text{보다 큰 } X_i\text{들의 갯수}$$

만약 θ_0와 동일한 관측값이 있는 경우는 그 관측값을 표본에서 제외시킨다. 예를 들면 16개의 표본에서 1개의 관측값이 동일하면 그 값을 제외하고 15개의 표본에 대해서 검정을 실시한다. 귀무가설 하에서 검정통계량 Y의 분포는 $B(n, 1/2)$인 이항분포를 따르므로 이를 이용하여 유의확률을 구한다.[4)]

윌콕슨 부호순위검정도 모집단이 중앙값 θ를 갖는 연속분포라는 가정에서 얻어진 표본 $X_1, \cdots, X_n$에 대해 귀무가설 $H_0 : \theta = \theta_0$을 검정하는 것으로 검정통계량(W^+)은

$$W^+ = \sum_{i=1}^{n} I_i R_i$$

로 정의된다. 여기서 R_i는 θ_0에서 떨어진 정도인 $|X_i - \theta_0|$값을 기준으로 한 X_i의 순위이며, I_i는 $X_i - \theta_0$가 양인 경우만 1이 값을 가지는 지시변수이다. 따라서 W^+는 X_i값이 θ_0보다 큰 경우의 X_i 순위들의 합이 된다.

부호검정은 간단한 반면 경우에 따라 옳지 않은 결과를 낳을 수 있다. 이에 반해 윌콕슨 부호순위검정은 W^+에 대한 분포가 특수하여 유의확률 계산이 직관적이지는 않지만 부호검정에 비해 더 신뢰할만한 결과를 제공한다.

[그림 2.1]은 자료의 분포가 서로 다르지만 표본크기가 13인 두 표본을 보여주고 있다. 두 표본은 θ_0 보다 큰 자료들을 모두 7개씩 가지고 있으므로 부호검정 통계량 Y는 동일하게 7이다. 따라서 두 표본은 부호검정의 경우 동일한 유의확률을 가지게 된다. 하지만, (a)의 경우 검정색으로 표시된 표본의 중앙값과 귀무가설의 중앙값 θ_0와는 상당한 차이를 보이는 반면에 (b)는 매우 근접해 있다. 따라서 (b)의 경우는 귀무가설을

4) 부호검정 및 부호순위검정을 이해하기 위해 [예제 2.3]과 [예제 2.4]를 풀어보기 바람.

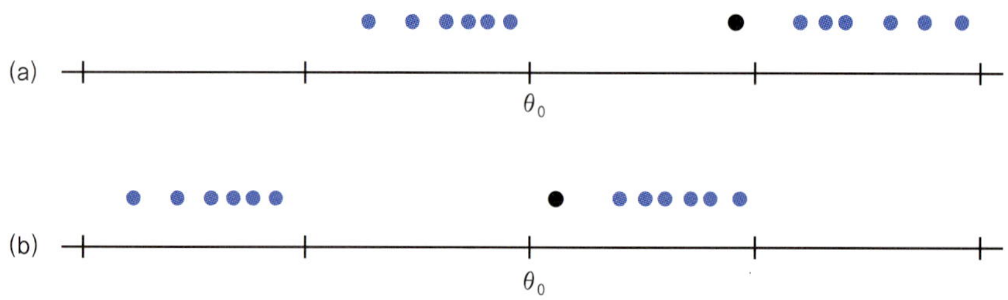

그림 2.1 두 표본의 분포. 검정색 자료는 13개의 자료의 중앙값을 의미하고 θ_0는 귀무가설에서 정한 중앙값이다.

채택하는 것이 합당하다고 할 수 있겠지만 (a)의 경우는 귀무가설을 채택하기에 무리가 있다. 이처럼 자료의 분포 차이를 부호검정에서 구별하지 못하는 이유는 자료의 부호만을 고려했기 때문이다.

윌콕슨 부호순위검정은 부호와 더불어 관측값의 크기를 고려하여 부호검정의 문제점을 보완한다. (a)의 경우 부호순위검정 통계량 W^+는 70이고 (b)의 경우는 28이다.[5] 만일 대립가설이 $H_0 : \theta > \theta_0$이라면 대응되는 유의확률은 (a)와 (b) 각각에 대해 $P(W^+ \geq 70) = 0.0471$와 $P(W^+ \geq 28) = 0.8918$이 된다. 즉, [그림 2.1]을 보아도 짐작할 수 있듯이 (a)의 경우는 귀무가설을 기각하여 대립가설을 채택할 수 있는 반면 (b)의 경우는 귀무가설을 채택하게 되는 상반된 결론에 이르게 된다.

윌콕슨 순위합검정은 자료가 두 독립적인 집단으로부터 구해진 경우 집단 간의 비교를 목적으로 사용된다. 두 모집단으로부터 각각 크기가 $m, n\ (m \geq n)$인 표본을 추출한다고 할 때 표본의 크기가 m인 표본을 X, 크기가 n인 표본을 Y로 표현하여 정리하면 다음과 같다.

$$\text{중앙값이 } \theta_1 \text{인 모집단에서 추출한 표본: } X_1, \cdots, X_m$$
$$\text{중앙값이 } \theta_2 \text{인 모집단에서 추출한 표본: } Y_1, \cdots, Y_n$$

두 집단의 중앙값 θ_1과 θ_2의 차이를 검정하는 경우, 귀무가설 $H_0 : \theta_1 - \theta_2 = 0$에 대한 윌콕슨 순위합검정 통계량은

5) 본문에 실제 자료값을 제시하지 않았으므로 부호순위검정 통계량을 직접 계산할 수는 없지만 (a)의 W^+ 값은 θ_0보다 큰 값들이 θ_0로부터 많이 떨어져 있으므로 (b)의 W^+ 값보다 클 것을 쉽게 짐작할 수 있다. 실제 자료분석 과정은 www.koreanhla.com에 있음.

$$W = \sum_{j=1}^{n} R_j$$

이다. 여기서 R_j는 표본 X와 Y을 혼합하여 크기순으로 나열할 후, 표본 Y의 자료들 즉 Y_i가 새롭게 얻게 된 순위이다. 따라서 W는 새로운 Y_i 순위들의 합이 된다.[6]

2.3 예 제

예제 2.1 다음은 검출한계 설정을 위하여 어떤 검사종목에 대해 $0.40\mu g/L$에 근접하는 농도를 가진 검체 4개(A, B, C, D)를 골라 20회씩 반복 측정한 것이다. 자료에 대해 정규성검정을 시행하시오.

▶표 2.1 예제 2.1 자료

Replicate	A 검체	B 검체	C 검체	D 검체
1	0.38	0.27	0.41	0.16
2	0.28	0.46	0.44	0.39
3	0.28	0.26	0.40	0.43
4	0.50	0.28	0.43	0.37
5	0.31	0.25	0.47	0.19
6	0.39	0.27	0.33	0.31
7	0.55	0.25	0.31	0.53
8	0.35	0.21	0.21	0.36
9	0.39	0.46	0.49	0.35
10	0.22	0.62	0.45	0.42
11	0.29	0.50	0.24	0.40
12	0.24	0.46	0.47	0.34
13	0.27	0.40	0.43	0.21
14	0.32	0.48	0.23	0.50
15	0.25	0.56	0.53	0.44
16	0.30	0.58	0.38	0.34

6) 윌콕슨 순위합검정을 이해하기 위해 우선 [예제 2.5]를 풀어보기 바람.

17	0.30	0.52	0.51	0.39
18	0.30	0.52	0.31	0.42
19	0.47	0.37	0.35	0.21
20	0.44	0.50	0.23	0.52

풀이 먼저 각 검체(A, B, C, D)의 결과에 대해 정규확률도를 그려서 기준선에 얼마나 가까운지를 살펴봄으로써 정규성을 확인할 수 있다. 하지만 이 경우 정규성 여부를 판단하는 것이 주관적이므로 추가적으로 샤피로-윌크 정규성검정(Shapiro-Wilk normality test)을 실시한다. 샤피로-윌크 정규성검정의 귀무가설 H_0는 표본이 정규분포를 따른다는 것이므로 귀무가설 H_0를 채택한다면 표본은 정규분포를 따른다고 판단한다. 이를 위해 R 프로그램에서 "shapiro.test"라는 함수를 사용하여 유의확률을 계산할 수 있다.

귀무가설 H_0 : 표본은 정규분포를 따른다.

대립가설 H_1 : 표본은 정규분포를 따르지 않는다.

[표 2.2]의 샤피로-윌크 정규성검정의 결과를 살펴보면([표 2.2]), 각 자료의 유의확률이 유의수준 5%보다 모두 크므로 귀무가설 H_0를 채택할 수 있게 된다. 즉, 유의수준 5%에서 A, B, C, D 모두 정규분포를 따른다고 판단할 수 있다.

▶**표 2.2** 예제 2.1의 각각의 자료에 대한 샤피로-윌크 정규성검정

> shapiro.test(A) Shapiro-Wilk normality test data: A W = 0.9154, *p-value* = 0.08096	> shapiro.test(B) Shapiro-Wilk normality test data: B W = 0.9094, *p-value* = 0.06202
> shapiro.test(C) Shapiro-Wilk normality test data: C W = 0.9358, *p-value* = 0.1994	> shapiro.test(D) Shapiro-Wilk normality test data: D W = 0.9399, *p-value* = 0.2391

이제는 4개 자료를 하나로 합쳐 전체 표본에 대해 정규성검정을 해 보자.

▶표 2.3 [예제 2.1] 전체자료의 정규성검정을 위한 R 프로그램

```
> All=c(A, B, C, D)
> All=c(0.38, …, 0.52)
> qqnorm(All)
> qqline(All)
```

[표 2.3]에서 All 변수는 A, B, C, D에 입력한 자료를 하나로 합친 자료의 변수에 해당한다. 전체 자료에 대한 정규확률도를 작성하기 위해 함수 qqnorm을 사용하고, 여기에 기준선을 그리기 위해 함수 qqline을 사용했다.

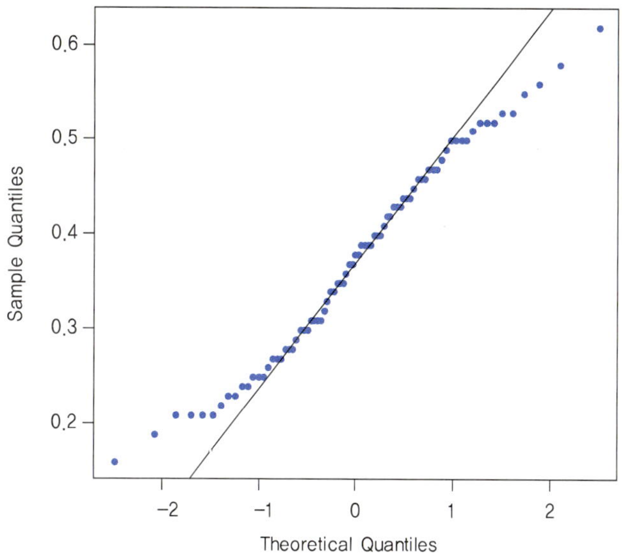

그림 2.2 예제 2.1의 전체변수에 대한 정규확률도

[그림 2.2]의 사선은 정규확률도의 기준선에 해당하므로 정규확률도에 나타난 점들이 선에 가까울수록 정규분포를 따른다고 할 수 있다. 그런데 [그림 2.2]의 점들을 살펴보면 기준선에 가깝다고 하기도 어렵고, 벗어났다고 하기도 어렵다고 할 수 있다. 따라서 샤피로-윌크 정규성검정을 추가적으로 실시하는 것이 바람직하다. [표 2.4]에서 전체 자료에 대한 샤피로-윌크 정규성검정의 유의확률을 살펴보면 유의수준 5%보다 큰 것을 확인할 수 있다. 따라서 유의수준 5%에서 전체자료는 정규분포를 따른다고 판단할 수 있다.

▶표 2.4 예제 2.1의 전체자료에 대한 샤피로-윌크 정규성검정

```
> shapiro.test(All)

        Shapiro-Wilk normality test

data: All
W = 0.9764, p-value = 0.1463
```

예제 2.2 A병원의 임상의들은 신이식 후 혈청 크레아티닌이 0.2 mg/dL 정도 증가해도 잠재적으로 이식거부반응이 있는 것으로 해석한다. 최근에 신이식을 받은 환자가 1.0~1.2 mg/dL 사이에서 변동을 보였는데, 주치의는 이것이 특정 항생제에 의해 유발된 것인지 알고 싶어한다. 크레아티닌 1 mg/dL에서 repeatability의 표준편차는 0.075 mg/dL인 것이 알려져 있다. 크레아티닌이 1 mg/dL 정도인 검체에 해당 항생제의 농도를 10 mg/dL 되도록 첨가한 후 크레아티닌 농도를 첨가 전후로 5번 반복 측정하여 아래와 같은 결과를 얻었다. 0.2 mg/dL의 변화가 해당 항생제에 의한 간섭효과인지 판정하라.

▶표 2.5 [예제 2.2] 자료

항생제 처리군 (실험군)		항생제 미처리군 (대조군)	
Replicate	결과	Replicate	결과
T1	1.90	C1	1.09
T2	2.03	C2	1.00
T3	1.91	C3	1.15
T4	1.85	C4	1.19
T5	2.00	C5	1.13

풀이 정규성검정을 시행해 보면 [그림 2.3]과 같은 정규확률도를 얻을 수 있다. [그림 2.3]의 점들을 살펴보면 자료들이 기준선에 가깝다고 하기도 어렵고 벗어났다고 하기도 어렵다. 샤피로-윌크 정규성검정을 추가적으로 실시해 본 결과 항생제 처리군과 미처리군 모두에서 유의확률이 유의수준 5%보다 큰 것을 확인할 수 있었다([표 2.6]). 따라서, 유의수준 5%에서 실험군과 대조군 자료 모두가 정규성을 만족한다고 판단할 수 있다.

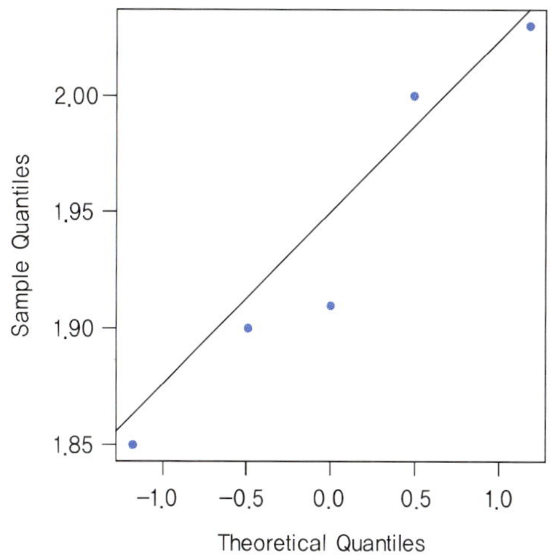

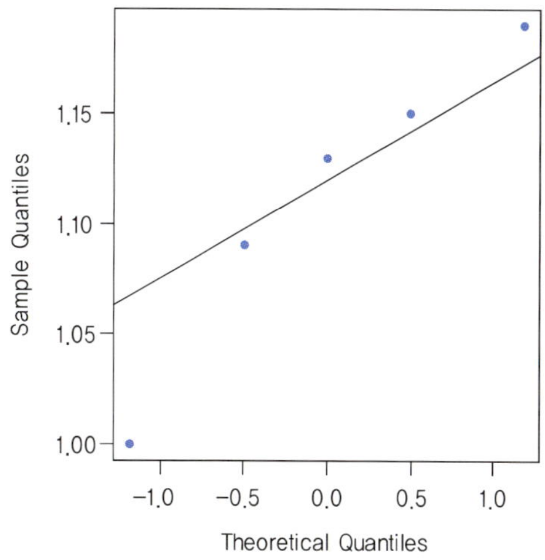

그림 2.3 [예제 2.2] 자료의 정규확률도. 왼쪽 : 실험군, 오른쪽 : 대조군

▶표 2.6 [예제 2.2]에 대한 샤피로-윌크 정규성검정

```
> shapiro.test(case)

 Shapiro-Wilk normality test

data: A
W = 0.949, p-value = 0.5811

> shapiro.test(control)

 Shapiro-Wilk normality test

data: B
W = 0.9277, p-value = 0.7297
```

다음으로 가설검정을 위해 다음과 같이 귀무가설과 대립가설을 정의한다.7)

---

7) 원래는 $|\mu_1 - \mu_2| \le 0.2$와 같이 귀무가설을 설정해야 한다. 그런데 차이가 없다는 귀무가설에 대한 가설검정을 시행한 후에, 다시 두 군의 모평균 차이에 대한 95% 신뢰구간이 0.2를 포함하지 않는다는 것을 보여도 되므로 $\mu_1 - \mu_2 = 0$라는 귀무가설을 세운다.

▶**표 2.7** [예제 2.2]에 대한 t-검정

```
> t.test(A, B, var.equal=T)

                    Two Sample t-test

data: A and B
t = 17.7809, df = 8, p-value = 1.024e-07
alternative hypothesis: true difference in means is not equal to 0
95 percent confidence interval:
 0.7188762 0.9331238
sample estimates:
mean of x mean of y
 1.938     1.112
```

귀무가설 H_0: 실험군과 대조군 사이에 혈청 크레아티닌의 차이가 없다.

$$\mu_1 - \mu_2 = 0$$

대립가설 H_1: 실험군과 대조군 사이에 혈청 크레아티닌의 차이가 있다.

$$\mu_1 - \mu_2 \neq 0$$

여기서 μ_1은 실험군의 혈청 크레아티닌 모평균, μ_2는 대조군의 혈청 크레아티닌 모평균이다. 표본이 정규분포를 따르므로 가설검정을 위해 모수적 방법에 해당하는 t-검정을 실시한다.

[표 2.7]의 t-검정 결과를 살펴보면 검정통계량 $t=17.7809$이고 유의확률은 0.0000001024이다. 유의수준 0.05에서 유의확률이 유의수준보다 작으므로 실험군과 대조군 사이에 혈청 크레아티닌은 차이가 없다는 귀무가설을 기각하게 된다. 그런데 평균적인 차이는 0.826이며 95% 신뢰구간은 (0.719, 0.933)으로 0.2 mg/dL을 포함하지 않고 있다. 따라서 혈청 크레아티닌 0.2 mg/dL의 변화는 해당 항생제에 의한 간섭효과라고 판단할 수 있다. 95% 신뢰구간을 구한 공식은 다음과 같다.

$$\left(\bar{x}_{case} - \bar{x}_{control}\right) \pm t_{0.025, n_1+n_2-2} \cdot \sqrt{s_p^2\left(\frac{1}{n_{case}} + \frac{1}{n_{control}}\right)}$$

$$= (1.938 - 1.112) \pm t_{0.025, 8} \cdot \sqrt{\frac{2s_p^2}{5}}$$

$$= (0.826) \pm t_{0.025,8} \cdot \sqrt{\frac{2 \times 0.005395}{5}}$$

$$= (0.719,\ \ 0.933)$$

여기서 s_p는 식 (2.4)에 의해 계산할 수 있는 pooled SD로서 *case*군의 $SD = 0.074632$, *control*군의 $SD = 0.07225$를 이용하여 다음과 같이 계산된다.

$$s_p^2 = \frac{(n_{case}-1)s_{case}^2 + (n_{control}-1)s_{control}^2}{n_{case}+n_{control}-2}$$

$$= \frac{(4 \times 0.074632^2 + 4 \times 0.07225^2)}{8}$$

$$= 0.005395$$

예제 2.3 다음은 7명의 환자에게 A 약물을 투여하고, 약물투여 전후로 특정 혈청단백질의 수치변화를 알아 본 결과이다. 약물투약 전후로 혈청단백질의 변화가 없다는 귀무가설 ($H_0 : \theta = 0$)을 검정하라.

▶**표 2.8** [예제 2.3] 자료

투약전	6.2	6.8	6.9	6.4	7.1	6.5	7.8
투약후	5.4	7.6	5.2	8.0	6.3	5.5	5.5
혈청 단백질 값의 변화 (투약 전 − 투약 후)	0.8	−0.8	1.7	−1.6	0.8	1.0	2.3

풀이 가설검정을 시행하기 전에 우선 데이터의 정규성을 검정해야 한다. R 프로그램에서는 환자 7명에 대한 자료를 입력하여 A 약물 투여 전후의 차이에 대한 값을 산출한 후([표 2.8]), [그림 2.4]와 같은 정규확률도를 그릴 수 있다.

▶**표 2.8** 자료의 정규성검정을 위한 R 프로그램

```
> before=c(6.2, 6.8, 6.9, 6.4, 7.1, 6.5, 7.8)
> after=c(5.4, 7.6, 5.2, 8.0, 6.3, 5.5, 5.5)
> diff=before-after
> qqnorm(diff)
> qqline(diff)
```

[표 2.8]의 내용을 간단히 설명하면 다음과 같다. 첫 줄과 둘째 줄은 투여 전의 자료값을 변수 before에, 후의 값을 after에 입력하는 명령어이고 셋째 줄은 두 자료의 값의 변화를 계산하여 변수 diff에 저장하는 명령어이다. 다음으로 diff 값에 대한 정규확률도를 작성하기 위해 함수 qqnorm을 사용하고, 여기에 기준선을 그리기 위해 함수 qqline을 사용한다.

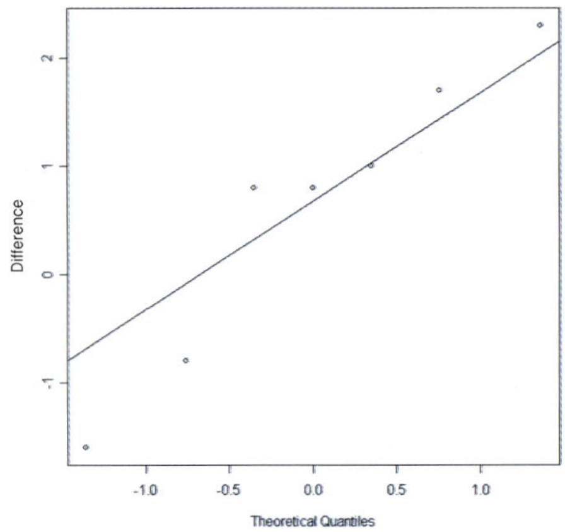

그림 2.4 투약 전후 관찰값 차이의 정규확률도

[그림 2.4]의 선은 정규확률도의 기준선에 해당하므로 정규확률도에 나타난 점들이 선에 가까울수록 정규분포를 따른다고 할 수 있다. 그런데 [그림 2.4]의 점들은 기준선에 떨어져 있으므로 관찰값들이 정규분포를 따른다고 볼 수 없다. 따라서 비모수적인 방법으로 가설검정을 시행해야 한다. 귀무가설(H_0)은 "A 약물을 투여한 후 특정 혈청 단백질의 차이가 없다($\mu=0$)"이므로 비모수적인 방법으로 부호검정을 시행하게 된다. R에서 부호검정을 실시하기 위해 sign.test라는 함수를 사용한다.

[표 2.9]의 부호검정 결과를 살펴보면 검정통계량 $Y=5$이고 유의확률은 0.4531이다.[8] 유

▶표 2.9 부호검정을 위한 R 프로그램

```
> sign.test(diff)

One-sample Sign-Test

data:  diff
s = 5, p-value = 0.4531
alternative hypothesis: true median is not equal to 0
```

8) [표 2.9]에서 검정통계량은 Y대신 s로 표기되어 있다.

의수준 0.05에서 유의확률이 유의수준보다 크므로 A 약물을 투여한 후 특정 혈정단백질의 농도는 차이가 없다는 귀무가설을 채택할 수 있다. ■

예제 2.4 [예제 2.3]의 자료에 대해 부호순위검정을 시행하라.

풀이 R 프로그램에서 부호순위검정을 하는 경우에는 [표 2.10]과 같이 wilcox.test 함수를 사용한다.

▶ **표 2.10** 자료의 정규성검정을 위한 R 프로그램

```
> wilcox.test(diff)

Wilcoxon signed rank test

data: diff
V = 21, p-value = 0.2685
alternative hypothesis: true location is not equal to 0
```

윌콕슨 부호순위검정의 결과를 살펴보면 검정통계량 $W^{+}=21$이고[9] 유의확률은 0.2685이다. 유의수준 0.05에서 유의확률이 유의수준보다 크므로 A 약물을 투여한 후 특정 혈정단백질의 차이가 없다는 귀무가설을 채택한다. ■

예제 2.5 유방암 치료에 사용되는 M 약물과 N 약물의 효과를 비교하고자 한다. 이를 위해 유방암 환자 12명을 임의로 6명씩 나누어 3개월 동안 두 약물을 투여하고 종양의 줄어든 크기를 측정하였다. 약물 간 효과의 차이가 없다는 귀무가설을 검정하라.

▶ **표 2.11** M, N 약물에 따라 3개월간 종양이 줄어든 크기

M 약물	6.1	8.2	7.5	6.5	6.3	8.8
N 약물	4.0	5.9	7.7	8.1	4.3	6.7

풀이 가설검정을 시행하기 전에 우선 데이터의 정규성검정을 실시해야 한다.

9) [표 2.10]에서 검정통계량은 W^{+} 대신 V로 표기되어 있다.

▶ **표 2.12** 자료의 정규성검정을 위한 R 프로그램

```
> M=c(6.1, 8.2, 7.5, 6.5, 6.3, 8.8)
> N=c(4.0, 5.9, 7.7, 8.1, 4.3, 6.7)
> qqnorm(M)
> qqline(M)
> qqnorm(N)
> qqline(N)
```

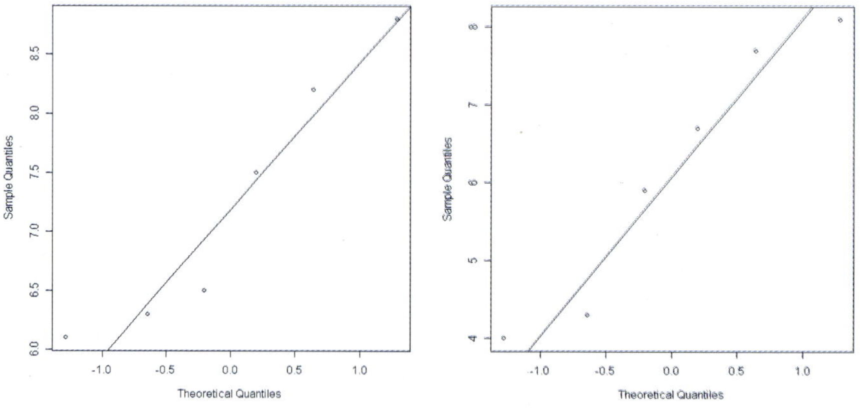

그림 2.5 자료의 정규확률도

[그림 2.5]는 정규확률도로서 자료들이 기준선에서 떨어져 있으므로 표본이 정규분포를 따른다고 볼 수 없다. 따라서 이 예제는 비모수적인 방법으로 접근하는 것이 타당하다. 귀무가설 (H_0)은 "두 약물 간에 유의한 효과 차이가 없다 ($\mu_1 - \mu_2 = 0$)"이므로 윌콕슨 순위합검정을 실시하게 되는데 R에서는 wilcox.test라는 함수를 사용하여 유의확률을 계산한다.

▶ **표 2.13** 윌콕슨 순위합검정을 위한 R 프로그램

```
> wilcox.test(M, N)

                Wilcoxon rank sum test

data:  M and N
W = 25, p-value = 0.3095
alternative hypothesis: true location shift is not equal to 0
```

[표 2.13]의 윌콕슨 순위합검정의 결과를 살펴보면 검정통계량 $W=25$이고 유의확률은 0.3095이다. 유의수준 0.05에서 유의확률이 유의수준보다 크므로 M과 N 두 약물 간에 유의한 효과 차이는 없다라는 귀무가설을 채택할 수 있다.

Chapter 3 검체선정

일반적으로 모수에 대한 추정이나 가설검정을 목적으로 하는 연구에서는 표본(sample)을 추출하여 사용한다.[1] 이에 반해 조사대상 집단의 모든 개개 단위를 조사하는 것을 전수조사라고 한다. 전수조사는 과다한 비용 및 장기간의 조사시간이 요구되는 문제가 있다. 게다가 의생물학 분야의 모집단은 대부분 전수조사의 범위를 정하기가 어렵기 때문에 모집단을 잘 대표할 수 있는 표본을 추출하여 사용하는 것이 일반적이다. 표본을 추출하게 되면 비용과 시간을 절약할 수 있는 장점이 있지만 모집단을 제대로 대표하지 못하는 표본을 사용하는 경우에는 잘못된 결론에 이를 수 있다는 우려가 있다. 본 장에서는 연구목적에 맞게 표본을 임의 추출하는 과정에 대해 배워본다.

3.1 단순임의추출법(simple random sampling)

단순임의추출법은 크기(size) N인 모집단으로부터 크기 n의 표본을 비복원 추출할 때, 모집단의 모든 원소들이 동일 확률로 추출되는 방법이다.[2] 모집단에 있는 개개의 원소들이 동일 확률로 추출된다는 것은 추출될 확률이 $1/N$로 같다는 것을 의미한다. 크기가 N인 모집단에서 크기 n의 표본을 추출하는 경우의 수는 다음과 같다.

$$ {}_{N}C_{n} = \binom{N}{n} = \frac{N!}{n!(N-n)!} $$

따라서 크기 N인 모집단에서 크기 n의 어떤 표본이 만들어질 확률은 $1\Big/\binom{N}{n}$이 된다.

---

1) 확률변수(random variables) $X_1, \dots, X_n$을 크기 n의 임의표본(random sample)이라고 한다. 임의표본이 되기 위해서는 $X_1, \dots, X_n$ 상호간에 독립성이 보장되어야 한다.

2) 모집단이 충분히 크다는 것을 가정한다.

단순임의표본을 추출하기 위해서는 모집단의 각 원소에 대해 ID를 부여한 후, 난수표나 통계프로그램을 이용하여 표본에 포함될 n개의 원소를 선정한다. 예를 들어 10,000명의 환자검체가 있다면 각 검체에 ID를 부여하고 통계프로그램을 이용하여 100개의 ID한다. [표 3.1]은 R 통계프로그램의 sample 함수를 이용하여 단순임의추출을 위한 표본 선정과정을 보여준다. 먼저 ID에 10,000명의 환자 ID를 입력한다. ID는 숫자 또는 문자 모두 가능한데, $id_1, id_2, \ldots, id_{10000}$을 ID$=c($"$id_1$", "$id_2$", …, "$id_{10000}$"$)$의 형태로 입력하여야 한다. 다음으로 표본의 크기 100은 SIZE=100으로 입력하고, 표본 선정을 위한 함수 sample(ID, SIZE)를 입력한다.

▶표 3.1 단순임의추출법을 위한 R 프로그램 예시

```
> ID=c("Ahn", "Kim", "Harry", "Choi", .... , "Lee")
> SIZE=100
> sample(ID, SIZE)
```

알파벳 대소문자는 구분하여 사용되고 SIZE는 모집단의 크기보다 작아야 한다. 표본선정을 위해 위의 R 프로그램을 실행할 때마다 서로 다른 표본이 선정되므로 표본선정은 1회만 실시한 후 그 결과를 토대로 표본을 선정해야 한다.

3.2 층화임의추출법(stratified random sampling)

모집단을 몇 개의 층으로 나눌 수 있는 경우에는 층화표본추출이 더 효율적이다. 층화임의추출법이란 [그림 3.1]과 같이 모집단을 먼저 중복되지 않는 층(stratum)으로 나누고, 각 층으로부터 단순임의추출로 표본을 추출하는 방법이다. 예를 들면, 모집단을 k개의 층으로 나눈 후 i번째 층에서 단순임의추출로 n_i개의 표본을 뽑는다. 따라서 표본의 크기 n은 $n_1+n_2+\cdots+n_k$가 된다. 여기서 $n_i\,(i=1,2,\cdots,k)$들을 적절히 배분하기 위해 비례배분(proportional allocation), 네이만배분(Neyman allocation), 최적배분(optimal allocation) 등의 방법을 사용한다.

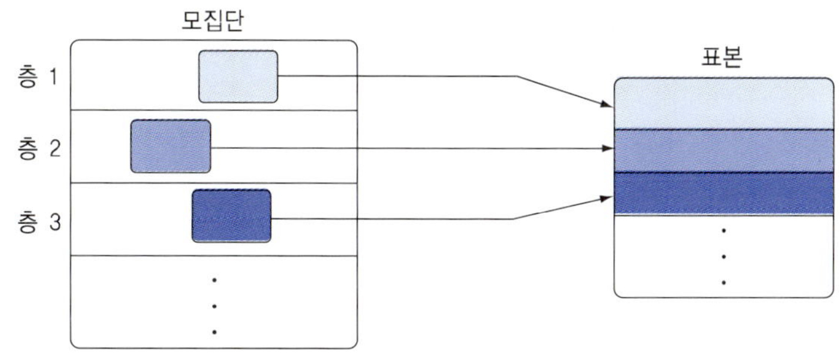

그림 3.1 층화표본추출

가장 단순하면서 흔히 사용되는 비례배분은 모집단에서 각 층의 크기 비율에 따라 표본 비율을 결정하는 것이다. 즉, i 번째 층의 크기가 N_i라 하면 $N = N_1 + N_2 + \cdots + N_k$에 대해

$$N_1 : N_2 : \cdots : N_k = n_1 : n_2 : \cdots : n_k$$

를 만족하도록 n_i를 결정하는 배분법으로 이 때 n_i는

$$n_i = \frac{N_i}{N} n \tag{3.1}$$

이다.

또한 추정하고자 하는 모수의 분산을 최소화시키는 배분을 고려할 수도 있다. 이를 네이만배분이라 하는데 모평균을 추정하는 경우에는 식 (3.2)와 같이 하고, 모비율을 추정하는 경우에는 식 (3.3)과 같이 한다.

$$n_i = \frac{nN_i S_i}{\sum_{j=1}^{k} N_j S_j} \tag{3.2}$$

$$n_i = \frac{nN_i \sqrt{p_i(1-p_i)}}{\sum_{j=1}^{k} N_j \sqrt{p_j(1-p_j)}} \tag{3.3}$$

여기서 S_i와 p_i는 각각 i 번째 층의 표본표준편차와 표본비율로 선행연구에서 구해진 값을 사용된다. 따라서 비례배분에 비해 더 좋은 결과를 얻을 수 있지만 선행연구의 결과가 없을 때에는 사용하기가 곤란한 방법이다.

이외에 최적배분법이 있는데, 이는 각 층별 표본추출 비용이 동일하지 않고 차이가 많이 나는 경우에 고려해 볼 수 있는 배분법이다. 이는 일종의 비용이 고려된 네이만배분법이라 할 수 있다. i번째 층에서 표본추출을 위해 요구되는 비용을 c_i라 할 때 총비용(C)은 $C=\sum_{i=1}^{k}c_i n_i$로 정의할 수 있다. 모평균과 모비율을 추정하는 경우, 고정된 총비용 $C=\sum_{i=1}^{k}c_i n_i$를 만족하면서 각각의 추정량 분산을 최소화시키는 n_i를 구하면 다음과 같다.

$$n_i=\frac{nN_iS_i/\sqrt{c_i}}{\sum_{j=1}^{k}N_jS_j/\sqrt{c_j}},\qquad n_i=\frac{nN_i\sqrt{p_i(1-p_i)/c_i}}{\sum_{j=1}^{k}N_j\sqrt{p_j(1-p_j)/c_j}} \tag{3.4}$$

만일 n_i들이 소수로 나오면 반올림한 값으로 수정하여 배분하도록 한다.

단순임의추출보다 층화임의추출을 선택하는 이유는 첫째, 추정량의 효율이 높아지기 때문이다. 이는 추정량의 분산이 단순임의추출에 의한 것보다 더 작게 나오는 것을 의미하고 따라서 추정량이 모집단의 특성값을 더 잘 대표하게 된다. 둘째, 비용을 줄일 수 있기 때문이다. 관측값을 얻는 비용(표본을 선택하는 비용, 면접비용, 교통비, 조사실시를 알리는 광고비등)은 조사설계마다 다른데 층화임의추출법은 단순임의추출법보다 요구되는 비용을 줄일 수 있다. 셋째, 층별 특성값 추정이 가능하기 때문이다.[3)]

3.3 Data matching

표본을 구하는 또 다른 방법으로 기존에 다른 연구 목적으로 사용했던 표본들을 활용하는 것을 생각해 볼 수 있다. 그리고 부족한 부분은 새로 자료를 생성하거나 혹은 또 다른 기존 연구자료를 이용할 수 있다. 예를 들어, 특정 질환에 대해 서로 다른 목적으로 산출된 연구 자료 A와 B가 있는데, 자료 A에는 변수 X와 Y가, 자료 B에는 변수 Y와 Z가 있다고 하자. 그런데 새로 시작하는 연구에서는 X와 Z의 관련성을 규명하고자

3) 일반적으로 층들은 서로 이질적인데 반해 층 내의 자료들은 동질적이므로 층화임의추출법으로 표본을 추출한 경우에는 각 층의 적은 표본으로도 신뢰할만한 층별 특성값을 추정할 수 있다.

한다면 X와 Z에 대한 새로운 표본을 구하는 것보다 기존 자료 A와 B를 합하여 사용하는 것이 더 경제적이다. 이러한 경우 Y값을 기준으로 자료 A와 B의 결합을 생각할 수 있다. 만일 Y값이 일치하는 경우가 A와 B 자료에 존재한다면 단순히 결합할 수 있지만 그렇지 못한 경우에는 통계모형을 이용하여 결합하여야 한다. 이러한 과정은 복잡한 통계분석이 요구되지만 새롭게 표본추출을 할 때 소모되는 비용과 시간을 절감할 수 있다는 점에서 많은 관심을 끌고 있는 분야이다.

3.4 예 제

예제 3.1 새로운 정성검사법과 기존의 정성검사법의 성능을 비교하고자 한다. 50개의 양성 및 50개의 음성 검체를 이용하여 10일에 걸쳐 비교하려 하는데 단순임의추출법으로 표본을 선정하라.

풀이 기존의 검사법으로 양성 및 음성 결과를 보인 검체리스트를 작성한 후 매일 각각 5개의 검체를 [표 3.2]와 같이 표본추출한다. 환자 ID를 입력한 후 단순임의표본의 크기를 5로 하기 위해 SIZE=5를 입력하고, 표본선정을 위한 함수로 sample (ID,SIZE)를 입력한다[4]. 총 5명("Jung" "Lim" "Ahn" "Harry" "Park")의 환자가 선정된 것을 [표 3.3]에서 확인할 수 있다.

▶**표 3.2** [예제 3.1]에 대한 단순임의추출법 R 프로그램

```
>ID=c("Ahn", "Choi", "Harry", "Kim", "Lee", ......, ."Lim", "Jung", "Park", "Jang", "Kang")
>SIZE=5
>sample(ID, SIZE)
```

▶**표 3.3** R 프로그램을 이용한 단순임의추출법 결과물

```
"Jung" "Lim" "Ahn" "Harry" "Park"
```

■

4) 양성 결과와 음성 결과를 보인 환자는 따로 프로그램을 돌려야 하는데, 환자명이나 병록번호를 이용하여 입력한다.

예제 3.2 전국에 흩어져 있는 3개 병원에서 관리하고 있는 암환자를 대상으로 새로 개발된 암표지자 검사법을 기존의 검사법과 비교하고자 한다. 150명의 환자를 층화추출법으로 선정하라.

▶**표 3.4** [예제 3.2]에 대한 기본 자료

병원	관리 환자 수 (N_i)	기존 암표지자 검사의 분산 (S_i)	채혈 및 검체 운송 비용 (c_i)
A 병원	500	34	1,000
B 병원	300	10	2,000
C 병원	200	19	3,000
합 계	1,000	63	6,000

풀이 (1) 비례배분법을 사용하는 경우

비례배분법은 식 (3.1)에 의해 구할 수 있으므로, 각 병원의 표본크기는 다음과 같다.

$$n_{A\text{ 병원}} = \frac{500}{1,000} \times 150 = 75$$

$$n_{B\text{ 병원}} = \frac{300}{1,000} \times 150 = 45$$

$$n_{C\text{ 병원}} = \frac{200}{1,000} \times 150 = 30$$

(2) 네이만배분법을 사용하는 경우

네이만배분법은 식 (3.2)에 의해 구할 수 있으므로, 각 병원의 표본크기는 다음과 같다.

$$n_{A\text{ 병원}} = \frac{150 \times 500 \times 34}{500 \times 34 + 300 \times 10 + 200 \times 19} = 107$$

$$n_{B\text{ 병원}} = \frac{150 \times 300 \times 10}{500 \times 34 + 300 \times 10 + 200 \times 19} = 19$$

$$n_{C\text{ 병원}} = \frac{150 \times 200 \times 19}{500 \times 34 + 300 \times 10 + 200 \times 19} = 24$$

(3) 최적배분법을 사용하는 경우

최적배분법은 식 (3.4)에 의해 구할 수 있으므로, 각 병원의 표본크기는 다음과 같다.

$$n_{A\ 병원} = \frac{150 \times 500 \times 34/\sqrt{1,000}}{500 \times 34/\sqrt{1,000} + 300 \times 10/\sqrt{2,000} + 200 \times 19/\sqrt{3,000}} = 120$$

$$n_{B\ 병원} = \frac{150 \times 300 \times 10/\sqrt{2,000}}{500 \times 34/\sqrt{1,000} + 300 \times 10/\sqrt{2,000} + 200 \times 19/\sqrt{3,000}} = 15$$

$$n_{C\ 병원} = \frac{150 \times 200 \times 19/\sqrt{3,000}}{500 \times 34/\sqrt{1,000} + 300 \times 10/\sqrt{2,000} + 200 \times 19/\sqrt{3,000}} = 15$$

■

예제 3.3 나라별로 유병율이 다른 감염질환에 대해 각 나라의 대표병원에서 관리하고 있는 환자들을 대상으로 검체를 채취하여 연구를 시행하고자 한다. 총 1,000명의 환자에서 200명의 환자를 층화추출법으로 선정하라.

▶**표 3.5** [예제 3.3]에 대한 기본 자료

층 (나라)	관리 환자 수(N_i)	유병율 (p_i)	채혈 및 운송비용(c_i)
A 나라	100	0.1	140
B 나라	600	0.6	1,000
C 나라	300	0.3	600
합 계	1,000	1.0	1,740

풀이 (1) 비례배분법을 사용하는 경우

비례배분법은 식 (3.1)에 의해 구할 수 있으며, 각 나라의 표본크기는 다음과 같다.

$$n_{A\ 나라} = \frac{100}{1,000} \times 200 = 20$$

$$n_{B\ 나라} = \frac{600}{1,000} \times 200 = 120$$

$$n_{C\ 나라} = \frac{300}{1,000} \times 200 = 60$$

(2) 네이만배분법을 사용하는 경우

네이만배분법은 식 (3.3)에 의해 구할 수 있으며, 각 나라의 표본크기는 다음과 같다.

$$n_{A\text{ 나라}}=\frac{200\times 100\times\sqrt{0.1\times(1-0.1)}}{100\times\sqrt{0.1\times(1-0.1)}+600\times\sqrt{0.6\times(1-0.6)}+300\times\sqrt{0.3\times(1-0.3)}}=13$$

$$n_{B\text{ 나라}}=\frac{200\times 600\times\sqrt{0.6\times(1-0.6)}}{100\times\sqrt{0.1\times(1-0.1)}+600\times\sqrt{0.6\times(1-0.6)}+300\times\sqrt{0.3\times(1-0.3)}}=127$$

$$n_{C\text{ 나라}}=\frac{200\times 300\times\sqrt{0.3\times(1-0.3)}}{100\times\sqrt{0.1\times(1-0.1)}+600\times\sqrt{0.6\times(1-0.6)}+300\times\sqrt{0.3\times(1-0.3)}}=60$$

(3) 최적배분법을 사용하는 경우

최적배분법은 식 (3.4)에 의해 구할 수 있으며, 각 나라의 표본크기는 다음과 같다.

$$n_{A\text{ 나라}}=\frac{200\times 100\times\sqrt{0.1\times(1-0.1)/140}}{100\times\sqrt{0.1\times(1-0.1)/140}+600\times\sqrt{0.6\times(1-0.6)/1{,}000}+300\times\sqrt{0.3\times(1-0.3)/600}}=29$$

$$n_{B\text{ 나라}}=\frac{200\times 600\times\sqrt{0.6\times(1-0.6)/1{,}000}}{100\times\sqrt{0.1\times(1-0.1)/140}+600\times\sqrt{0.6\times(1-0.6)/1{,}000}+300\times\sqrt{0.3\times(1-0.3)/600}}=107$$

$$n_{C\text{ 나라}}=\frac{200\times 300\times\sqrt{0.3\times(1-0.3)/600}}{100\times\sqrt{0.1\times(1-0.1)/140}+600\times\sqrt{0.6\times(1-0.6)/1{,}000}+300\times\sqrt{0.3\times(1-0.3)/600}}=64$$

■

예제 3.4 A병원에서는 HBV DNA 정량검사를 위한 새로운 시약의 성능을 기존 시약의 성능과 비교하고자 한다. 이를 위해 100개의 검체를 어떻게 추출하는 것이 좋은가?

풀이 A병원에서 그 동안 검사된 환자들의 HBV DNA 정량검사 결과값은 분포는 [표 3.6]과 같이 분포하고 있었다.

▶**표 3.6** A병원의 HBV DNA 정량검사 결과 분포

Test	Group A		Group B		Group C		Group D		Group E	
	Range	%	Range	%	Range	%	Range	%	Range	%
$\log_{10}$(HBV DNA)	<2	24	2~4	24	4~6	24	6~8	17	8≤	11

따라서 HBV DNA 정량검사값에 따라 모집단을 5개 층으로 나누어 표본을 층화추출하는 것이 바람직하다. 즉, $\log_{10}$(HBV DNA)값이 2미만, 2이상 4미만, 4이상 6미만, 6이상 8미만, 8이상의 5개 집단으로 나누고, 모집단 크기 비율은 각각 24%, 24%, 24%, 17%, 11%이라고 가정하는 것이다. 따라서 식 (3.1)을 이용하여 각 층으로부터 각각 24, 24, 24, 17, 11명을 단순임의추출 하도록 한다. ■

Chapter 4 검체 수 산정

연구에 필요한 검체 수를 결정하는 것은 연구의 효율성과 연구결과의 통계적 정확도를 높이기 위해 중요하다. 필요한 표본크기보다 훨씬 많은 대상을 조사하면 시간과 비용의 낭비를 초래하게 되고, 표본크기가 적으면 검정력(power)이 보장되지 않아 잘못된 결론을 내릴 수 있다. 한 연구논문에서는 '환자와 대조군간에 차이가 없다' 는 결론을 내린 71개의 환자-대조군 임상시험 중에 57개 연구결과는 불충분한 검체 수 때문이라는 지적이 있었다.[1] 표본크기 산출방법은 크게 두 가지로 분류할 수 있다. 하나는 검정력을 이용한 산출방법이고 다른 하나는 최대허용오차를 이용한 방법이다. 검정력($1-\beta$)을 이용하는 산출방법은 제 2종 오류(β)를 고려하는 것으로 제 2종 오류란 대립가설이 옳음에도 즉, 귀무가설이 틀림에도 틀린 귀무가설을 받아들일 오류를 의미한다. 최대허용오차를 이용하는 경우엔 선행 연구나 경험으로부터 추정된 최대허용오차를 사용하여 표본크기를 결정한다. 따라서 표본크기를 산출하기 위해서는 먼저 귀무가설, 대립가설, 제 1종 오류[2], 제 2종 오류, 최대허용오차 및 분산을 미리 정해 놓아야 한다.

4.1 모평균 검정에서 검정력을 이용한 검체 수 산정

제 2종 오류(β)란 귀무가설이 틀림에도 틀린 귀무가설(H_0)을 채택할 확률로 정의되며, 검정력은 틀린 귀무가설(H_0)을 기각할 확률 ($1-\beta$)로 정의된다. 따라서 귀무가설

1) Freiman JA, et al. The importance of beta, the type II error and sample size in the design and interpretation of the randomized control trial. Survey of 71 "negative" trials. N Engl J Med 1978; 299: 690-4.

2) 1종 오류(α)란 귀무가설(H_0)이 옳음에도 불구하고 이를 기각하여 대립가설(H_1)을 채택할 확률이다. $\alpha = P(accept\ H_1 | H_0\ true) = P(reject\ H_0 | H_0\ true)$

을 기각하고 대립가설이 옳다는 것을 증명하고 싶은 연구자는 적절한 검정력을 확보할 수 있는 표본크기를 가지고 연구하는 것이 바람직하다. 단일 모집단에서 모평균 검정과 두 모집단에서 모평균 비교검정을 위한 표본크기는 다음과 같다.

단일 집단에서 모평균에 대한 가설검정을 생각해 보자. 귀무가설이 $H_0 : \mu = \mu_0$이고 대립가설이 $H_1 : \mu = \mu_1$, $(\mu_1 > \mu_0)$인 단측검정의 경우 정규분포의 분포함수를 $\Phi(z) = P(Z \leqq z)$라 하면 1종 오류식은 다음과 같이 정의된다.[3)]

$$\alpha = P(reject\, H_0 | H_0\, true) = P(\overline{X} \geqq \mu_0 + z_\alpha \cdot \frac{s}{\sqrt{n}} | H_0\, true) = 1 - \Phi(z_\alpha)$$

또한 2종 오류를 최대 β라 하면 다음과 같이 2종 오류식을 전개할 수 있다.[4)]

$$\beta \geqq P(accept\ \ H_0 | H_0 false) = P(\overline{X} \leqq \mu_0 + z_\alpha \cdot \frac{s}{\sqrt{n}} | H_0 false)$$

$$= \Phi\left(\frac{\mu_0 + z_\alpha \cdot \frac{s}{\sqrt{n}} - \mu_1}{s/\sqrt{n}} \right)$$

또한 위의 2종 오류식으로부터

$$-z_\beta \geqq \frac{\mu_0 + z_\alpha \cdot \frac{s}{\sqrt{n}} - \mu_1}{s/\sqrt{n}}$$

을 알 수 있고 이를 n에 관해 정리하면

$$n \geqq \left(\frac{s(z_\alpha + z_\beta)}{\mu_1 - \mu_0} \right)^2 \tag{4.1}$$

이 된다. 여기서 z_β는 $\beta = 1 - \Phi(z_\beta)$를 만족하는 값이다.[5)] α와 β는 실험자에 의해 결정되는 오류의 크기로 α의 경우 흔히 0.05 또는 0.01을 사용하고 β의 경우는 0.2 또는

3) z_α란 유의수준이 α일 때 z값을 의미한다. 만약 유의수준이 $\alpha = 0.05$이면 양측검정일 경우 $z_\alpha = 1.96$, 단측검정일 경우 $z_\alpha = 1.645$가 된다.

4) 2종 오류식 전개에서는 대립가설이 옳다라는 것을 전제하고 있기 때문에 2장에서 배운 것과 같이 $\mu_0 + z_\alpha \frac{s}{\sqrt{n}}$를 대립가설의 분포 $N(\mu_1, s)$로 표준화하여 표준정규분포에서의 확률을 구할 수 있다.

5) 검정력이 80%인 경우 즉, $\beta = 0.2$인 경우 z_β는 0.84가 된다.

0.1을 사용한다. 그리고 표본표준편차 s와 두 집단의 모평균 차이 $(\mu_1 - \mu_0)$는 선행연구로부터 구하여 사용한다. 그러면 해당 값들을 식 (4.1)에 대입하여 유의수준 α에서 최소 검정력 $(1-\beta)$을 보장하는 최소 표본크기를 구할 수 있다.[6)]

두 집단에서 모평균의 우월성 검정을 위한 귀무가설과 대립가설은 각각 $H_0 : \mu_1 - \mu_2 = 0$와 $H_1 : \mu_1 - \mu_2 = \delta_1$, $(\delta_1 > 0)$로 표현할 수 있다. 이런 경우에도 단측검정을 시행해야 하고 식 (4.1)과 유사한 수식을 유도할 수 있다.[7)] 예를 들어 두 집단의 모표준편차는 동일하고 각 집단의 표본크기가 동일하다고 하면 각 집단의 표본크기는

$$n \geqq 2\left(\frac{s(z_\alpha + z_\beta)}{\delta_1}\right)^2 \tag{4.2}$$

으로 구할 수 있다. 여기서 s는 선행연구에서 구해진 두 집단의 모표준편차에 대한 추정량이다.

앞의 두 경우는 우측검정이나 좌측검정과 같은 단측검정에 관한 사항이었다. 반면 생물학적 동등성(bioequivalence)을 평가하고자 한다면 "동등하다"라는 귀무가설과 "동등하지 않다"라는 대립가설로 인해 양측검정을 해야 하기 때문에 식 (4.1), 식 (4.2)에서 z_α 대신에 $z_{\alpha/2}$ 값을 사용한다. 예를 들어 $\alpha = 0.05$라고 한다면 우월성 검정일 때는 $z_\alpha = 1.645$, 동질성 검정일 때는 $z_{\alpha/2} = 1.96$이 된다. 따라서 동질성 검정일 때가 우월성 검정일 때보다 표본크기가 크게 된다.[8)]

$$n \geqq \left(\frac{s(z_{\alpha/2} + z_\beta)}{\mu_1 - \mu_0}\right)^2 \tag{4.3}$$

$$n \geqq 2\left(\frac{s(z_{\alpha/2} + z_\beta)}{\delta_1}\right)^2 \tag{4.4}$$

참고로 상기 식에 의해 검체 수가 결정되었다 하더라도 이는 최소 검체 수이므로 가능하면 계산된 값보다 더 많은 검체를 수집하는 것이 권장된다. 추적 검체가 필요한 경우 연구 도중 표본이 제대로 수집되지 않을 수도 있고, 검사결과에서 이상치(outlier)가

6) 본 단원에서 다루는 표본크기 산출식은 정규분포를 가정하고 있다. 그러므로 자료에 대한 정규성이 보장되어야 한다.

7) $H_0 : \mu_1 - \mu_2 = 0$, $H_1 : \mu_1 - \mu_2 \neq 0$이라면 양측검정을 시행해야 한다.

8) 식 (4.3)은 단일 집단, 식 (4.4)는 두 집단의 모평균 비교를 위한 양측검정의 검체 수 산정식이다.

발생하여 분석에서 제외될 수도 있기 때문이다. 이를 위하여 일정 수준의 탈락률(dropout)을 고려한 표본크기 산정을 다시 하게 되는데, 산출식에 의한 최소 표본크기 n에 관해 탈락률 $c\%$인 경우를 고려한 표본의 크기 n_c는

$$n_c = \frac{100n}{100-c} \tag{4.5}$$

이 된다.

4.2 모비율 검정에서 검정력을 이용한 검체 수 산정

모비율 검정을 위한 표본크기 산출식은 모평균 검정을 위한 표본크기 산출식과 유사한 과정으로 유도할 수 있다. 단일 집단에서 특정 질환의 유병율에 관한 연구를 한다고 하자. 유병율의 모비율을 p라 하면, p에 관한 가설검정을 위해 n개의 검체를 취하고 그 표본 중에 특정 질환에 대한 양성건수를 x라 하는 경우 모비율 p의 추정량은 $\hat{p}=\frac{x}{n}$가 된다. 단측검정을 위한 귀무가설과 대립가설을 각각 $H_0: p=p_0$, $H_1: p=p_1$, $(p_1>p_0)$이라 하면 표본의 크기는 식 (4.1)과 유사하게

$$n \geq \left(\frac{z_\alpha\sqrt{p_0(1-p_0)}+z_\beta\sqrt{p_1(1-p_1)}}{p_1-p_0}\right)^2 \tag{4.6}$$

이 된다.[9] 여기서 p_0와 p_1은 선행연구의 결과를 인용한다.

두 집단 A와 B에서의 모비율 p_1과 p_2를 비교하는 경우에는 귀무가설과 대립가설을 각각 $H_0: p_1-p_2=0$, $H_1: p_1-p_2=\delta_1$, $(\delta_1>0)$으로 정할 수 있다. 표본의 크기는 두 집단 각각

$$n \geq \left(\frac{z_\alpha\sqrt{2p(1-p)}+z_\beta\sqrt{p_1(1-p_1)+(p_1-\delta_1)(1-p_1+\delta_1)}}{\delta_1}\right)^2 \tag{4.7}$$

9) 만일 p_1이 p_0보다 작은 경우는 p_1을 $p_0+|p_0-p_1|=2p_0-p_1$으로 대체하여 앞으로 나오는 검체 수 산정 공식 (4.6)과 (4.8)에 대입하여 이용한다.

이 된다. p는 "두 집단의 모비율은 차이가 없다"라고 할 때의 두 집단 모두의 모비율이고 p_1과 $p_2(=p_1-\delta_1)$는 각 집단의 모비율로서 선행연구 결과를 인용한다.

양측검정을 위한 표본크기 산출식은 식 (4.6), (4.7)과 유사하며 z_α 대신 $z_{\alpha/2}$를 사용하게 된다.

$$n \geq \left(\frac{z_{\alpha/2}\sqrt{p_0(1-p_0)} + z_\beta\sqrt{p_1(1-p_1)}}{p_1 - p_0} \right)^2 \tag{4.8}$$

$$n \geq \left(\frac{z_{\alpha/2}\sqrt{2p(1-p)} + z_\beta\sqrt{p_1(1-p_1)+(p_1-\delta_1)(1-p_1+\delta_1)}}{\delta_1} \right)^2 \tag{4.9}$$

식 (4.8)은 단일 모집단에서 모비율 검정을 위한 검체수 산정식이며 식 (4.9)는 두 모집단에서 모비율 비교검정을 위한 검체 수 산정식이다.

4.3 임상의의 최대허용오차 정보를 이용한 검체 수 산정

검정력을 고려하지 않고 임상의의 최대허용오차 정보를 이용하여 표본크기를 결정하는 방법에 대해 살펴보자. 우선, 단일 모평균에 대한 가설검정을 생각해 보자. 귀무가설 $H_0 : \mu = \mu_0$이고 대립가설 $H_1 : \mu \neq \mu_0$인 양측검정의 경우 1종 오류는

$$\alpha = P(reject\, H_0 | H_0\, true) = P(|\overline{X} - \mu_0| \geq z_{\alpha/2} \cdot \frac{s}{\sqrt{n}} | H_0\, true) = 2(1 - \Phi(z_{\alpha/2}))$$

이다. 그런데 1종 오류에 대해 다시 살펴보면 $1-\alpha = P(accept\ H_0 |\ H_0\, true)$란 $|\overline{X}-\mu_0|$에 해당하는 오차(d)가 $z_{\alpha/2} \cdot \frac{s}{\sqrt{n}}$ 이하일 확률임을 알 수 있다. 따라서, $|\overline{X}-\mu_0|$의 오차가 d 이하임을 유의수준 α에서 밝히려면 최소의 표본크기는 다음 수식으로부터 유도될 수 있다.

$$z_{\alpha/2} \cdot \frac{s}{\sqrt{n}} \leq d$$

여기서 d를 최대허용오차라고 부른다. 선행연구 혹은 임상경험을 통해 모표준편차의 추정량 s와 최대허용오차가 주어지면 표본크기는

$$n \geq \left(\frac{z_{\alpha/2} \cdot s}{d}\right)^2 \tag{4.10}$$

이 된다.

두 집단에서의 모평균 동질성 검정을 위한 귀무가설과 대립가설은 $H_0 : \mu_1 - \mu_2 = \delta_0$와 $H_1 : \mu_1 - \mu_2 \neq \delta_0$로 표현할 수 있다. 두 집단의 모표준편차는 동일하고 동일한 n개의 표본을 각 집단에서 취한다고 할 때 1종 오류는

$$\alpha = 1 - P(accept\, H_0 | H_0\, true) = 1 - P(|\overline{X} - \overline{Y} - \delta_0| \leq z_{\alpha/2} \cdot s \cdot \frac{\sqrt{2}}{\sqrt{n}} | H_0\, true)$$
$$= 2(1 - \Phi(z_{\alpha/2}))$$

이 되며, 검체 수 산정을 위한 수식은 식 (4.10)과 유사하게

$$n \geq \left(z_{\alpha/2} \cdot s \cdot \frac{\sqrt{2}}{d}\right)^2 \tag{4.11}$$

이 된다.[10)]

모비율 가설검정을 위한 표본크기 산출식의 경우도 다음과 같이 전개할 수 있다.

$$n \geq \left(\frac{z_{\alpha/2}\sqrt{p(1-p)}}{d}\right)^2 \tag{4.12}$$

식 (4.12)는 식 (4.10)에서 s 대신에 $\sqrt{p(1-p)}$을 쓴 것을 제외하고는 매우 흡사하다. 여기서 p은 선행연구 결과를 인용한 모비율의 추정량이다. 만일 유사한 선행연구의 부재로 인해 p를 인용할 수 없는 경우엔 $\sqrt{p(1-p)}$의 최대값인 0.5로 대체한

$$n \geq \left(\frac{z_{\alpha/2}}{2d}\right)^2 \tag{4.13}$$

을 사용한다.

두 집단 간의 모비율 가설검정에서 동일한 크기의 표본을 구할 때의 표본크기 산출식은 식 (4.11)과 유사한

---

10) 두 집단의 모평균 추정량 $\overline{X}$와 $\overline{Y}$의 차이에 대한 분산은 $Var(\overline{X} - \overline{Y}) = \frac{s^2}{n} + \frac{s^2}{n} = \frac{2s^2}{n}$으로 추정된다. 이러한 이유 때문에 식 (4.10)과 달리 식 (4.11)에서 $\sqrt{2}$가 존재하게 된다.

$$n \geq \left(\frac{z_{\alpha/2}\sqrt{2p(1-p)}}{d} \right)^2 \tag{4.14}$$

를 사용하며, 모비율의 추정량에 대한 선행연구 결과가 없는 경우에는 $\sqrt{p(1-p)}$의 최대값인 0.5를 대체한

$$n \geq \left(\frac{z_{\alpha/2}}{d\sqrt{2}} \right)^2 \tag{4.15}$$

을 사용한다.

지금까지 논의된 내용들을 정리해 보면 다음과 같다.

▶ **표 4.1** 검정력을 이용한 검체 수 산정식

단측	단일 집단	모평균	$n \geq \left(\frac{s(z_\alpha + z_\beta)}{\mu_1 - \mu_0} \right)^2$	(4.1)
		모비율	$n \geq \left(\frac{z_\alpha\sqrt{p_0(1-p_0)} + z_\beta\sqrt{p_1(1-p_1)}}{p_1 - p_0} \right)^2$	(4.6)
	두 집단	모평균	$n \geq 2\left(\frac{s(z_\alpha + z_\beta)}{\delta_1} \right)^2$	(4.2)
		모비율	$n \geq \left(\frac{z_\alpha\sqrt{2p(1-p)} + z_\beta\sqrt{p_1(1-p_1)+(p_1-\delta_1)(1-p_1+\delta_1)}}{\delta_1} \right)^2$	(4.7)
양측	단일 집단	모평균	$n \geq \left(\frac{s(z_{\alpha/2} + z_\beta)}{\mu_1 - \mu_0} \right)^2$	(4.3)
		모비율	$n \geq \left(\frac{z_{\alpha/2}\sqrt{p_0(1-p_0)} + z_\beta\sqrt{p_1(1-p_1)}}{p_1 - p_0} \right)^2$	(4.8)
	두 집단	모평균	$n \geq 2\left(\frac{s(z_{\alpha/2} + z_\beta)}{\delta_1} \right)^2$	(4.4)
		모비율	$n \geq \left(\frac{z_{\alpha/2}\sqrt{2p(1-p)} + z_\beta\sqrt{p_1(1-p_1)+(p_1-\delta_1)(1-p_1+\delta_1)}}{\delta_1} \right)^2$	(4.9)

▶표 4.2 최대허용오차를 이용한 검체 수 산정식

	모평균 검정		모비율 검정	
단일 집단	$n \geq \left(\frac{z_{\alpha/2}s}{d}\right)^2$	(4.10)	$n \geq \left(\frac{z_{\alpha/2}\sqrt{p(1-p)}}{d}\right)^2$	(4.12)
두 집단	$n \geq \left(z_{\alpha/2}s\frac{\sqrt{2}}{d}\right)^2$	(4.11)	$n \geq \left(\frac{z_{\alpha/2}\sqrt{2p(1-p)}}{d}\right)^2$	(4.14)

4.4 진단의약품의 성능평가와 검체 수 산정

처음으로 개발된 진단의약품의 성능평가는 일반의약품과 마찬가지로 연구설계를 크게 4단계로 구분하여 진행할 수 있다.[11] 제1상에서는 정상인을 대상으로 한 연구로서 정량검사의 경우는 참고치 설정, 정성검사의 경우는 cutoff 설정 등을 시행한다. 제2상에서는 환자-대조군 연구를 시행하는데, 이는 세부적으로 phase IIa, IIb, IIc로 나눌 수 있다. 제2상의 phase IIa는 환자-대조군 성능평가, phase IIb는 질환의 중증도에 따라 환자군을 더 세분화하고 대조군과의 차이를 비교하는 평가, phase IIc는 환자군과 유사한 임상증상을 보이는 대상을 대조군에 포함하여 평가하는 것이다. 제2상까지가 체외진단키트의 기본 성능평가라 할 수 있다.[12] 제3상은 무작위 환자-대조군 연구단계로서, 체외진단키트의 성능평가 결과를 일반화하여 일반검사로 이용할 수 있는지를 평가하는 것이다. 이 연구단계에서는 새로운 검사의 유용성과 위험성을 확인하고 검사결과로 인해 임상적으로 어떤 효과가 있는지를 확인하는 것이다. 제4상은 일련의 대규모 임상 코호트 연구로 장기간에 걸쳐 새 검사법을 임상에 적용하였을 때의 효과를 측정·확인하는 단계이다.

---

11) (1) Sackett DL, et al. Evidence base of clinical diagnosis: The architecture of diagnostic research. BMJ 2002; 324:539-41. (2) Gluud C, et al. Evidence based diagnostics. BMJ 2005;330:724-6.

12) 체외진단의약품 성능평가에서 제2상 연구결과의 신뢰를 높이기 위한 노력의 하나로 STARD (STAndards for Reporting of Diagnostic accuracy)라는 것이 있다. 1999년 Cochrane Diagnostic and Screening Test Methods Working Group의 모임에서 시작된 STARD는 신약 임상시험에 대한 연구결과 보고에 대한 발의안인CONSORT (CONsolidated Standards Of Reporting Trials)가 긍정적인 평가를 받음에 따라 체외진단의약품의 성능평가에도 적용하기 위해 만들어졌다.

그런데 대부분의 진단의약품 성능평가는 기허가 제품과의 성능을 비교하는 것이다. 기존 진단의약품의 성능과 비교하는 방법에는 동등성 비교(equivalence test) 외에도 비열등성 비교(non-inferiority test), 우월성 비교(superiority test) 등이 있다. 전자는 일반적인 통계적 가설검정법을 사용하는 것이라면, 후자의 두 비교법은 신뢰구간을 이용하여 판단하는 것으로 임상적 판단이 동반된다는 장점이 있다. 통계적 가설검정에서는 두 제품의 성능에 유의한 차이가 관찰되지만, 임상적으로는 의미없는 차이인 경우 이를 고려하여 판단할 수 있는 것이 비열등성 비교이다. 예를 들어 민감도 96%인 A 회사의 진단의약품과 민감도 92%인 B 회사의 진단의약품의 성능이 통계적으로 유의하게 차이난다 하더라도 임상의들은 그런 차이가 임상적으로 의미없다고 생각할 수 있다. [표 4.3]은 신뢰구간을 토대로 임상적 판단을 고려하여 결정을 내리는 경우와 $p-value$를 토대로 임상적 판단을 고려하지 않고 결정을 내리는 경우의 차이를 보여주고 있다. 새로운 제품을 기존의 유사 진단의약품과 비교하는 경우에는 일반적으로 동등성(equivalence) 평가를 시행하지만, 표준검사와 비교하는 경우에는 비열등성(non-inferiority) 평가를 시행하여도 무방하다.

▶표 4.3 신뢰구간을 이용한 성능평가 결과의 최종 판정

경 우	두 시약 성능의 차이에 대한 신뢰구간*	임상적 판단을 동반한 경우의 최종 판정†	*p-value*을 이용한 검정결과
A	(7, 15)	기존시약보다 우월하다.	유의하다.
B	(1, 9)	기존시약보다 나쁘지 않다.	유의하다.
C	(−1, 7)	기존시약보다 나쁘지 않다.	유의하지 않다.
D	(1, 4)	기존시약과 동등하다.	유의하다.
E	(−1, 2)	기존시약과 동등하다.	유의하지 않다.
F	(−9, −1)	기존시약보다 열등하다.	유의하다.
G	(−7, 1)	기존시약보다 열등하다.	유의하지 않다.
H	(−15, −7)	기존시약보다 열등하다.	유의하다.
I	(−7, 9)	결론을 내릴 수 없다.	유의하지 않다.

* 새로운 시약의 성능 − 기존 시약의 성능

† 임상의들은 두 시약 성능의 차이가 신뢰구간 (−5, 5)에서는 의미없다고 본다.

4.5 변환법(transformation)을 이용한 검체 수 산정

표본크기 산정의 수식들은 정규분포를 가정하고 있다. 따라서 정성검사의 경우에는 이항분포를 정규분포로 근사(normal distribution approximation)시켜 계산하게 된다. 그런데 최근의 주요 정성검사 시약들은 그 성능이 매우 우수하여 민감도와 특이도 모두 95% 이상인 경우가 많다. 이러한 경우에는 표본 추정치가 한쪽으로 치우치기 때문에 정규분포로 근사하는 속도가 늦어 확률분포를 이용하려면 많은 수의 검체를 사용해야 한다. 검체 수가 충분하지 않으면 95% 신뢰구간이 잘못 계산된다. 이를 보완하기 위해, 적은 수의 검체에서도 정규분포로의 근사를 빨리 되도록 하는 변환법을 이용할 수 있다.[13] 이에는 로그변환법, Fieller type 변환법 등이 있는데 본 교재의 범위를 벗어나므로 자세한 언급은 하지 않도록 하겠다.

4.6 예 제

예제 4.1 표준편차가 30 U/L 정도인 항체검사에서 일주일간 냉장보관한 후 재검사하는 경우와 영하 20℃ 이하로 냉동보관한 후 재검사하는 경우에 10 U/L 이상 검사결과가 차이난다고 여겨지고 있다. 이를 확인하기 위해 어느 정도의 검체 수가 필요한가? (유의수준 5%, 검정력 80%)

풀이 귀무가설을 "검체의 냉장보관과 냉동보관에 따른 항체검사 결과 차이는 10 U/L 이하이다"라고 하면 식 (4.2)를 이용하여 다음과 같이 구할 수 있다.

$$n \geq 2\left(\frac{30(1.645+0.84)}{10}\right)^2 = 111$$

---

13) 참고문헌 (1) Lui K-J, Cumberland WG. Sample Size Determination for Equivalence Test Using Rate Ratio of Sensitivity and Specificity in Paired Sample Data. Controlled Clinical Trials 2001;22:373. (2) Tang M-L. Matched-pair noninferiority trials using rate ratio: a comparison of current methods and sample size refinement. Controlled Clinical Trials 2003;24:364. (3) 이관제, 오흥범 등. 체외진단키트 성능평가에서 표본 수 결정에 관한 연구. Journal of the Korean Data Analysis Society. 2006;8:939-950

▶표 4.4 예제 4.1의 귀무가설에서 검체 수를 구하는 R 프로그램 및 결과물

```
> a=qnorm(0.95)
> b=qnorm(0.80)
> s=30
> delta=10
> n=2*((30*(a+b))/10)^2
```

```
111.2860
```

즉, 각 군당 필요한 최소 표본 크기는 111개이다. 참고로 귀무가설을 "냉장보관과 냉동보관에 따라 해당 검사 결과에 차이가 없다"라 할 때는 식 (4.3)을 이용해야 하며, 이 때 필요한 검체 수는 141개이다.

$$n \geq 2\left(\frac{30(1.96+0.84)}{10}\right)^2 = 141$$

■

예제 4.2 HCV 항체검사의 민감도는 99.9% 가량으로 알려져 있다.[14] 새로 개발된 HCV 체외진단 키트의 민감도는 ± 0.3% 이내에서 동등한 것으로 간주된다. 새로운 키트의 민감도 분석을 위한 최소 검체 수는? (유의수준 5%)

풀이 식 (4.12)를 이용하면,

$$\left\{\frac{1.96\sqrt{0.999(1-0.999)}}{0.003}\right\}^2 = 426$$

이다. 평가에 필요한 최소 검체 수는 426개이다. ■

예제 4.3 HCV 항체검사의 특이도는 99.7% 가량으로 알려져 있다.[15] 새로 개발된 HCV 항체검사의 특이도는 99.5% (혹은 99.9%) 가량으로 동등하다고 한다. 새로운 키트의 특이도 분석을 위한 최소 검체 수는? (유의수준 5%, 검정력 80%)

풀이 식 (4.9)를 이용하면,

14) 17장의 메타분석 결과를 보면 anti-HCV 검사의 통합민감도는 99.92%이다.
15) 17장의 메타분석 결과를 보면 anti-HCV 검사의 통합특이도는 99.66%이다.

$$\left\{\frac{1.96\sqrt{0.997(1-0.997)}+0.845\sqrt{0.999(1-0.999)}}{0.999-0.997}\right\}^2=4483$$

이다. 평가에 필요한 최소 검체 수는 4,483개이다.[16) ■

16) HCV 항체검사와 같이 헌혈혈액의 선별검사로 쓰이는 체외진단의약품은 민감도 평가를 위해 최소 400개 검체, 특이도 평가를 위해 최소 5,000개 가량의 검체가 필요하다. 특이도 평가를 위한 [예제 4.3]의 검체 수 산정에는 검정력을 고려한 반면, 민감도 평가를 위한 [예제 4.2]의 검체 수 산정에는 검정력이 고려되지 않았다. 헌혈혈액의 선별검사는 민감도를 높이기 위해 cutoff를 낮추게 되는데, 그럴 경우 특이도가 낮아지게 된다. 그런데 특이도 평가에서 검정력을 고려하게 되면 특이도가 우수하지 않은 제품이 우연에 의해 높은 특이도를 보일 가능성이 없어지게 된다. 따라서 민감도 평가를 위해 최소 400개 검체, 특이도 평가를 위해 최소 5000개 검체를 사용하게 되면 민감도와 특이도가 모두 우수한 제품을 정확히 평가할 수 있게 된다. 또한 일반적으로 특이도 평가를 위한 음성검체는 5000개라도 구하기가 쉬운 반면 민감도 평가를 위한 양성검체는 400개라도 구하기 어려울 수 있다(예: HIV 양성검체, HTLV 양성검체). 헌혈혈액의 선별을 위한 검사시약은 품질이 보증되지 않는 경우 수혈감염을 일으킬 수 있으므로 최대한의 노력을 기울여 최소한의 양성검체는 확보한 후에 성능을 평가해야 한다.

Chapter 5 선형회귀분석

선형회귀모형(linear regression model)은 연구 대상에 영향을 미치는 요인들을 규명하는데 매우 쉽게 이용할 수 있는 통계모형이다. 선형회귀모형의 가장 큰 특징은 추정된 모형에 대한 해석이 직관적이어서 누구나 쉽게 그 결과를 이해할 수 있다는 것이다. 본 장에서는 단순회귀모형과 다중회귀모형에 대해 살펴보고 이러한 모형에 요구되는 가정을 확인하는 잔차분석(residual analysis)에 대해 알아보도록 한다.

5.1 단순회귀모형(simple regression model)

단순회귀모형은 독립변수 x와 종속변수 y 사이의 관계를 선형적으로 표현한 통계모형이며 확률오차항 ϵ과 함께

$$y_i - \beta_0 + \beta_1 x_i + \epsilon_i \qquad (5.1)$$

로 표현된다.[1] 여기서 y_i와 x_i는 각각 종속변수와 독립변수의 i번째 관찰값이고, ϵ_i는 y_i와 $\beta_0 + \beta_1 x_i$의 차이인 i번째 확률오차[2]이다. 이처럼 단순회귀모형을 이용한 회귀분석은 $\beta_0 + \beta_1 x_i$로써 y_i를 추정하는 것으로 독립변수 x_i로부터 종속변수 y_i를 어느 정도의 오차를 허용하고 추정할 수 있음을 의미한다.

이러한 단순회귀모형은 결국 x_i의 y_i에 대한 선형적 관련성을 규명하는 것이다. 즉

1) 단순회귀모형은 선형회귀모형의 하나로 독립변수가 하나인 경우이다. 통계학에서는 β를 기준으로 선형, 비선형을 구분하는데 예를 들어 $y_i = \beta_0 + \beta_1 x_i + \beta_2 x_i^2 + \epsilon_i$와 같은 2차 다항 회귀식도 선형회귀모형이라고 한다. 반면, $y_i = \exp(\beta_0 + \beta_1 x_i) + \epsilon_i$ 형태를 비선형 회귀모형이라 한다.

2) 확률오차라 함은 오차값들이 확률분포를 가진다는 의미를 함축하고 있다. 식 (5.1)에서는 $\epsilon_i = y_i - \beta_0 + \beta_1 x_i$가 되는데, ϵ_i는 흔히 $N(0, \sigma^2)$인 정규분포를 따른다고 가정한다.

β_1이 양수이면 y_i는 x_i가 증가함에 따라 증가하는 비례관계가 있음을 의미한다. 더 나아가 β_1이 '0'이면 y_i를 추정하는데 있어 x_i는 전혀 도움이 되지 않다는 것을 의미한다. 이처럼 β_1의 값을 통계적으로 추정하는 것은 독립변수와 종속변수간의 관련성을 규명하는데 매우 중요하다. 따라서, 통계학에서는 $\beta_1 = 0$ 여부를 통계적으로 검정함으로써 독립변수와 종속변수간의 선형적 관련성을 확인한다.

이를 위해 다음과 같이 확률오차의 제곱합을 최소화시키는 β_0와 β_1을 구하여 이를 회귀계수의 추정량으로 삼는다.

$$\sum_{i=1}^{n} \epsilon_i^2 = \sum_{i=1}^{n} (y_i - \beta_0 - \beta_1 x_i)^2$$

이러한 방법으로 구한 β_0와 β_1의 추정량을 최소자승추정량(ordinary least square estimate)이라 하고 $\hat{\beta}_0$과 $\hat{\beta}_1$으로 표기한다. n개의 주어진 자료 $(x_1,\ y_1), \ldots, (x_n,\ y_n)$에서 x_i들의 산술평균을 $\bar{x} = \frac{1}{n}\sum_{i=1}^{n} x_i$라 하고 y_i들의 산술평균을 $\bar{y} = \frac{1}{n}\sum_{i=1}^{n} y_i$라 하자. 이때 회귀계수의 추정량 $\hat{\beta}_0$과 $\hat{\beta}_1$은

$$\hat{\beta}_1 = \frac{\sum_{i=1}^{n} (x_i - \bar{x})(y_i - \bar{y})}{\sum_{i=1}^{n} (x_i - \bar{x})^2}$$

$$\hat{\beta}_0 = \bar{y} - \hat{\beta}_1 \bar{x} \qquad (5.2)$$

으로 정의할 수 있다. 그런데 표본에 따라 $\hat{\beta}_0$과 $\hat{\beta}_1$은 달라질 수 있기 때문에 특정 표본에서 구한 추정량에 대해서는 반드시 유의성 검정을 거쳐야 의미를 부여할 수 있다. 예를 들어, 어느 특정 표본에서 $\hat{\beta}_1$이 '2'로 계산되었다고 하면 이는 독립변수가 증가함에 따라 종속변수는 2배만큼 증가함을 의미하는 것이다. 하지만 이러한 결론은 특정 표본에 따른 결과일 뿐이며 독립변수와 종속변수 간에 통계적으로 유의한 관련성이 있음을 입증하는 것은 아니다. 따라서 유의한 관련성을 입증하기 위해 β_1의 유의성 검정이 필요하다. 유의성 검정에서 유의하다는 결론을 얻어야만 추정된 $\hat{\beta}_1$이 '2'라는 것이 의미있다고 말할 수 있다.

회귀계수 추정량의 통계적 유의성 검정에 앞서 모형 (5.1)에 있는 ϵ_i의 분포적 성질을

정의해 둘 필요가 있다. 확률오차 ϵ_i는 독립성, 등분산성을 만족하면서 정규분포를 따르는 것으로 정의한다. ϵ_i의 독립성은 독립변수들 간에 관련성이 없는 것을 의미하고 등분산성은 i에 상관없이 ϵ_i의 분산은 동일함을 의미한다. 이러한 분포적 가정 하에서 회귀분석을 실시하기 때문에 회귀계수의 유의성 검정을 위해서는 우선 ϵ_i의 분포적 가정들을 확인하여야 한다. 이러한 확인절차를 통계에서는 잔차분석(residual analysis)이라고 한다. 잔차분석을 위한 여러 통계적인 방법들이 제안되어 있으나 일반적으로 잔차산점도(residual plot)와 normal Q-Q plot을 이용한다. 이에 대해서는 5.3절에서 자세히 알아보도록 한다.

만일 잔차분석 과정에서 분포에 대한 가정이 위배되는 경우가 발견되면 이상치(outlier)[3]의 존재 여부를 확인하도록 한다. 소수의 이상치가 존재하지만 이상치의 원인이 전체 자료에 영향을 미치는 것이 아니면 이상치를 제외한 후 회귀분석을 다시 시행한다. 하지만 이상치가 존재하지 않음에도 불구하고 가정에 위배되는 경우라면 종속변수에 대한 로그 변환 또는 Box-Cox 변환 등을 시행하고 그 후에 회귀분석을 실시하도록 한다.

잔차분석을 통해 ϵ_i의 독립성, 등분산성, 정규성이 확인되면 추정한 회귀계수에 대한 유의성 검정을 시행한다. 유의성 검정에서는 회귀계수에 관한 두 귀무가설 $H_0 : \beta_1 = 0$와 $H_0 : \beta_0 = 0$에 대해 각각 t-검정을 실시한다.[4] 회귀계수 β_1에 대한 유의성 검정의 귀무가설은 $H_0 : \beta_1 = 0$이며, 검정통계량은

$$t = \frac{\hat{\beta}_1}{s_{\hat{\beta}_1}} \tag{5.3}$$

이다. 식 (5.3)에서 $s_{\hat{\beta}_1}{}^2 = \dfrac{\sum_{i=1}^{n}(y_i - \hat{\beta}_0 - \hat{\beta}_1 x_i)^2}{(n-2)\sum_{i=1}^{n}(x_i - \bar{x})^2}$은 $\hat{\beta}_1$의 분산 추정량이고 $s_{\hat{\beta}_1}$은 $\hat{\beta}_1$의 표준오차(standard error)이다. 검정통계량 (5.3)의 절대값이 유의수준 α에서 자유도 $n-2$인 t-분포의 $100\left(1-\frac{\alpha}{2}\right)\%$ 백분위수인 $t_{\alpha/2}(n-2)$보다 크거나 같으면 귀무가설 H_0를 기각하

3) Outlier: an observation that lies outside the overall pattern of a distribution.

4) 일반적으로 $H_0 : \beta_1 = 0$에 대한 검정을 실시하여 독립변수와 종속변수 간의 선형적 관계를 규명한다. 또한 $H_0 : \beta_0 = 0$에 대한 검정을 통해 식 (5.1)의 모형에서 β_0의 포함 여부를 확인한다. 만일 β_0가 0이라면 종속변수와 독립변수는 원점을 통과하는 회귀직선으로 두 변수 간의 관계를 규명할 수 있다.

고[5]), 구한 $\hat{\beta}_1$ 값은 유의하다고 결론짓게 된다. 또한 β_1의 $100(1-\alpha)\%$ 신뢰구간은

$$[\widehat{\beta_1} - s_{\hat{\beta}_1} t_{\alpha/2}(n-2), \quad \widehat{\beta_1} + s_{\hat{\beta}_1} t_{\alpha/2}(n-2)]$$

이 된다.

귀무가설 $H_0 : \beta_0 = 0$와 대립가설 $H_1 : \beta_0 \neq 0$에 대한 검정통계량은

$$t = \frac{\hat{\beta}_0}{s_{\hat{\beta}_0}} \tag{5.4}$$

이다. 여기서 $s^2_{\hat{\beta}_0} = \frac{1}{n-1}\left(\sum_{i=1}^{n} x_i^2 - n\overline{x^2}\right)$은 $\hat{\beta}_0$의 분산 추정량이고, $s_{\hat{\beta}_0}$는 $\hat{\beta}_0$의 표준오차(standard error)이다. 검정통계량 (5.4)의 절대값이 유의수준 α에서 자유도 $n-2$인 t-분포의 $t_{\alpha/2}(n-2)$보다 크거나 같으면 귀무가설 H_0를 기각하고, 계산된 $\hat{\beta}_0$ 값을 유의한 결과로 인정한다.[6]) 유의한 결과가 나오면 β_0에 대한 $100(1-\alpha)\%$ 신뢰구간은

$$\left[\hat{\beta}_0 - s_{\hat{\beta}_0} t_{\alpha/2}(n-2), \quad \hat{\beta}_0 + s_{\hat{\beta}_0} t_{\alpha/2}(n-2)\right]$$

으로 정의할 수 있다.

5.2 다중회귀모형(multiple regression model)

다중회귀모형은 다음과 같이 독립변수가 두 가지 이상으로 확장된 모형이다.

$$y_i = \beta_0 + \beta_1 x_{1i} + \beta_2 x_{2i} + \cdots + \beta_k x_{ki} + \epsilon_i$$

여기서 ϵ_i의 가정은 단순회귀모형에서와 같이 독립성과 등분산성을 만족하고 정규분포

5) ${s_{\hat{\beta}_1}}^2$의 분포는 자유도 $n-2$인 χ^2분포를 따른다. 그리고 식 (5.3)의 t는 자유도 $n-2$인 t-분포를 따른다. 자유도 $n-2$인 t-분포의 $100\left(1-\frac{\alpha}{2}\right)\%$ 백분위수는 $P(t > t_0) = \frac{\alpha}{2}$을 만족하는 t_0이고 일반적으로 $t_{\alpha/2}(n-2)$ 또는 $t_{\alpha/2,\ n-2}$로 표시한다.

6) β_0가 유의하다는 것은 독립변수가 '0'일 때 종속변수 추정치가 '0'이 아님을 의미한다.

를 따르며 그 기대값과 분산은 각각 '0'과 σ^2으로 동일하다. 종속변수 y_i에 영향을 미칠 것으로 생각되는 독립변수들을 모두 모형에 포함시켰기 때문에 유의한 영향을 미치는 독립변수를 골라내는 것이 다중회귀모형에서는 중요한 일이다. 이것을 흔히 변수선택(variable selection)이라 하는데, 해당 연구분야에서 관련이 있는 것으로 이미 알려진 변수들은 회귀모형에 우선적으로 포함시키는 것이 일반적이다. 그리고 나머지 변수들은 통계적인 변수선택법으로 결정해 나가게 된다.[7] 통계적인 변수선택법은 크게 전진선택법(forward selection method), 후진소거법(backward elimination method), 그리고 단계적 방법(stepwise method)으로 나눌 수 있다.

회귀계수들의 추정은 단순회귀모형의 경우와 유사하게 확률오차의 제곱합

$$\sum_{i=1}^{n} \epsilon_i^2 = \sum_{i=1}^{n} (y_i - \beta_0 - \beta_1 x_{1i} - \beta_2 x_{2i} - \cdots - \beta_k x_{ki})^2$$

을 최소화시키는 $\beta_0, \cdots, \beta_k$를 구하는 것인데, 이를 회귀계수 추정량이라 하며 $\hat{\beta}_0, \cdots, \hat{\beta}_k$로 표시한다. 회귀계수에 대한 유의성 검정은 단순회귀모형에서와 유사한데 변수선택 단계에서 함께 실시하는 것이 일반적이다.

선택되어진 독립변수들을 포함한 다중회귀모형이 결정되면 반드시 잔차분석을 통해 확률오차 ϵ_i의 가정을 확인하여야 한다. 만일 잔차분석을 시행하여 가정이 위배된다고 판단되는 경우에는 종속변수와 독립변수들 간의 산점도 등을 통해 이상치의 존재를 확인하거나 종속변수의 변환을 고려하도록 한다. 만약 소수의 이상치가 발견되었을 때에는 그 자료를 제외하고 다시 변수선택 및 잔차분석을 통해 최종 모형을 결정하는 과정을 시행해야 한다. 만일 이상치가 발견되지 않는다면 종속변수의 변환을 고려할 수 있다.

---

7) 관련이 있는 것으로 이미 잘 알려져 있는 변수들은 통계적인 변수선택법보다 먼저 고려되는 것이 일반적이다. 이는 단순히 통계적인 방법에 기초한 변수선택보다는 통계 외적인 정보를 먼저 이용하기 위한 조치이다.

5.3 잔차분석과 이상치

회귀모형에 있어 확률오차에 대한 가정들은 정규성, 독립성, 등분산성으로 대표되는데, 이러한 가정들이 하나라도 성립되지 않으면 회귀모형을 바탕으로 한 통계적 분석은 잘못된 결과를 낳게 된다. 그러므로 각 가정들에 대한 검증이 필요한 것은 자명하며 이를 위해 단순회귀모형의 경우 확률오차의 추정값인 잔차 $e_i = y_i - \hat{\beta}_0 - \hat{\beta}_1 x_i$에 대해 분석이 필요하다.

통상적으로 잔차의 산점도를 작성한 후 특정한 경향이 있는지를 살펴보아 독립성과 등분산성을 확인하고 normal Q-Q plot을 이용하여 정규성을 확인한다. 예를 들어 잔차의 산점도는 독립변수 x_i에 대한 잔차 e_i의 산점도를 의미하는데 이들의 퍼진 정도가 x_i값과 무관하게 일정한 범위만큼 퍼져 있다면 등분산성이 성립하는 것으로 결론지을 수 있다. 또한 x_i값에 따른 e_i값들의 변화에 특정 경향이 발견되지 않으면 독립성이 성립한다고 판단한다. 마지막으로 normal Q-Q plot 값들이 기준선에 대체적으로 모여 있으면 정규성이 성립하는 것으로 판단한다.

[그림 5.1]과 [그림 5.2]는 등분산성, 정규성의 가정이 만족되지 않는 경우의 잔차 산점도와 normal Q-Q plot을 예시한 것이다. 잔차 산점도에서 등분산성을 만족하려면 잔차들의 퍼진 정도가 x축의 값에 따라 심하게 변하지 않아야 한다. 그런데 [그림 5.1]에서는 잔차가 x축 cholesterol 값이 100 근방에서 매우 좁게, 150-200 범위에서는 매우 넓게 퍼져 있어 등분산성을 만족하지 않고 있다. 또한 [그림 5.2]의 normal Q-Q plot에서는 잔차들이 기준선을 벗어나 곡선의 형태를 보이므로 정규성을 만족하지 못하는 것으로 판단할 수 있다.

잔차분석에서 가정에 대한 오류가 발견되면 이상치의 존재 여부를 확인한다. 이상치는 잔차 산점도에서 다른 자료들에 비해 유난히 벗어나 있는 자료를 의미한다. 이러한 자료는 구해진 회귀모형에 따르지 않는 것으로 간주할 수 있다. 이상치가 단순히 자료 입력의 오류에 의한 것으로 확인되면 그 자료를 수정한 후 다시 회귀모형을 구하여 해결할 수 있다. 그러나 만일 이상치 발생 원인이 해당 검체에 특이한 것이었다면 해당 자료의 x_i값과 비슷한 값을 갖는 대상을 구해 새로운 자료를 얻은 후 회귀분석을 다시

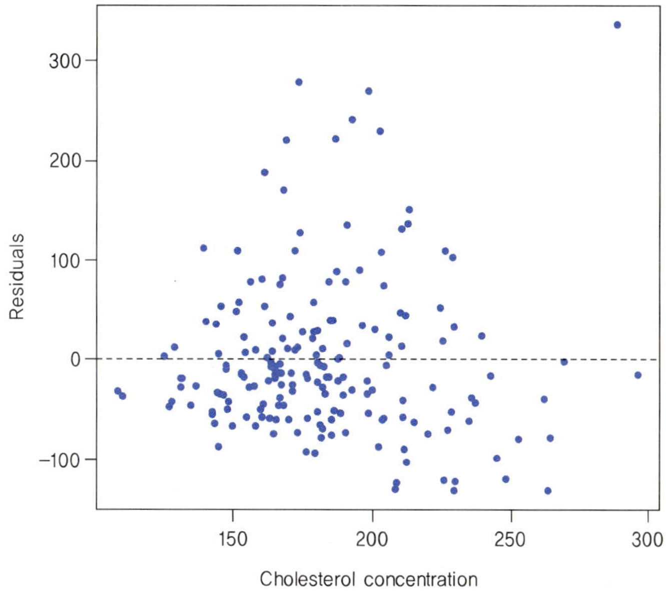

그림 5.1 잔차 산점도. 잔차의 퍼진 정도가 측정물질 농도의 전 구간에 걸쳐 일정하지 않으므로 등분산성을 가정하기가 어렵다. 또한 일부의 값을 제외하고 높은 농도일수록 잔차가 더욱 높은 음성 값으로 전환되는 경향을 보이므로 독립성을 인정하기도 어렵다.

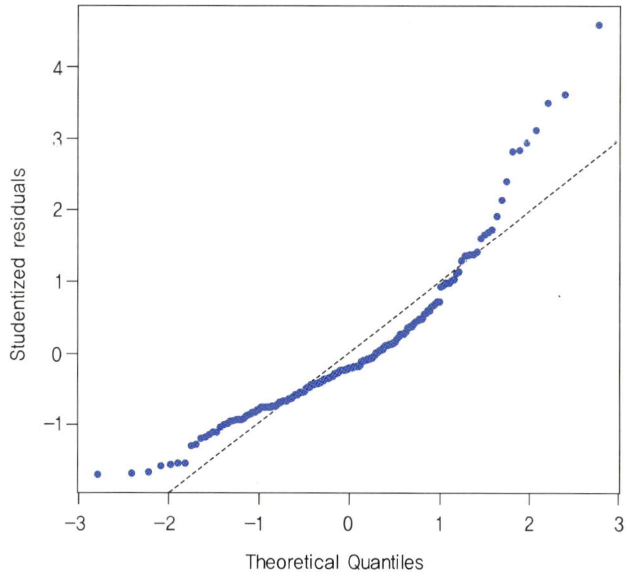

그림 5.2 Normal Q–Q plot. 잔차가 점선으로 표시된 기준선과 유사한 경향을 보이지 않으므로 자료의 정규성이 보장된다고 할 수 없다.

실시해야 한다.

잔차분석에서 등분산성과 같은 가정에 대한 오류가 발견되면 종속변수의 변환을 고려할 수 있다. 예를 들어, 잔차의 퍼진 정도가 x_i값이 증가함에 따라 증가 또는 감소한다면 종속변수에 대해 로그변환을 시행하고 회귀모형에 적합시켜 본다. 그 외에도 Box-Cox 변환 등을 시행하여 등분산성 가정의 오류를 극복할 수 있다.

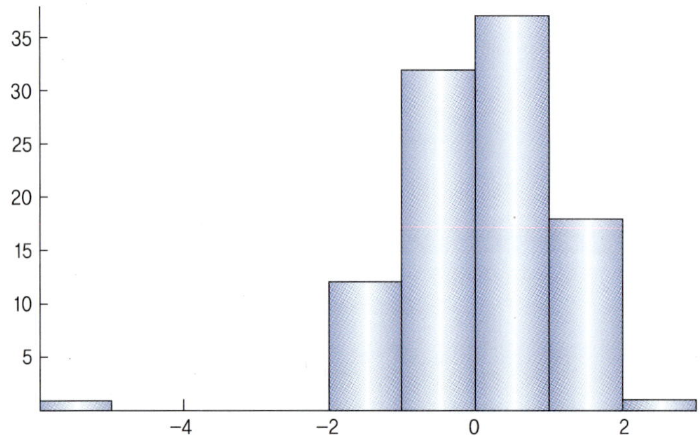

그림 5.3 Histogram을 통해 관찰한 이상치

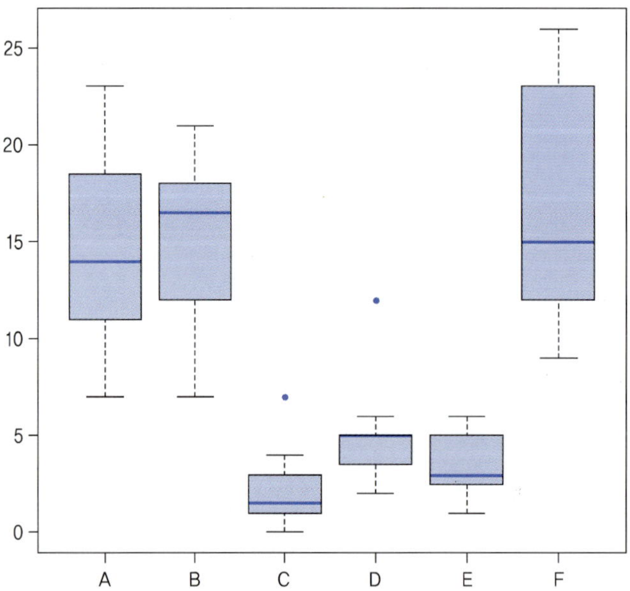

그림 5.4 Boxplot을 통해 관찰한 이상치

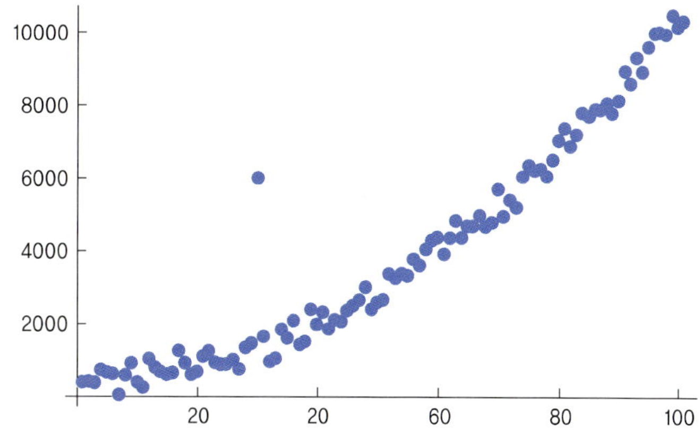

그림 5.5 Scatter plot에서 관찰된 이상치

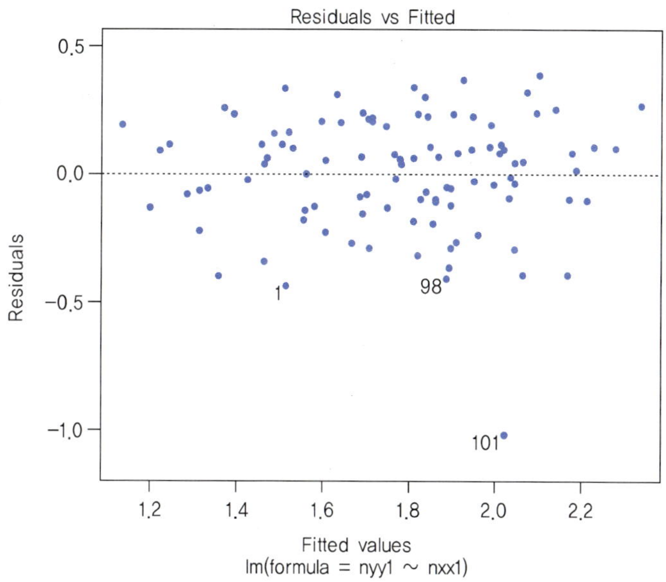

그림 5.6 Residual plot에서 관찰된 이상치

다중회귀모형의 경우도 위와 유사하게 잔차분석을 수행할 수 있다. 이 때 잔차는 $e_i = y_i - \hat{\beta}_0 - \hat{\beta}_1 x_{1i} - \cdots - \hat{\beta}_k x_{ki}$으로 정의한다. 따라서 잔차의 산점도를 작성할 때 단순회귀모형의 경우에는 독립변수 x_i에 대해 잔차 e_i의 산점도를 그리게 되는 반면 다중회귀모형에서는 $\hat{\beta}_0 + \hat{\beta}_1 x_{1i} + \cdots + \hat{\beta}_k x_{ki}$에 대해 잔차 e_i의 산점도를 그리게 된다.

5.4 예 제

예제 5.1 IgM 검사의 직선성을 평가하여 [표 5.1]과 같은 결과를 얻었다. 1차, 2차 다항식을 모델로 하는 회귀식을 구하시오.

▶표 5.1 IgM 검사결과[8)]

농도	Replicate #1	Replicate #2
저농도 (L)	26.5	26.2
0.75L+0.25H	139	138
0.50L+0.50H	269	273
0.25L+0.75H	337	343
고농도 (H)	409	404

풀이 직선성 여부를 판정해야 하는데, 5개 농도가 서로 등거리로 떨어져 있으므로 저농도(L)를 1, 0.75L+0.25H를 2, 0.50L+0.50H을 3, 0.25L+0.75H를 4, 고농도(H)를 5로 하여 선형회귀분석을 시행하도록 한다. 우선 [그림 5.7]에 있는 자료의 산점도를 보면 1차식 또는 2차식의 경향을 보이므로 단순회귀모형과 2차 다항 회귀모형을 [표 5.2]와 같이 R 프로그램을 이용하여 추정해 본다. 그 결과는 [표 5.3]과 같다.

▶표 5.2 예제 5.1에 대한 회귀분석 R 프로그램

```
f1 <- lm(y ~ concentration)          # first order
summary(f1)

f2 <- lm(y ~ I(concentration^2)+I(concentration^1) )          # second order
summary(f2)
```

8) Reproduced with permission, from CLSI publication EP6-A (ISBN 1-56238-498-8), page 22. Copies of the current edition may be obtained from Clinical and Laboratory Standards Institute, 940 West Valley Road, Suite 1400, Wayne, Pennsylvania 19087-1898, USA., www.clsi.org

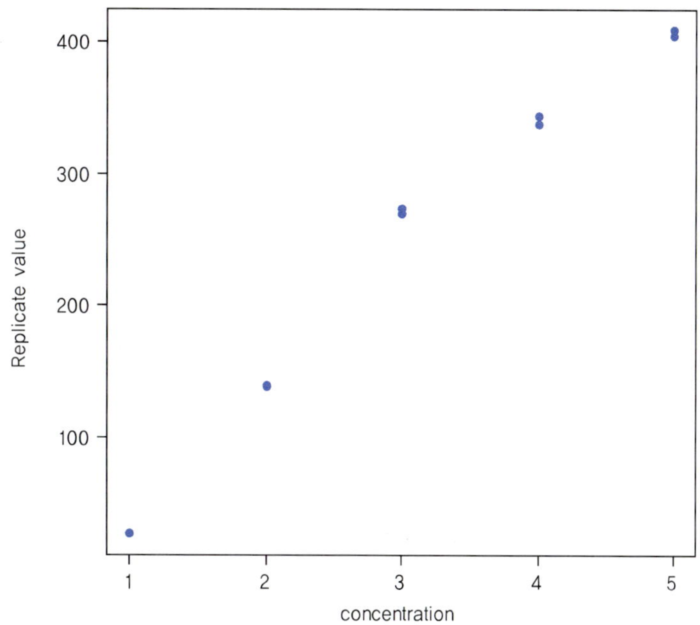

그림 5.7 예제 5.1의 농도에 따른 IgM 검사결과의 산점도

▶표 5.3 회귀분석 결과물

first order	Estimate	Std. Error	t-value	Pr(>|t|)
b_0	−52.070	16.924	−3.077	0.0152 *
b_1	96.180	5.103	18.848	6.49e−08 ****
Residual standard error : 22.82 on 8 degrees of freedom				
second order	**Estimate**	**Std. Error**	**t-value**	**Pr(>|t|)**
b_0	−129.470	15.624	−8.287	7.28e-05 ***
b_1	162.523	11.907	13.650	2.67e-06 ***
b_2	−11.057	1.947	−5.679	0.000751 ***
Residual standard error : 10.3 on 7 degrees of freedom				

[표 5.3]은 1차식 및 2차 다항 회귀모형을 이용한 경우의 회귀분석 결과물이다. 1차, 2차 다항식 모두 통계적으로 유의하며, 추정된 회귀식은 다음과 같다.

$$\hat{y} = -52.07 + 96.18x$$

$$\hat{y} = -129.47 + 162.52x - 11.06x^2$$

예제 5.2 두 정량검사법을 비교하여 아래와 같은 결과를 얻었다. 기존검사법의 결과값 평균을 x 라고 하고, 신규 검사법의 결과값 평균을 y로 하는 경우와, 신규 검사법의 개별검사값(result 1)을 y로 하는 경우로 나누어 선형회귀식을 구하라.[9)]

▶**표 5.4** 예제 5.2의 두 정량검사법을 비교한 자료[10)]

	New method			Reference method		
Sample#	Result 1	Result 2	평균	Result 1	Result 2	평균
1	85	80	82.5	84	80	82
2	165	158	161.5	155	158	156.5
3	197	208	202.5	202	194	198
4	43	45	44	47	50	48.5
5	68	70	69	72	72	72
6	184	180	182	176	177	176.5
7	227	220	223.5	218	222	220
8	140	140	140	136	138	137
9	168	173	170.5	175	170	172.5
10	87	86	86.5	79	78	78.5
11	144	152	148	147	150	148.5
12	264	248	256	250	245	247.5
13	46	50	48	45	48	46.5
14	91	86	88.5	97	95	96
15	74	73	73.5	69	73	71
16	63	60	61.5	53	57	55
17	147	154	150.5	149	155	152
18	204	209	206.5	200	211	205.5
19	106	97	101.5	110	108	109

9) 개별검사값을 y로 하는 경우 result2 검사값은 verifier로 활용한다.

10) Reproduced with permission, from CLSI publication EP9-A2 (ISBN 1-56238-472-4), page 25. Copies of the current edition may be obtained from Clinical and Laboratory Standards Institute, 940 West Valley Road, Suite 1400, Wayne, Pennsylvania 19087-1898, USA., www.clsi.org

	New method			Reference method		
Sample#	Result 1	Result 2	평균	Result 1	Result 2	평균
20	125	120	122.5	123	120	121.5
21	132	124	128	136	132	134
22	101	104	102.5	98	102	100
23	211	204	207.5	199	206	202.5
24	67	68	67.5	72	70	71
25	184	176	180	192	193	192.5
26	97	92	94.5	95	98	96.5
27	143	145	144	132	130	131
28	106	117	111.5	113	122	117.5
29	84	80	82	86	90	88
30	201	199	200	207	205	206
31	154	153	153.5	147	141	144
32	76	79	77.5	75	70	72.5
33	55	53	54	62	59	60.5
34	181	174	177.5	179	184	181.5
35	243	256	249.5	261	254	257.5
36	127	124	125.5	128	126	127
37	82	83	82.5	84	82	83
38	62	62	62	68	66	67
39	137	135	136	138	143	140.5
40	111	105	108	106	108	107

풀이 [표 5.5]와 [표 5.6]의 R 프로그램 결과를 보면 각각 b_0가 유의하지 않음을 알 수 있다 ($p-value=0.659$, $p-value=0.742$). 그런데 $b_0=0$라는 것은 원점을 지나는 선형회귀식을 의미하는 것이므로, b_0를 제외한 b_1의 계수만을 사용하여 선형회귀분석을 다시 실시하는 것이 바람직하다.

▶표 5.5 기존검사법의 결과 값 평균을 x라고 하고, 신규 검사법의 결과 값 평균을 y로 하는 경우의 선형회귀분석 R 프로그램 및 결과물

```
> f1 <- lm(new ~ reference)          # first order
> summary(f1)
```

	Estimate	Std. Error	t-value	Pr(>|t|)
b_0	−1.00278	2.25296	−0.445	0.659
b_1	1.00553	0.01597	62.962	<2e−16 ***

Residual standard error : 5.689 on 38 degrees of freedom

Signif. codes : 0 '***' 0.001 '**' 0.01 '*' 0.05 '.' 0.1 ' ' 1

▶표 5.6 기존검사법의 결과 값 평균을 x라고 하고, 신규 검사법의 개별 검사 값(result 1)을 y로 하는 경우의 선형회귀분석 R 프로그램 및 결과물

```
> f2 <- lm(result ~ reference)          # first order
> summary(f2)
```

	Estimate	Std. Error	t-value	Pr(>|t|)
b_0	−0.86761	2.61258	−0.332	0.742
b_1	1.00835	0.01852	54.448	< 2e-16 ***

Residual standard error: 6.598 on 38 degrees of freedom

Signif. codes : 0 '***' 0.001 '**' 0.01 '*' 0.05 '.' 0.1 ' ' 1

[표 5.7]과 [표 5.8]의 결과를 보면 각각 b_1이 유의함을 알 수 있다. 즉, 기존검사법의 결과 값 평균을 x라고 하고 신규 검사법의 결과값 평균을 y로 하는 경우의 선형회귀 추정식은

$$\hat{y} = 0.999013x$$

▶표 5.7 기존검사법의 결과 값 평균을 x라고 하고, 신규 검사법의 결과 값 평균을 y로 하는 경우에서 b_0를 제외한 선형회귀분석 R 프로그램 및 결과물

```
> f1 <- lm(new ~ reference-1)          # first order
> summary(f1)
```

	Estimate	Std. Error	t-value	Pr(>|t|)
b_1	0.999013	0.006311	158.3	<2e−16 ***

Residual standard error : 5.631 on 39 degrees of freedom

▶표 5.8 기존검사법의 결과 값 평균을 x라고 하고, 신규 검사법의 개별 검사 값(result 1)을 y로 하는 경우에서 b_0를 제외한 선형회귀분석 프로그램 및 결과물

```
> f2 <- lm(new ~ reference-1)          # first order
> summary(f2)
```

	Estimate	Std. Error	t-value	Pr(>|t|)
b_1	1.00271	0.00731	137.2	<2e-16 ***

Residual standard error: 6.522 on 39 degrees of freedom

이다. 그리고 기존검사법의 결과값 평균을 x라고 하고, 신규 검사법의 개별 검사값(result 1)을 y로 하는 경우의 선형회귀 추정식은

$$\hat{y} = 1.00271x$$

이다. 단순선형회귀분석이 끝나면 잔차분석을 시행한다. 기존검사법의 결과값 평균을 x라고 하고, 신규 검사법의 결과값 평균을 y로 하는 경우의 잔차분석은 다음과 같다. [그림 5.8]의 경우 잔차의 퍼진 정도가 기존검사법의 결과값 평균과 무관하게 일정한 범위만큼 퍼져 있으므로 등분산성이 성립한다고 결론지을 수 있다. 그리고 기존검사법의 결과값 평균에 따라 잔차들의 변화에 특정 경향이 발견되지 않으므로 독립성이 성립한다고 판단할 수 있다.

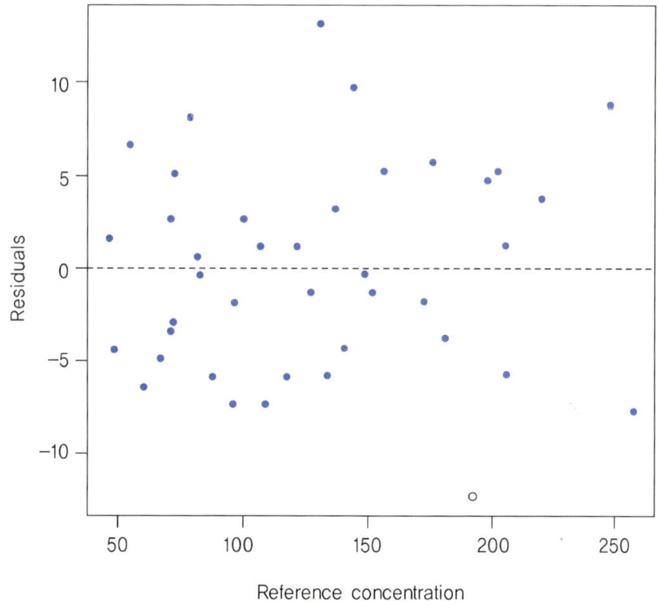

그림 5.8 잔차 산점도

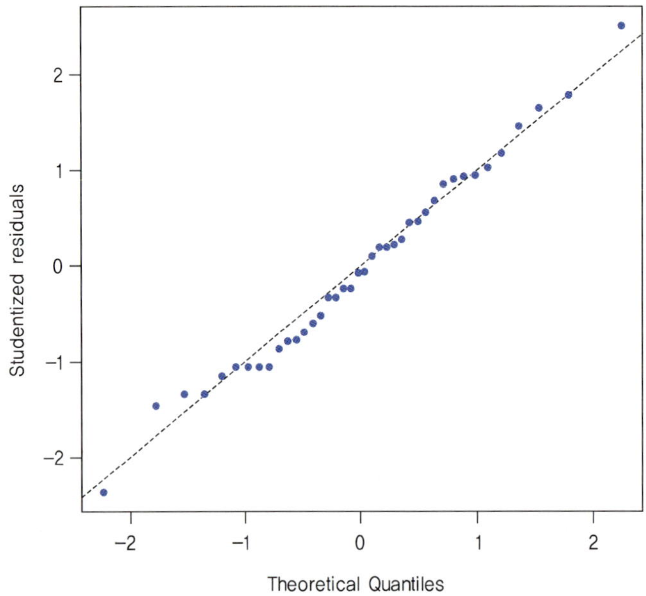

그림 5.9 Normal Q–Q plot

또한 [그림 5.9]의 경우 자료가 점선으로 표시된 기준선에 근접해 있으므로 자료의 정규성이 보장된다고 할 수 있다.

기존검사법의 결과값 평균을 x라고 하고, 개별 검사값(result 1)을 y로 하는 경우의 잔차

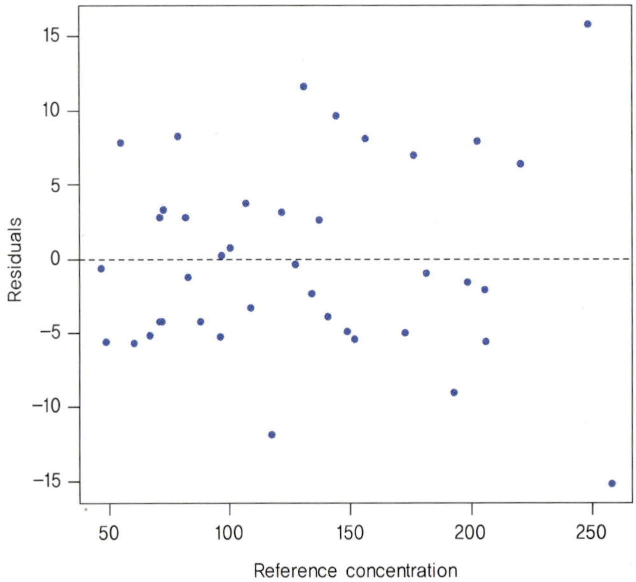

그림 5.10 잔차 산점도

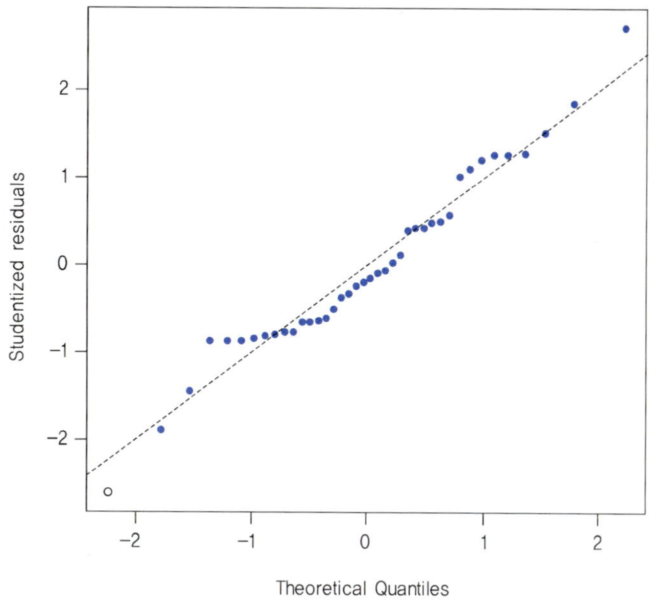

그림 5.11 Normal Q-Q plot

분석은 [그림 5.10]과 [그림 5.11]과 같다.

[그림 5.10]도 [그림 5.8]과 마찬가지로 기존검사법의 결과값 평균과 무관하게 일정한 범위만큼 퍼져 있으므로 등분산성이 성립한다고 결론지을 수 있고, 또한 기존검사법의 결과값 평균값에 따른 잔차들의 변화에 특정 경향이 발견되지 않기에 독립성이 성립하는 것으로 판단할 수 있다. 또한 [그림 5.11]의 경우 자료가 점선으로 표시된 기준선과 유사한 경향을 보이므로 자료의 정규성이 보장된다고 할 수 있다. ■

예제 5.3 Real-time PCR 법에 의한 HBV DNA 정량검사의 분석측정범위(analytical measuring range, AMR)를 검증하였다. [표 5.9]에 있는 결과를 토대로 최적합 회귀모형을 구하라.

▶ **표 5.9** Real-time PCR법에 의한 HBV DNA 정량검사 AMR 검증결과

농도 (copies/mL)	Ct[11]	
	Replicate 1	Replicate 2
5×10^1	37.06	36.45
5×10^2	34.82	35.33
5×10^3	30.71	32.06

▶표 5.9 계속

농도 (copies/mL)	Ct	
	Replicate 1	Replicate 2
5×10^{4}	28.1	28.46
5×10^{5}	25.32	25.08
5×10^{6}	21.74	22.17
5×10^{7}	18.68	18.37
5×10^{8}	14.28	14.65
5×10^{9}	11.28	11.31
5×10^{10}	7.88	8.60

풀이 [그림 5.12]는 자료의 산점도이다. 농도의 로그값과 Ct값 간에는 1차식 경향을 보이고 있다.

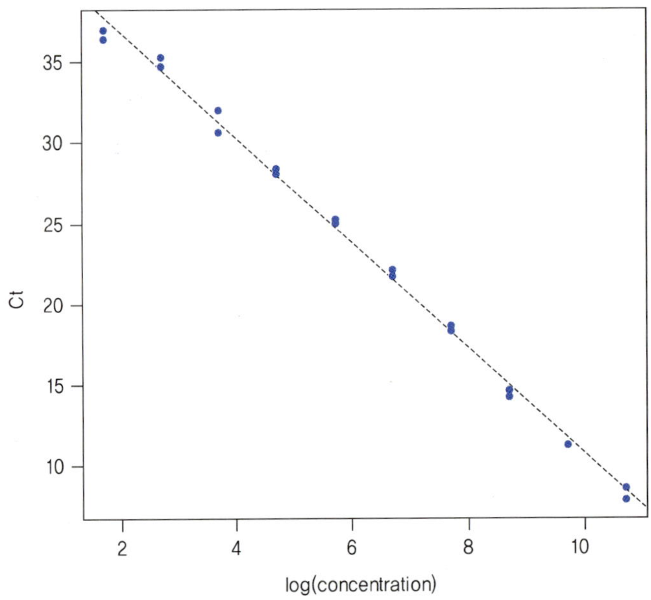

그림 5.12 농도의 로그값과 Ct값 간의 산점도

11) Real-time PCR의 정량원리는 원래 검체에 HBV DNA 농도가 높은 경우는 낮은 경우에 비해 DNA 증폭이 일찍 log phase에 들어간다는 것이다. 따라서 log phase로 들어가는 지점에 해당하는 threshold를 정해 놓고 이 지점을 통과하는 PCR cycle(Ct)를 측정함으로써 HBV DNA를 정량하게 된다.

▶표 5.10 선형회귀분석을 위한 R 프로그램 및 결과물

```
> f1 <- lm(Ct ~ log(concentration))
> summary(f1)
```

	Estimate	Std. Error	t-value	Pr(>|t|)
b_0	43.41274	0.32256	134.59	< 2e-16 ***
b_1	−3.27397	0.04721	−69.34	< 2e-16 ***

Residual standard error: 0.6065 on 18 degrees of freedom

Multiple R-Squared: 0.9963, Adjusted R-squared: 0.9961

R 프로그램을 이용하여 단순회귀모형의 각 계수를 추정하는 결과는 [표 5.10]과 같다. [표 5.10]에 따르면 농도의 로그값을 x라고 하고, Ct값을 y로 하는 경우의 선형회귀식은

$$\hat{y} = 43.41274 - 3.27397x$$

이며 $R^2 = 0.9963$이다. 다음으로 잔차분석을 시행해 보면 [그림 5.13] 및 [그림 5.14]와 같다. [그림 5.13]의 경우 log(concentration)값에 무관하게 일정한 범위만큼 퍼져 있지 않으므로

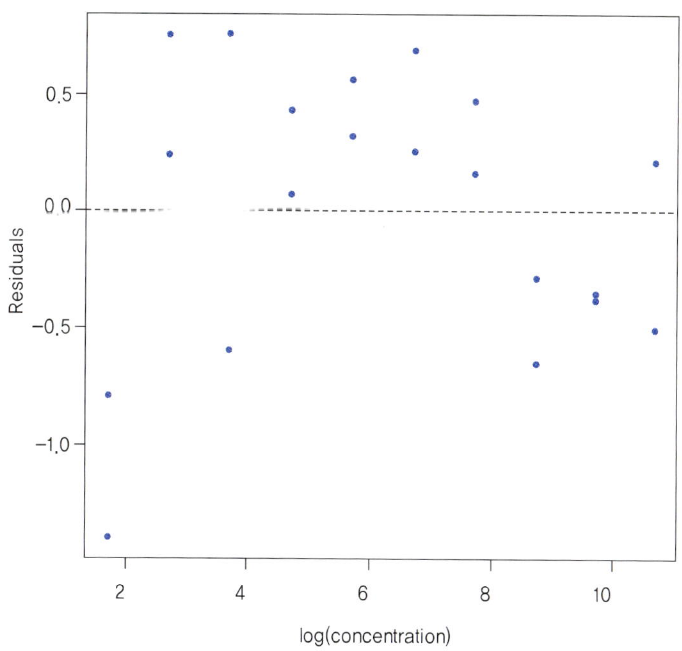

그림 5.13 잔차 산점도

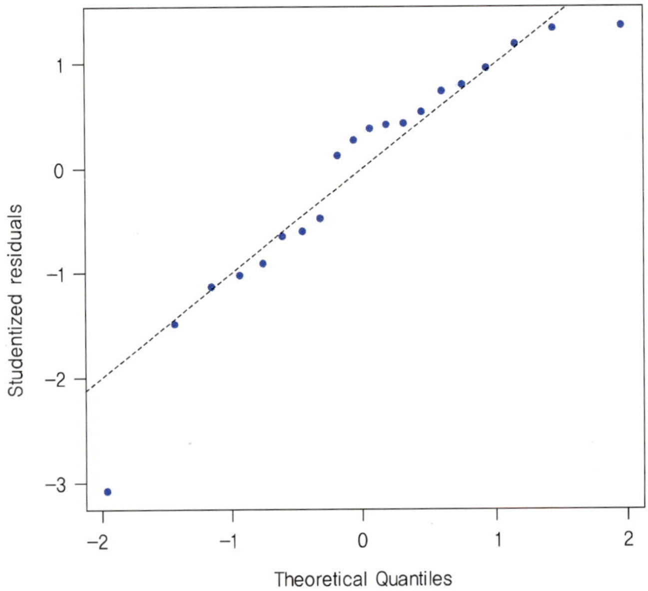

그림 5.14 Normal Q-Q plot

등분산성이 성립한다고 할 수 없다. 또한 log(concentration)값에 따른 잔차들의 변화에 있어 특정 경향이 발견되므로 독립성이 성립한다고 판단할 수 없다. 또한 [그림 5.14]의 Normal Q-Q plot에서도 일부 값이 기준선에서 많이 벗어나 있어 정규성을 만족하지 못하고 있다. 따라서 1차식의 각 계수가 통계적으로 유의하다 하더라도 잔차분석에서 단순회귀분석의 가정을 만족하지 못하므로 고차식 즉 2차 혹은 3차 다항 회귀 모형을 고려하여 다시 분석해야 한다.

▶표 5.11 R을 이용한 2차 및 3차 다항 회귀모형 분석 프로그램

```
f12 <- lm(Ct ~ I(log(concentration)^2)+I(log(concentration)^1))
summary(f2)                                              # second order

f13 <- lm(Ct ~ I(log(concentration)^3)+I(log(concentration)^2)+I(log(concentration)^1))
summary(f13)                                             # third order
```

▶ 표 5.12 예제 5.3의 2차 및 3차 다항회귀모형 분석결과

second order	Estimate	Std. Error	t-value	Pr(>|t|)
b_0	42.02104	0.54285	77.408	< 2e−16 ***
b_1	−2.70221	0.19752	−13.681	1.32e−10 ***
b_2	−0.04612	0.01561	−2.954	0.00888 **

Residual standard error: 0.5073 on 17 degrees of freedom

Multiple R-Squared : 0.9975, Adjusted R-squared : 0.9972

third order	Estimate	Std. Error	t-value	Pr(>|t|)
b_0	40.050203	0.976080	41.032	<2e−16 ***
b_1	−1.356641	0.604968	−2.243	0.0394 *
b_2	−0.294781	0.107863	−2.733	0.0147 *
b_3	0.013371	0.005752	2.325	0.0336 *

Residual standard error : 0.4521 on 16 degrees of freedom

Multiple R-Squared : 0.9982, Adjusted R-squared : 0.9978

[표 5.13]은 2차 및 3차 다항 회귀모형의 분석 결과물이다. 추정된 2차, 3차 다항 회귀식은 다음과 같다.

$$\hat{y} = 42.02104 - 2.70221x - 0.04612x^2$$

$$\hat{y} = 40.050203 - 1.356641x - 0.294781x^2 + 0.013371x^3$$

▶ 표 5.13 2차 및 3차 다항회귀모형 분석결과 요약

Order	Coefficient Symbol	Coefficient Value	Coefficient SE	$t-test$	자유도	Residual SE
Second	b_0	42.02104	0.54285	77.408 (*)		
Second	b_1	−2.70221	0.19752	−13.681 (*)		
Second	b_2	−0.04612	0.01561	−2.954 (*)	17	0.5073
Third	b_0	40.050203	0.976080	41.032 (*)		
Third	b_1	−1.356641	0.604968	2.325 (*)		
Third	b_2	−0.294781	0.107863	−2.733 (*)		
Third	b_3	0.013371	0.005752	−2.243 (*)	16	0.4521

회귀식을 추정했으므로 2차와 3차 다항 회귀식 각각에 대해 잔차분석을 시행한다. [그림 5.15]와 [그림 5.16]은 2차 다항 회귀식에 대한 잔차분석 결과이다.

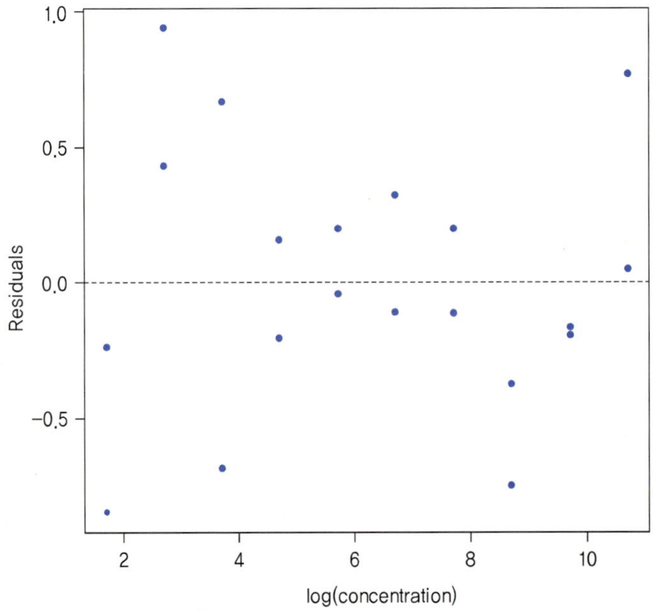

그림 5.15 2차 다항 회귀식의 잔차 산점도

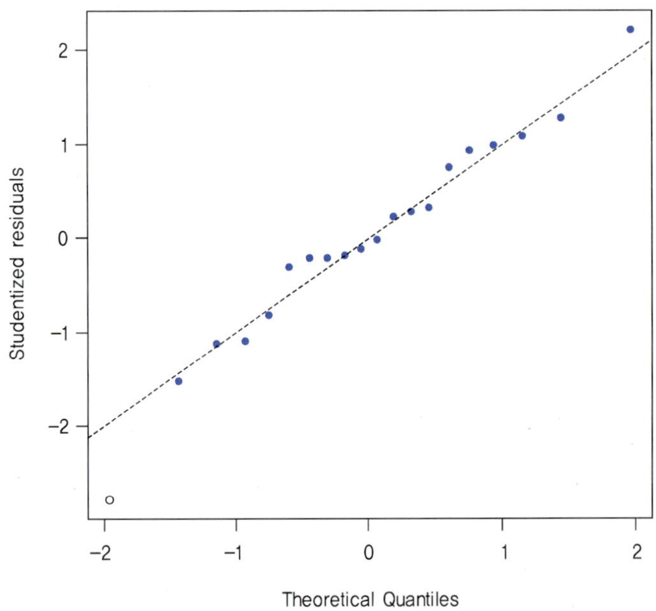

그림 5.16 2차 다항 회귀식의 Normal Q-Q plot

[그림 5.15]의 경우 log(concentration)값에 무관하게 일정한 범위만큼 퍼져 있지 않으므로 등분산성이 성립한다고 결론지을 수 없다. 또한 log(concentration)값에 따른 잔차들의 변화에 있어 특정 경향이 발견되므로 독립성이 성립한다고 판단할 수 없다.

다음으로 3차 다항식에 대해 잔차분석을 시행하면 [그림 5.17] 및 [그림 5.18]과 같다.

[그림 5.17]의 경우 log(concentration)값에 무관하게 일정한 범위만큼 퍼져 있으므로 등분산성이 성립한다고 결론지을 수 있다. 또한 log(concentration)값에 따른 잔차들의 변화에 있어 특정 경향이 발견되지 않으므로 독립성이 성립하는 것으로 판단할 수 있다. 그리고 [그림 5.18]의 경우에도 자료가 점선으로 표시된 기준선과 유사한 경향을 보이므로 자료의 정규성이 보장된다고 할 수 있다. 또한 [표 5.12]에서 2차 다항식과 3차 다항식의 R^2값은 각각 0.9975, 0.9982로, 3차 다항식이 2차 다항 회귀식에 비해 R^2값이 높다. 또한 residual SE도 2차는 0.5073인 반면 3차 다항식은 0.4521로 더 낮다. 따라서 3차 다항식을 최적합 모형으로 선정할 수 있다.[12)]

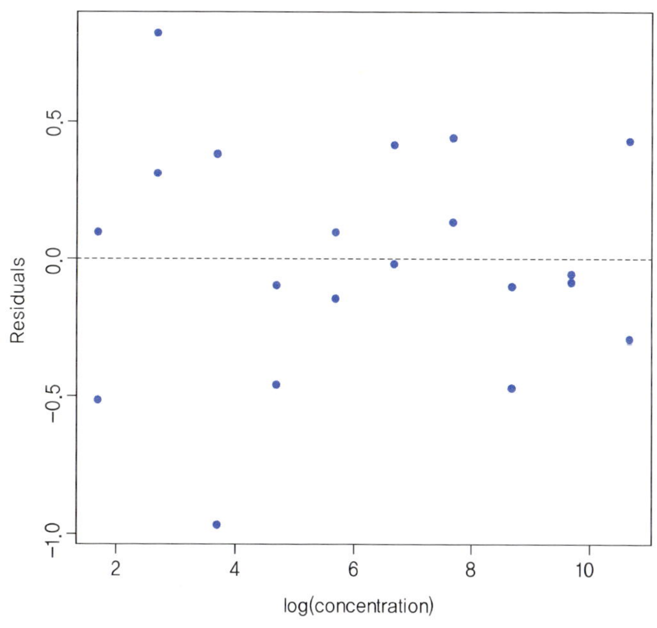

그림 5.17 잔차 산점도

12) [예제 5.3]에서 AMR은 x축에 대해 로그를 취한 값과 Ct값 간에 직선성이 유지되는 구간으로 정의된다. 따라서 본 예제에서는 1차 회귀식의 잔차분석 결과를 바탕으로 양쪽 극단 값을 제거한 후에 다시 선형회귀분석을 시행할 필요가 있다.

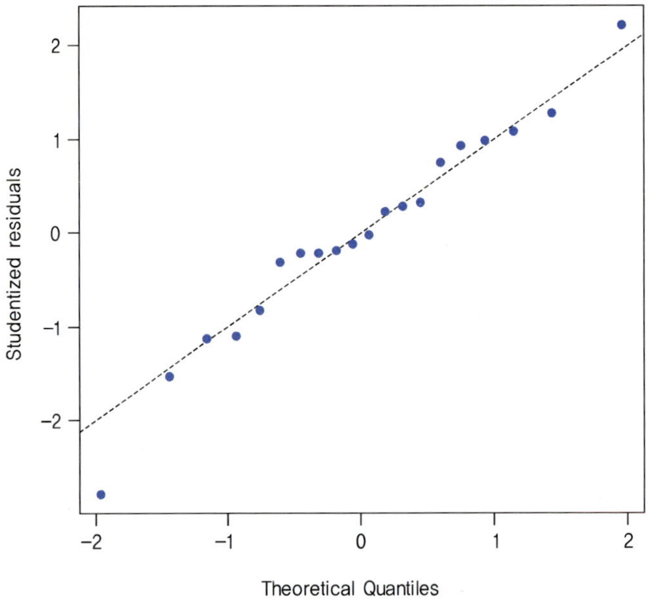

그림 5.18 Normal Q–Q plot

Chapter 6 분산분석

앞 장의 회귀모형에서는 독립변수 x가 연속형 자료인 경우에 독립변수 x와 종속변수 y와의 관계를 다루었다. 본 장에서는 독립변수 x가 연속형 자료가 아니고 이산형 또는 범주형 자료인 경우에 독립변수 x와 종속변수 y와의 관계를 분석하는 것에 대해 알아보도록 한다.[1] 분석에 사용되는 통계분포는 회귀모형에서와 같이 정규분포를 가정하지만 회귀계수의 검정통계량은 t-분포가 아닌 F 분포를 사용한다.

6.1 일원배치법

실험의 관측값 y와 한 개의 특정 요인과의 관계를 규명하는 경우에는 일원배치모형을 사용한다. 예를 들어, 식이요법에 따른 체중변화(y)에 대한 연구를 한다고 하자. 3가지(A, B, C) 식이요법이 있는 경우라면, 3개 집단에 서로 다른 식이요법을 적용시킨 연구를 할 수 있다. 즉, 각각 A, B, C의 식이요법을 받은 3개의 집단에서 각 식이요법의 효과 차이를 체중의 변화로 나타낼 수 있다. 각 집단에서 100명의 체중 변화를 관찰하고 이를 비교하는 연구였다면 통계모형으로 이를 다음과 같이 표현할 수 있다.

$$y_{ij} = \mu_i + \epsilon_{ij}, \quad i = 1,2,3, \quad j = 1,2,\ldots,100 \tag{6.1}$$

i는 집단을 나타내는 첨자로서 A, B, C를 각각 1, 2, 3으로 표현한 것이고, j는 연구대상 환자를 구별하기 위한 첨자로서 1부터 100까지 표현한 것이다. 즉 y_{ij}는 i집단의 j환자의 체중변화이다. 집단의 체중변화를 비교하여 집단 간 차이가 있다는 것을 밝힐

1) 회귀분석과 상관분석은 두 변수 x와 y의 선형적인 관계를 확인하는데 이용할 수 있는 통계적 분석법들이다. 회귀분석에서는 x가 주어졌을 때 y를 예측할 수 있다는 것이 상관분석과 다른 점이다.

수 있다면 이는 식이요법에 따른 체중변화에 유의한 차이가 있음을 의미하는 것이다. 즉, 식이요법은 체중변화에 유의한 영향을 미치는 인자로 판단할 수 있는 것이다.

식 (6.1)에서는 i 집단의 체중변화 대표값을 μ_i로 표기하였다. 또한 집단의 대표값과 실제 관측값 사이의 오차를 ϵ_{ij}로 표기하였다. 따라서 i집단 j환자의 체중변화는 i집단의 체중변화 대표값 μ_i와 오차 ϵ_{ij}의 합으로 표현할 수 있다는 것이 식 (6.1)이다.

일원배치모형은 회귀모형과 다소 다르게 표현되지만 이론적 바탕은 매우 유사하다. 이를 확인하기 위해 식 (6.1)을 회귀모형과 유사하게 다시 표현하여 비교해 보자. 먼저 지시변수(indicator variable)[2] I_1, I_2, I_3를 다음과 같이 정의하면,

$$I_1 = \begin{cases} 1, & i=1 \\ 0, & i \neq 1 \end{cases}, \quad I_2 = \begin{cases} 1, & i=2 \\ 0, & i \neq 2 \end{cases}, \quad I_3 = \begin{cases} 1, & i=3 \\ 0, & i \neq 3 \end{cases}$$

식 (6.1)은

$$y_{ij} = \mu_1 I_1 + \mu_2 I_2 + \mu_3 I_3 + \epsilon_{ij} \tag{6.2}$$

으로 표현할 수 있다. 즉 회귀모형의 용어를 빌려 표현하면 종속변수 y_{ij}는 회귀계수 μ_1, μ_2, μ_3인 경우에 있어 독립변수 I_1, I_2, I_3와의 상관관계를 알아보는 것으로 이해할 수 있다. 따라서 각 회귀계수 μ_1, μ_2, μ_3의 유의성 검정은 회귀모형에서와 같이 t-분포를 이용한 t-검정을 고려할 수 있다. 일원배치모형의 특이한 점은 하나의 회귀계수에 대한 유의성 검정이 중요한 의미를 지니는 회귀모형의 분석과는 달리 세 개의 회귀계수 (μ_1, μ_2, μ_3)에 대한 동시(simultaneous) 검정이 필요하다는 것이다. 예를 들어 t-검정에 의해 μ_1만 유의하고 μ_2, μ_3는 유의하지 않은 것으로 분석되었다고 하자. 그러면 식이요법 A와 그렇지 않은 집단 간에 유의한 차이가 있음을 의미하긴 하지만 식이요법 A, B, C에 따른 체중변화에는 유의한 차이가 있음을 꼭 의미하지 않는다는 것이다. 즉, 동시(simultaneous) 검정에서 유의한 차이가 발견되었을 때에만 식이요법 A, B, C에 따른 체중 변화에 유의한 차이가 있다고 판단할 수 있는 것이다.

동시(simultaneous) 검정은 F 분포를 이용하기 때문에 흔히 F 검정이라 부른다. F 검정을 설명하기에 앞서 오차에 대해 알아보도록 하자. 자료의 오차를 측정하는 척도로써

2) 지시변수란 조건을 만족하는 경우 1, 만족하지 않는 경우 0이 되는 변수이다.

$$SST = \sum_{i=1}^{3}\sum_{j=1}^{100}(y_{ij} - \overline{y})^2$$

값을 계산한다. 이 식에서 $\overline{y} = \frac{1}{300}\sum_{i=1}^{3}\sum_{j=1}^{100} y_{ij}$이고 SST(total sum of squares)는 관측값과 관측값의 평균 $\overline{y}$와의 차이 제곱합이다. 따라서 $\frac{SST}{300}$은 자료의 퍼진 정도를 나타내는 척도 즉 분산을 의미한다. 일원배치모형에서는 SST를 분해하여 요인에 따라 오차의 정도를 나누는데, 식이요법의 차이로 인한 오차($SSTr$, treatment sum of squares)와 그 외 나머지 오차에 해당하는 부분(SSE, error sum of squares)으로 나누게 된다. 예를 들어, $\overline{y}_{i.} = \frac{1}{100}\sum_{j=1}^{100} y_{ij}$라 하면 SST를

$$SST = \sum_{i=1}^{3}\sum_{j=1}^{100}(y_{ij} - \overline{y}_{i.})^2 + \sum_{i=1}^{3}\sum_{j=1}^{100}(\overline{y}_{i.} - \overline{y})^2 = SSE + SSTr$$

으로 분해할 수 있다.[3] 이러한 분해의 목적은 $SSTr$과 SSE의 비율 $\frac{SSTr}{SSE}$를 계산하기 위한 것이다. 그 비율이 크다면 $SSTr$이 자료 전체 변동의 많은 부분을 설명하는 것이므로 식이요법에 따라 체중변화에 유의한 차이가 있다고 해석할 수 있게 된다.[4] 이와 같이 오차를 유발하는 요인에 따라 SST를 분해하고, 해당 요인으로 인한 변동들의 상대적 크기를 비교하여 해당 요인의 유의성을 확인하는 통계분석법을 분산분석(analysis of variance, ANOVA)라 한다. ANOVA에서는 [표 6.1]과 같은 분산분석표(ANOVA table)를 작성하게 된다.

ANOVA 모형에 대해 통계프로그램을 돌리면 [표 6.1]과 같은 분산분석표가 작성된다. 통계프로그램에 따라 다소 다르게 표현될 수 있지만 분산분석표는 일반적으로 변동요인[5], 자유도[6], 제곱합(sum square), 평균제곱합(mean square), F-value 그리고 유의확률

3) 오차를 유발시키는 요인으로 본 예에서는 식이요법($SSTr$)과 나머지 규명되지 않는 요인(SSE)으로 구분해서 두 항의 합으로 표현하였다. 만약 식이요법 외에 또 다른 요인을 고려한다면 그 요인까지 포함하여 오차를 유발하는 요인으로 분해가 가능하다.

4) $\frac{SSTr}{SSE}$값이 통계분포 중 하나인 F 분포를 따른다는 것이 밝혀져 있어 식이요법이 체중변화에 유의한 요인인지를 판단하는 검정법으로 F 검정을 이용할 수 있다.

5) 본 예에서는 변동요인으로 식이요법(diet)과 잔차가 있다.

6) 표에서의 자유도 2와 297은 식이요법의 종류가 3이고 각 집단에서의 환자수가 100명일 때 각각 $2(=3-1)$와 $297(=100(3-1))$로 계산된 것이다.

▶표 6.1 R 프로그램에서의 분산분석표

변동요인	자유도	제곱합(Sum square)	평균제곱합 (Mean square)	F-value	Pr (>F)
식이요법	2	$SSTr=\sum_{i=1}^{3}\sum_{j=1}^{100}(\bar{y}_{i.}-\bar{y})^2$	$MSTr=\frac{SSTr}{(3-1)}$	$\frac{MSTr}{MSE}$	$p-value$
잔차 (Residuals)	297	$SSE=\sum_{i=1}^{3}\sum_{j=1}^{100}(y_{ij}-\bar{y}_{i.})^2$	$MSE=\frac{SSE}{3(100-1)}$		

의 6개 열로 구성되어 있다. 분산분석표에서 가장 중요한 것은 변동요인의 유의성 검정 결과이다. 분산분석에서는 잔차에 대응되는 제곱합(SSE)과 각 변동요인에 대응되는 제곱합($SSTr$)의 비율을 통계적으로 활용하기 위해 적당한 계수를 곱한 값 $F=\frac{SSTr/(3-1)}{SSE/3(100-1)}=\frac{MSTr}{MSE}$를 이용한다. [표 6.1]에서는 변동요인이 잔차를 제외하고 오직 식이요법 한 개만 존재하는 것으로 표현되었지만 더 많은 요인들이 고려된 모형을 이용한다면 변동요인의 개수는 늘어날 수 있다. F 값이 계산되면 이들의 유의확률은 F 분포에 의하여 계산된다. 이러한 일련의 계산과정은 통계프로그램의 도움으로 쉽게 수행할 수 있다. 유의확률($p-value$)이 유의수준(α)보다 작은 경우는 해당 변동요인을 유의한 요인으로 판단한다.

유의한 변동요인은 실험의 관측값 y가 해당 요인의 조건에 따라 유의하게 변동한다는 것을 의미한다. 즉 식이요법 방법에 따라 A, B, C 집단 간 체중 변화에 유의한 차이가 있다는 것인데, 주의해야 할 점은 F 검정만으로는 유의한 차이를 발생시키는 집단을 발견할 수 없다는 것이다. 따라서 F 검정으로 식이요법이 유의한 요인임을 확한 후에는, 각 집단을 서로 비교하는 다중비교(multiple comparisons)를 추가로 시행할 필요가 있다. 다중비교는 모든 두 집단 쌍에 대해 비교하는 것을 의미한다. 식이요법 예의 경우, A와 B, A와 C, B와 C집단의 비교를 위해 세 개의 가설검정을 실시하는 것인데 이를 다중비교라 한다. 각 쌍에 대한 가설검정을 위해서는 두 집단의 비교에 사용되는 t-검정을 사용할 수 있다. 그러나 식이요법의 다중비교에서는 세 개의 t-검정을 동시에 고려해야 하므로 유의수준(α)에 대한 조정이 필요하다. 세 개의 t-검정을 시행하는 경우에는 유의수준을 $\alpha/3$로 조정하는 것이 보통이다.[7] 이외에도 다중비교법으로 t-분포

7) 다중비교에서 유의수준을 (α / 비교검정 건수) 형태로 교정하는 것을 Bonferroni 방법이라 한다.

가 아닌 q 분포 등을 이용하는 Tukey 방법, SNK (Student-Newman-Keuls) 방법 등이 있다.

만일 식이요법이 유의한 변동요인으로 분석되지 않았다면, 식이요법에 따른 집단 구분을 재조정한 후 다시 분산분석을 실시할 수 있다. 다중비교에서 유의한 차이가 나는 집단과 그렇지 않은 집단을 구분하여 새롭게 식이요법 집단을 설정하는 것이 한 가지 방법이다. 예를 들어 다중비교를 실시한 결과 A와 B, A와 C는 유의한 차이가 있었으나 B와 C는 유의한 차이가 없었다고 하자. 그러면 B와 C를 한 개의 집단으로 간주한 후 분산분석을 실시해 보는 것이다. 이러한 접근법은 특히 집단의 개수가 너무 많은 경우에 도움이 된다.

6.2 반복이 있는 이원배치법

앞절에서는 ANOVA 모형 중 가장 단순한 경우인 일원배치모형을 알아보았다. 하지만 실험의 관측값 y에 영향을 줄 가능성이 있는 2개 이상의 요인에 대해 유의성 검정을 하고자 한다면 이원배치 또는 다원배치모형을 고려해야 한다.8) 앞 장의 식이요법 연구를 다시 생각해 보자. 이번에는 체중변화에 영향을 미치는 요인으로 식이요법(D)과 성별(G)의 관련성을 규명하는 연구를 생각하자. $i=1,2,3$은 식이요법 A, B, C를 각각 의미하고 $j=1,2$는 남성(1), 여성(2)을 의미한다고 하자. i식이요법 집단의 j성을 갖는 k번째 환자의 체중변화를 y_{ijk}라고 할 때, 이에 대한 이원배치모형은

$$\begin{aligned} y_{ijk} &= \mu_{ij} + \epsilon_{ijk} \\ &= \mu + D_i + G_j + DG_{ij} + \epsilon_{ijk} \qquad (6.3) \end{aligned}$$

$$i = 1,\ 2,\ 3, \quad j = 1,\ 2, \quad k = 1,\ \ldots,\ 100$$

이다. 식 (6.3)에서 D_i는 식이요법의 변동, G_j는 성별에 따른 변동을 나타내는 항이고 DG_{ij}은 교호작용을 나타내기 위한 항이다. 이원배치 이상의 모형에서는 reference level

8) 오차를 유발하는 요인이 2개 이상인 경우를 다원배치모형이라 한다. 다원배치모형의 하나인 이원배치모형에서는 반복이 있는 경우에 교호작용을 검정할 수 있다. 여기서 '반복'이란 두 개 요인에 의해 결정되는 각 조건에서의 실험횟수가 2회 이상인 경우를 의미한다. 일반적인 이원배치법에서는 반복이 있는 실험을 하게 된다.

을 지정한 후 통계분석을 실시한다. Reference level는 각 요인 내에서 흔히 기준으로 사용되는 것으로 정한다. 예를 들어, 식이요법의 level들 중에 일반적인 식이요법이 A라 하고 성별은 남성을 기준으로 한다면 reference level은 남성들 중 식이요법 A를 실시하는 집단이 된다. 이 경우 reference level에서의 체중변화 대표값은 μ가 되고 $D_1 = 0$, $G_1 = 0$, $DG_{1j} = 0$, $DG_{i1} = 0$으로 정의하게 된다. 따라서, D_2, D_3의 값은 각각 식이요법 A와 B, 그리고 A와 C의 차이가 된다. 같은 맥락에서 G_2는 남성과 여성의 차이가 되며, DG_{ij}의 값은 DG_{11} 교호작용과의 차이가 된다. 이러한 일련의 분석을 위해서는 reference level의 선택에 매우 주의를 기울여야 한다. Reference level과의 비교에는 t-검정이 이용된다.

식 (6.2)의 일원배치법모형에서는 각 level에 대응되는 지시변수를 사용하여 모형을 표현하였는데, 이를 reference level과의 차이로도 표현할 수 있다. 즉, 식 (6.2)의 μ_1, μ_2, μ_3를 각각 μ, $\mu+\beta_2$, $\mu+\beta_3$로 대체하면

$$y_{ij} = \mu + \beta_2 I_2 + \beta_3 I_3 + \epsilon_{ij} \tag{6.4}$$

이 된다.[9] 식 (6.2)와 달리 식 (6.3)과 식 (6.4)에는 grand mean이라 불리는 μ가 존재한다. 이처럼 reference level을 정한 후 모형을 표기하는 것은 실험계획법의 일반적인 형태라 할 수 있다. 이원배치모형에 대해서도 [표 6.2]와 같은 분산분석표를 작성할 수 있으며 각 변동요인의 유의확률과 유의수준과의 대소 관계를 확인할 수 있다.

다원배치모형의 경우 분산분석표는 모형에 적합한 변수를 선택하는데 활용된다. 분산분석표가 작성되면 교호작용의 유의성부터 확인하게 되는데, 만일 교호작용이 유의한 것으로 분석되는 경우에는 그 교호작용을 모형에 포함시켜야할 뿐만 아니라 교호작용에 연관된 개개의 변수들 또한 유의성 여부에 상관없이 모형에 포함시켜야 한다. 물론 교호작용이 유의하지 않다면 교호작용을 제외하고 다시 분산분석표를 작성한 후 나머지 요인들에 대해 유의성 검정결과를 확인해야 한다.[10]

---

9) 일반적인 통계 프로그램에서는 μ_1, μ_2, μ_3의 추정치보다는 μ, β_2, β_3의 값을 출력해 주고 이들에 대한 t-검정의 결과를 보여준다. μ에 대한 검정의 의미는 referece level이 '0'인지의 여부를 확인하는 것이고, β_2와 β_3에 대한 검정은 reference level인 식이요법 A에 대해 식이요법 B와 C가 각각 유의한 차이가 존재하는 지를 확인하는 것이다.

10) Diet와 gender의 교호작용이 유의하지 않는 경우 그 교호작용을 제외한 모형을 고려해야 한다. 하지만

▶ 표 6.2 R 통계프로그램에서의 분산분석표

변동요인	제곱합	자유도	평균제곱	F	유의확률
Diet	$SSD=\sum_{i=1}^{3}\sum_{j=1}^{2}\sum_{k=1}^{100}(\overline{y_{i..}}-\overline{y})^2$	2	$MSD=\frac{SSD}{2}$	$\frac{MSD}{MSE}$	$p-value$
Gender	$SSG=\sum_{i=1}^{3}\sum_{j=1}^{2}\sum_{k=1}^{100}(\overline{y}_{.j.}-\overline{y})^2$	1	$MSG=\frac{SSG}{1}$	$\frac{MSG}{MSE}$	$p-value$
Interaction	$SSDG=\sum_{i=1}^{3}\sum_{j=1}^{2}\sum_{k=1}^{100}(\overline{y}_{ij.}-\overline{y}_{i..}-\overline{y}_{.j.}+\overline{y})^2$	2	$MSDG=\frac{SSDG}{2}$	$\frac{MSDG}{MSE}$	$p-value$
Residuals	$SSE=\sum_{i=1}^{3}\sum_{j=1}^{2}\sum_{k=1}^{100}(y_{ijk}-\overline{y}_{ij.})^2$	594	$MSE=\frac{SSE}{594}$		

6.3 예 제

예제 6.1 4가지 종류의 실험동물(A, B, C, D)을 각 10마리씩 얻어 공복 혈당량(mg /dL)을 측정한 결과는 아래와 같았다. 실험동물의 종류에 따라 공복혈당량에 차이가 있다고 할 수 있는가? (일원배치법)

▶ 표 6.3 예제 6.1에 대한 자료

A	B	C	D
122	119	142	110
125	103	148	109
102	127	121	107
118	122	123	105
120	104	113	104
110	115	128	111
127	109	138	109
108	128	144	115
131	111	125	100
135	102	119	103

교호작용이 유의하고 Diet나 Gender가 유의하지 않는 경우에는 교호작용은 포함되고 diet나 gender를 제외한 모형을 고려해서는 안된다.

(1) 실험동물의 종류에 따른 표본평균을 구하시오.

▶표 6.4 각 실험동물에서의 표본평균

	A	B	C	D
표본평균	119.8	114	130.1	107.3

풀이 실험동물 집단의 평균들을 구해보면 C 실험동물 집단의 평균이 가장 크고, D 실험동물 집단의 평균이 가장 작음을 알 수 있다.

(2) 실험동물에 따라 공복 혈당량에 차이가 있는가?

▶표 6.5 예제 6.1에 대한 분산분석표

	DF	Sum Sq	Mean Sq	F value	Pr (>F)
group	3	2799.8	933.3	10.118	<.0001
Residuals	36	3320.6	92.2		

풀이 R을 이용하여 일원배치모형의 분산분석표를 구하면 [표 6.5]와 같다. 주목할 사항은 분산분석표에서 DF로 표시된 자유도 부분이다. 실험동물 종류인 "group"에 대응되는 자유도는 3이다. 그 이유는 "group"의 수가 4이기 때문이다. "group"의 유의성 검정 결과는 "group" 요인에 대한 F 검정의 유의확률이 <.0001 (0.0001이하)이므로 유의하다. 즉, 일반적인 유의수준 0.05보다 훨씬 작기 때문에 실험동물에 따라 공복 혈당량에 차이가 있다고 할 수 있다.[11)]

(3) 실험동물의 종류에 따라 공복혈당에 차이가 있다면, 어떤 종류 간에 차이가 있는가?

풀이 일원배치모형의 F 검정은 각 군의 평균들이 같은지 다른지에 대한 검정만을 수행한다. 집단 간 차이가 있을 때 어느 군 간에 차이가 있는지 구체적으로 알아보기 위해서는 다중비교(multiple comparison)를 시행해야 한다. Bonferroni 방법을 사용하면, 집단 A와 D ($p-value=0.0369$), 집단 B와 C($p-value=0.0037$), 집단 C와 D ($p-value<0.0001$)간에 차이가 있음을 알 수 있다. ■

11) 흔한 실수 중의 하나는 "group"이 연속형 자료가 아닌 범주형 자료라는 사실을 간과하는 것인데 이에 대한 확인 방법으로 자유도를 확인하는 것이다. 만일 "group"을 연속형 자료로 잘못 분석하면 자유도는 1로 표기된다.

예제 6.2 24명의 비만환자를 대상으로 3가지 식이요법(A, B, C)을 시행하고 한 달 후에 체중감소 정도를 조사하였다. 남녀에 상관없이 식이요법 간에 차이가 있다고 할 수 있는가? (반복이 있는 이원배치법)

▶**표 6.6** 예제 6.2의 24명의 비만환자에 대한 자료

	A	B	C
남	2.1	3.5	2.3
	2.5	3.2	2.4
	3.5	2.5	1.8
	2.8	3.6	3.1
여	3.4	3.6	3.2
	2.8	3.7	2.4
	2.3	3.8	1.5
	2.5	2.6	1.2

(1) 각 요인(sex, diet)간 교호작용이 있는가?

풀이 [그림 6.1]을 살펴보면 각 요인들의 그림이 서로 겹쳐있지 않기 때문에 교호작용이 없다고 해석할 수 있다.

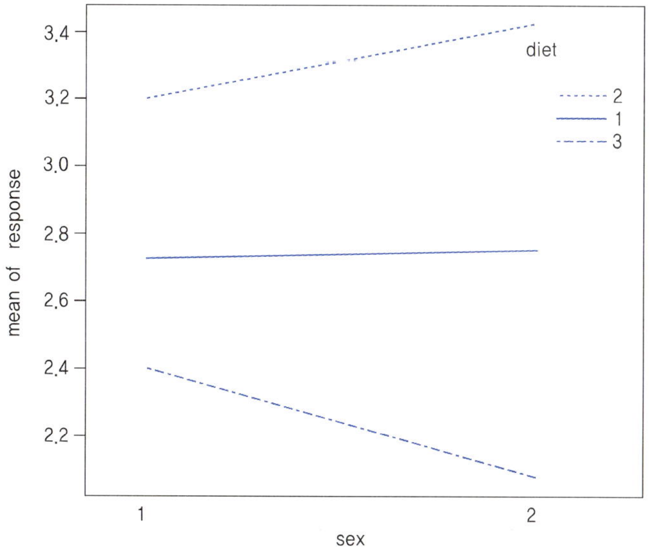

그림 6.1 각 요인(sex, diet)의 교호작용 여부를 분석하기 위한 그래프

(2) 성별, 식이요법 종류 따라 각각 차이가 있는가?

풀이 R 프로그램을 이용하여 반복이 있는 이원배치모형에 대한 분산분석표를 구해보면 diet만 $p-value$가 유의수준 0.05보다 작다. 또한 교호작용을 나타내는 sex·diet는 $p-value$가 0.666877로 유의수준 0.05보다 크기 때문에 유의하지 않다. 교호작용이 유의하지 않으므로 교호작용을 고려하지 않은 이원배치모형에 대한 분산분석표를 다시 구한다.

▶표 6.7 교호작용을 고려한 이원배치 ANOVA table

	Df	Sum Sq	Mean Sq	F-value	Pr (>F)
sex	1	0.0038	0.0038	0.0100	0.921348
diet	2	4.6300	2.3150	6.1894	0.009002
sex · diet	2	0.3100	0.1550	0.4144	0.666877
Residuals	18	6.7325	0.3740		

[표 6.8]을 보면 diet만 $p-value$가 유의수준 0.05보다 작으므로 유의하다는 것을 알 수 있다. 즉, 식이요법이 체중감소에 유의한 영향을 주는 요인임을 알 수 있다.

▶표 6.8 교호작용을 고려하지 않은 이원배치 ANOVA table

	Df	Sum Sq	Mean Sq	F-value	Pr (>F)
sex	1	0.0038	0.0038	0.0106	0.918834
diet	2	4.6300	2.3150	6.5744	0.006392
Residuals	20	7.0425	0.3521		

■

Chapter 7 범주형 자료분석

실험의 관측값이 몇가지 범주로 분류되어 있는 경우 이를 범주형 자료(categorical data)라고 한다. 실험의 관측값이 연속형의 경우에는 앞 장에서 배웠던 회귀분석, 실험계획법 등을 사용하는데 비해, 실험의 관측값이 범주형의 경우에는 범주형 자료분석 기법을 사용하게 된다. 회귀분석에서 관측값을 표시하는 변수 y를 연속형 변수라 부르는 것처럼 범주형 자료분석에서의 관측값은 범주형 변수(categorical variable)라고 부른다. 비타민 C의 암치료 효과에 관한 연구를 환자 100명에 대해 실시하였는데, 비타민 C를 투여받은 실험군과 투여받지 않은 대조군에서의 암치료 효과를 계량적으로 측정하지 않고 단지 "효과가 있다"와 "효과가 없다"로 판정하였다고 하자. 통계분석의 편의를 위해 i번째 환자의 비타민 C 투여여부를 x_i, 그 결과를 y_i라 한다면, x_i는 "실험군" 또는 "대조군", y_i는 "효과가 있다" 또는 "효과가 없다"중 어느 하나의 범주에 속하게 된다.[1)]

범주형 자료의 분석은 일반적으로 각 범주의 빈도(frequency)를 바탕으로 실시된다. 범주형 변수가 한 개 있을 때는 각 범주별 관찰치의 빈도를 도수분포표로 표현할 수 있다. 반면 범주형 변수가 두 개일 때는 자료를 분할표(contingency table)로 정리한다. 분할표는 행과 열에 범주형 변수 하나씩을 대응시켜 작성한 표이다. 행과 열에 있는 각 변수의 범주에 대응되는 칸을 cell이라 부르는데 각 cell에 빈도를 기입한다. 도수분포표와 분할표에 대한 분석법으로 χ^2 검정이 이용된다. 또 다른 범주형 자료분석법으로 로지스틱 회귀분석이 있는데, 범주형 변수에 영향을 주는 독립변수의 존재여부 및 효과 등을 체계적으로 분석하는데 사용된다.

---

1) 범주형 자료분석과 회귀분석과의 차이는 종속변수 y_i가 범주형 변수라는 점이다. 범주형 자료분석에서도 회귀분석과 유사하게 y_i를 종속변수, x_i를 독립변수로 이해할 수 있다. 범주형 자료분석과 회귀분석의 차이는 종속변수 y_i가 범주형 변수라는 점이다.

7.1 χ^2 검정

χ^2 검정에는 크게 3가지 검정이 있다. 첫 번째로는 단일 범주형 변수에 대한 검정인 적합도 검정(goodness of fit test)이 있다. 도수분포표에 나타난 자료들이 연구자가 가정하는 이론적인 분포와 일치하는지에 관한 검정이다.

▶표 7.1 도수분포표

범주	1	2	…	r	총 합
관측도수	O_1	O_2	…	O_r	n

[표 7.1]은 r개의 범주를 갖는 단일 범주형 변수의 도수분포표이다. 총 n개의 자료 중에서 i번째 범주에 해당하는 자료의 빈도를 O_i로 표시하고 있다. 그러면 각 범주의 상대도수 $\frac{O_i}{n} = \hat{p}_i$는 해당 범주가 발생할 확률의 추정값이 된다. 적합도 검정은 관측된 자료에서 구한 $\hat{p}_i$와 예상되거나 기대되는 모집단의 확률 p_i와의 동일성 여부를 검정하는 것이다.2) 예를 들어, 동전을 100번 던지는 시행을 실시한 후 다음과 같은 도수분포표를 얻었다고 해보자.

▶표 7.2 도수분포표 예시

범주	1(앞면)	2(뒷면)	총 합
관측도수	57	43	100

위의 자료로부터 동전의 앞면이 나올 확률과 뒷면이 나올 확률이 동일하게 1/2이라고 할 수 있는지를 확인하고자 한다. 즉 $p_1 = p_2 = 1/2$에 대한 적합도 검정을 실시하고자 하는 것이다. 동전을 던지는 시행의 결과는 무수히 많은 요인들로 인해 앞면과 뒷면이 나올 확률이 정확히 1/2이 되지 않을 가능성이 있다. 따라서 "실험을 통해 얻는 추정값 $\widehat{p_1} = 57/100$, $\widehat{p_2} = 43/100$는 기대되는 확률인 1/2과 약간이 차이가 있지만 매우 근사한 값이라 판단할 수 있는가?"라는 질문에 답하기 위해 통계분석을 시행해야 하는데 그

2) 기대되는 모비율과의 동일성 여부를 알아보는 통계적 검정법을 동질성검정이라 부른다.

것이 곧 적합도 검정이다. 적합도 검정을 위한 p_i는 일반적으로 선행연구의 결과 또는 기대되는 확률값으로 결정되는데, 동전던지기에서 앞면이 나올 확률은 1/2로 기대되므로 이를 채택하게 된다.

적합도 검정통계량은

$$T_1 = \sum_{i=1}^{r} \frac{(O_i - E_i)^2}{E_i} \tag{7.1}$$

이고 그 분포는 자유도가 $r-1$인 χ^2분포를 따른다. 식 (7.1)에서 E_i는 각 범주의 기대도수로서 np_i로 정의된다.[3] 검정통계량 T_1값이 크다면 이는 추정값 $\hat{p}_i$가 기대확률 p_i와 매우 다른 경우로 해석할 수 있다.[4] T_1값이 유의수준 α에서 $\chi^2(r-1)$ 분포의 $100(1-\alpha)\%$ 백분위수인 $\chi^2_\alpha(r-1)$보다 크거나 같은 경우 $\hat{p}_i$들은 p_i와 다르다고 해석할 수 있다. 즉, 이론적으로 가정한 분포와 실제 관측값의 분포는 서로 다르다고 말할 수 있다. 동전던지기 실험 결과에 대한 적합도 검정을 실시해보면

$$T_1 = \frac{(57-50)^2}{50} + \frac{(43-50)^2}{50} = 1.96$$

이다. 유의수준 $\alpha = 0.05$에서 검정하는 경우이면 $\chi^2(1)$분포의 95% 백분위수는 $\chi^2_{0.05}(1) = 3.84$이다. 따라서 $T_1 = 1.96$이 3.84보다 작으므로 이론적으로 가정한 분포 즉 $p_1 = p_2 = 1/2$과 실제 관측값의 분포는 동일하다고 판성할 수 있다.[5]

앞에서 살펴본 적합도 검정은 범주형 변수가 하나인 경우에 사용되는 검정법이다. 범주형 변수가 두 개인 경우는 적합도 검정 대신 독립성 검정을 실시한다. 이는 두 범주형 변수 간의 독립적 또는 종속적 관계의 유무를 확인하는 통계적 검정법이다. 이와 유사한 통계분석으로 회귀분석이 있는데 이 경우는 두 변수가 연속형이라는 점이 독립성

---

3) n은 시행횟수이다. 만약 100회 동전던지기를 하고 앞면이 나올 확률(p_i)를 1/2로 했다면 기대도수 E_i는 50이 된다.

4) O_i와 E_i의 차이가 크다면 T_1 값은 커지게 된다. 그런데 O_i와 E_i의 차이가 크게 난 것은 $\hat{p}_i$와 p_i간의 차이가 크기 때문에 발생한 것이다.

5) $\chi^2(1)$분포 모양은 2장을 참고하기 바란다. 적합도 검정에서 귀무가설은 차이가 없다는 것이기 때문에 3.84보다 낮은 값이 나오면 귀무가설을 받아들이게 되어, 관측값의 분포는 이론적으로 가정한 분포와 동일하다고 판정하는 것이다.

▶표 7.3 $r \times c$ 분할표

A \ B	B_1	B_2	$\cdots$	B_c	총 합
A_1	O_{11}	O_{12}	$\cdots$	O_{1c}	$O_{1.}$
A_2	O_{21}	O_{22}	$\cdots$	O_{2c}	$O_{2.}$
$\vdots$	$\vdots$	$\vdots$	$\ddots$	$\vdots$	$\vdots$
A_r	O_{r1}	O_{r2}	$\cdots$	O_{rc}	$O_{r.}$
총 합	$O_{.1}$	$O_{.2}$	$\cdots$	$O_{.c}$	n

검정과 다른 점이다.

두 범주형 변수 A와 B의 독립성 검정을 위해 [표 7.3]과 같은 분할표를 먼저 작성한다. $A_1, A_2, \cdots, A_r$은 변수 A의 r개 범주를 나타내고 $B_1, B_2, \cdots, B_c$는 변수 B의 c개 범주를 나타낸다. 총 n개의 자료들 중에서 변수 A의 i번째 범주와 변수 B의 j번째 범주에 해당하는 관측자료의 빈도를 O_{ij}로 표기 하고 있다. 또한 변수 A의 i번째 범주에 속하는 모든 자료의 빈도는 $O_{i1}+O_{i2}+\cdots+O_{ic}=O_{i.}$로 표기하고, 변수 B의 j번째 범주에 속하는 모든 자료의 빈도는 $O_{1j}+O_{2j}+\cdots+O_{rj}=O_{.j}$로 표기하고 있다.[6] 독립성 검정의 통계량은 적합도 검정의 통계량 T_1과 유사하게

$$T_2=\sum_{i=1}^{r}\sum_{j=1}^{c}\frac{(O_{ij}-E_{ij})^2}{E_{ij}} \tag{7.2}$$

로 정의된다. E_{ij}는 각 cell에서의 기대도수이며 $E_{ij}=\dfrac{O_{i.}O_{.j}}{n}$로 정의된다. 또한 검정통계량 T_2의 분포는 자유도가 $(r-1)(c-1)$인 χ^2분포를 따른다. 적합도 검정에서와 같이 T_2가 유의수준 α에서 $\chi^2_\alpha(r-1)(c-1)$보다 크면 두 범주형 변수 A와 B는 서로 독립이 아니고 상관관계가 있다고 할 수 있다.[7]

6) $O_{i.}$는 i번째 행의 합이라는 일반적인 표기방법이며, $O_{.j}$는 j번째 열의 합이라는 일반적인 표기방법이다.

7) 참고로 두 범주형 변수에 관한 검정에는 독립성 검정 이외에 동질성 검정이 있다. 비록 검정의 목표가 다르지만 검정통계량과 그것의 분포가 독립성 검정과 동일하다. 단지 검정의 결과에 대한 해석이 다소 다르다. 즉, T_2가 유의수준 α에서 $\chi^2_\alpha(r-1)(c-1)$보다 크면 "변수 A의 범주에 따라 변수 B의 분포가 달라진다" 또는 "변수 B의 범주에 따라 변수 A의 분포가 달라진다"라고 해석할 수 있다.

7.2 로지스틱 회귀분석

연속형 종속변수와 여러 개의 독립변수간 관련성을 분석하려 할 때 가장 널리 사용되는 통계적 방법은 회귀분석법이다. 하지만 종속변수가 연속형이 아닌 범주형인 경우 예를 들어, 질병의 발생 유무와 같은 이항적인 사건을 대상으로 하는 경우에는 회귀분석법을 그대로 적용할 수 없다. 회귀분석에서는 종속변수의 분포가 연속형인 정규분포를 가정하지만 종속변수가 범주형인 경우라면 정규분포라는 가정이 타당하지 않기 때문이다. 그러나 종속변수가 이항적인 결과를 보인다 하더라도 변형을 통해 회귀분석이 가능한데, 로지스틱 회귀분석이 그것이다. 특정 질병의 발생유무에 대한 연구에서 종속변수 y를 질병이 있는 경우 "1"로, 그렇지 않은 경우 "0"으로 기록한다고 하자. 또한 독립변수가 x일 때 질병발생 확률을 p_x라 정의하자. 그러면 로지스틱 회귀모형은

$$\ln\left(\frac{p_x}{1-p_x}\right)=\beta_0+\beta_1 x \tag{7.3}$$

이 된다. 여기서 $\frac{p_x}{1-p_x}$는 odds라고 한다.8) 만일 p_x가 매우 작은 값을 갖는 경우라면 odds와 p_x는 유사한 값이 되므로 결과의 해석이 용이해진다. 실제 자료분석에서는 추정값 $\hat{p}_x=\frac{\text{독립변수값이 } x\text{인 자료 중에 } y\text{가 1인 자료의 수}}{\text{독립변수값이 } x\text{인 자료 수}}$로 p_x를 대체한다. 따라서 분석에 앞서 [그림 7.1]과 같이 자료처리가 먼저 이루어진다.

처리된 자료를 모형 (7.3)에 적용하여 β_0와 β_1을 추정한다. 추정을 위해 이항분포에서 유도한 최대우도추정량(maximum likelihood estimator)을 구하게 된다. 이러한 계산은 매우 복잡하지만 통계프로그램의 내장된 함수를 이용하면 쉽게 해결할 수 있다.

모형 (7.3)의 독립변수 x는 연속형일 수도 있고 범주형일 수도 있다. 만일 x가 두 가지 범주를 갖는 범주형 자료라면 β_1을 odds ratio와 연계하여 해석할 수 있다. 예를 들

8) odds와 관련하여 odds ratio (OR)이라는 용어가 사용된다. odds ratio는 $\frac{p_x}{1-p_x}\Big/\frac{p_{x_0}}{1-p_{x_0}}$와 같이 서로 다른 두 독립변수의 odds 비를 의미한다. 일반적으로 x 의 oods ratio는 독립변수의 reference level($x=x_0$)에서의 odds를 기준으로, 관심있는 독립변수(x)의 odds와의 비(ratio)를 의미한다. 흡연자와 비흡연자의 예라면 흔히 비흡연자가 reference level이 된다.

자 료

x	y
1	1
2	1
3	1
1	0
2	0
3	0
1	1
2	0

$\Rightarrow$

처리 후 자료

x	$\hat{p}_x$
1	2/3
2	1/3
3	1/2

그림 7.1 로지스틱 회귀분석을 위한 자료처리

어 흡연과 특정 질병과의 관련성에 대한 연구를 한다고 하자. 독립변수 x를 흡연자인 경우 '1'로 비흡연자인 경우 '0'으로 기록한다. 그리고 종속변수 y는 질병군인 경우 '1', 그렇지 않은 경우를 '0'으로 기록한다고 하자. 그러면 β_1은

$$\begin{aligned}\beta_1 &= (\beta_0 + \beta_1 \cdot 1) - (\beta_0 + \beta_1 \cdot 0) \\ &= \ln\left(\frac{p_1}{1-p_1}\right) - \ln\left(\frac{p_0}{1-p_0}\right) \\ &= \ln\left(\frac{p_1}{1-p_1} \bigg/ \frac{p_0}{1-p_0}\right)\end{aligned}$$

으로 정리할 수 있고, e^{β_1}은 odds ratio인 $\frac{p_1}{1-p_1} \bigg/ \frac{p_0}{1-p_0}$와 동일하다. 추정된 β_0와 β_1의 유의성은 우도비검정(likelihood ratio test)을 통해 이루어지는데,9) 유의하다고 판정되면 다음과 같은 해석을 할 수 있다. 예를 들어 흡연에 대한 실험에서 $\beta_1 = 2$라 하고, 우도비검정에 의해 $\beta_1 = 2$가 유의한 것으로 판정되었다고 하자. 그러면 이는 흡연군이 비흡연군에 비해 2배의 높은 질병발생 odds를 갖는 것으로 해석할 수 있다. 또한 일반적으로 질병발생 확률(p_x)이 매우 작기 때문에 p_x의 odds를 p_x로 해석할 수 있다(odds

9) Likelihood ratio 통계량을 λ라 하면, λ는 $\lambda = L_0 / L_1$과 같이 정의된다. 여기서 L_0는 귀무가설하에서의 maximum likelihood값이며, L_1은 가설에 상관없이 likelihood function의 maximum 값이다. 그러면 귀무가설하에서 검정통계량 $-2\ln(\lambda)$는 x_2 분포를 따르는 것이 알려져 있어 이를 토대로 검정을 하게 된다.

$= \frac{p_x}{1-p_x} \simeq p_x$). 따라서 간단히 흡연군이 비흡연군에 비해 2배의 높은 질병발생 확률을 갖는다고 해석할 수 있다.

로지스틱 회귀모형은 독립변수가 2개 이상인 경우에도 사용가능하다. 다중회귀분석에서와 같이 두 개 이상의 독립변수를 고려하는 다중 로지스틱 회귀모형에서도 변수를 선택하여 종속변수에 직접적으로 영향을 미치는 독립변수들을 규명할 수 있다.

7.3 McNemar 검정

특정질환에 대해 두 의사의 진단비율을 비교하는 연구를 생각해 보자. 두 의사간 진단의 일치성을 비교하기 위해서 각 의사의 양성 진단비율을 비교해 볼 수 있다. 예를 들어 n명의 환자에 대해 [표 7.4]와 같은 결과를 얻었다고 해보자.

표 7.4 두 의사의 진단결과

의사 A \ 의사 B	양성	음성	합계
양성	n_{11}	n_{12}	$n_{1.}$
음성	n_{21}	n_{22}	$n_{2.}$
합계	$n_{.1}$	$n_{.2}$	n

이 경우 의사 A의 양성 진단비율에 대한 추정량은 $\frac{n_{1.}}{n}$이고, 의사 B의 추정량은 $\frac{n_{.1}}{n}$이 된다. 이러한 수치만으로는 두 의사의 양성 진단비율이 유사한지 확인하기 어렵기 때문에 이를 통계적으로 검정하여 판단하게 된다. 이를 위한 통계 검정법으로 $n_{1.} + n_{.1} > 10$일 때 사용할 수 있는 McNemar 검정이 있다. 검정통계량은

$$T_3 = \frac{n_{12} - n_{21}}{\sqrt{n_{12} + n_{21}}} \tag{7.4}$$

인데, T_3는 표준정규분포를 따른다. 즉, 검정통계량 T_3가 유의수준 α에서 $z_{\alpha/2}$보다 큰 경우 두 의사의 양성 진단비율은 동일하지 않다고 판정한다. 참고로 T_3의 제곱은 자유

도 1인 χ^2를 따르므로 T_3^2이 $\chi_\alpha^2(1)$보다 큰 경우 두 의사의 양성 진단 비율은 동일하지 않다고 판단할 수 있다.[10)]

7.4 Kappa 통계량

진단의 일치성을 확인하는 방법으로 McNemar 검정을 앞에서 소개했다. 하지만 McNeamr 검정은 진단의 종류가 2개인 경우 예를 들어, 양성/음성과 같은 경우에만 사용할 수 있다. 만일 진단의 종류가 2개보다 많은 경우나 McNemar 검정의 제약조건인 $n_{1.}+n_{.1}>10$이 성립되지 않는 경우에 일치 정도를 확인하고자 할 때에는 Cohen의 Kappa 통계량을 이용할 수 있다.

의사(A, B)가 내리는 진단의 종류가 m개가 있다고 하자. 그리고 의사를 i, 진단명을 j라 하고, n_{ij}는 의사 i가 진단명을 j라고 한 개체의 수라 하자. 그러면 $n_{i.}$는 의사 i가 진단한 총 진단명 수, $n_{.i}$는 i라고 진단된 총 개체수로 정의할 수 있다. 이 때 Kappa는

$$\kappa=\frac{\sum_{i=1}^{m}n_{ii}-\sum_{i=1}^{m}n_{i.}\sum_{i=1}^{m}n_{.i}}{n-\sum_{i=1}^{m}n_{i.}n_{.i}}$$

로 정의된다. 하지만 κ값에 대한 통계분포는 정의되어 있지 않으므로 통계적 가설검정에 의한 분석은 할 수 없다. 이러한 부분이 McNemar 검정과 대조되는 취약점이라 할 수 있다. 그러나 보통은 [표 7.5]를 참조하여 κ 값에 따라 일치 정도를 해석하고 있다.

---

10) T_3 또는 T_3^2 어느 것을 사용해도 동일한 $p-value$를 얻게 되고 따라서 동일한 통계 분석결과를 얻게 된다.

▶표 7.5 κ값에 따른 일치도(Cohen, 1960)

κ	일치도의 정도
< 0.00	Poor
0.00 ~ 0.20	Slight
0.21 ~ 0.40	Fair
0.41 ~ 0.60	Moderate
0.61 ~ 0.80	Substantial
0.81 ~ 1.00	Almost perfect

7.5 예 제

예제 7.1 100명에 대한 특정 SNP 분석 결과가 다음과 같았다. Hardy-Weinburg Equilibrium (HWE)이 성립하는지 유의수준 $\alpha=0.05$로 검정하시오.

▶표 7.6 예제 7.1의 SNP 분석 결과

Genotype	AA	GA	GG
Observed number	38	34	28

풀이 "HWE를 만족한다"는 귀무가설(H_0) 하에 적합도 검정을 시행한다. 하나의 유전자형(genotype)은 2개의 대립유전자(allele)로 구성되어 있기 때문에 N명의 사람에서는 $2N$개의 대립유전자가 존재하게 된다. 예를 들어 A 대립유전자 개수는,

▶표 7.7 A 대립유전자의 개수

AA 유전자형을 가진 사람에서는 $2n_{AA}$
AG 유전자형을 가진 사람에서는 n_{AG}
GG 유전자형을 가진 사람에서는 0

이고 대립유전자 빈도는

$$p_A = \frac{(2n_{AA}+n_{AG})}{2N}$$

이 된다. 그렇기 때문에 예제의 값을 대입해 보면 대립유전자 빈도는 각각,

$$\hat{p}_A = \frac{(2)(38)+(34)}{(2)(100)} = 0.55$$
$$\hat{p}_G = \frac{(34)+(2)(28)}{(2)(100)} = 0.45$$

이 되어 genotype의 expected number를 다음과 같이 계산할 수 있다.

$$E(AA) = (100)(0.55^2) = 30.25$$
$$E(GA) = (100)(2)(0.55)(0.45) = 49.5$$
$$E(GG) = (100)(0.45^2) = 20.25$$

▶표 7.8 [예제 7.1]의 SNP 분석 결과의 observed number와 expected number

Genotype	AA	GA	GG
Observed number	38	34	28
Expected number	30.25	49.5	20.25

식 (7.1)의 검정통계량은

$$T_1 = \frac{(38-30.25)^2}{30.25} + \frac{(34-49.5)^2}{49.5} + \frac{(28-20.25)^2}{20.25} = 9.805121926$$

이다. 그런데 T_1은 임계점 3.84 크기 때문에 귀무가설(H_0)을 기각하여 HWE을 만족하지 못한다고 해석한다.[11)]

참고로 Yates' correction을 시행한 경우는,

$$T_1 = \frac{(|38-30.25|-0.5)^2}{30.25} + \frac{(|34-49.5|-0.5)^2}{49.5} + \frac{(|28-20.25|-0.5)^2}{20.25} = 9.81$$

로 Yates' correction을 한 경우에도 마찬가지로 귀무가설 H_0를 기각하게 된다. 따라서 HWE를 만족한다고 할 수 없다. ■

11) 2개의 대립유전자에 의해 3 종류 genotype이 있는 경우, HWE에 대한 적합도 검정통계량은 자유도 1인 χ^2분포를 따르므로 T_1이 3.84를 넘게 되면 유의수준 0.05보다 작게 된다. 일반적으로 k개의 대립유전자 있는 경우 HWE에 대한 goodness-of-fit test의 자유도는 $k(k-1)/2$로 정의된다.

예제 7.2 아래는 affected sib pair (ASP) 분석과정을 보여주고 있는 그림이다.[12] Marker allele과 diseased allele이 linked되어 있지 않다면 IBD[13] 대립유전자의 갯수는 1 : 2 : 1의 분포를 보인다고 한다. 이를 위해 아래와 같은 affected sib pair를 100 가족에서 구한 다음 대립유전자의 IBD를 계수하여 [표 7.9]와 같은 결과를 얻었다. 주어진 자료에 대한 귀무가설을 유의수준 $\alpha = 0.05$로 검정하시오.

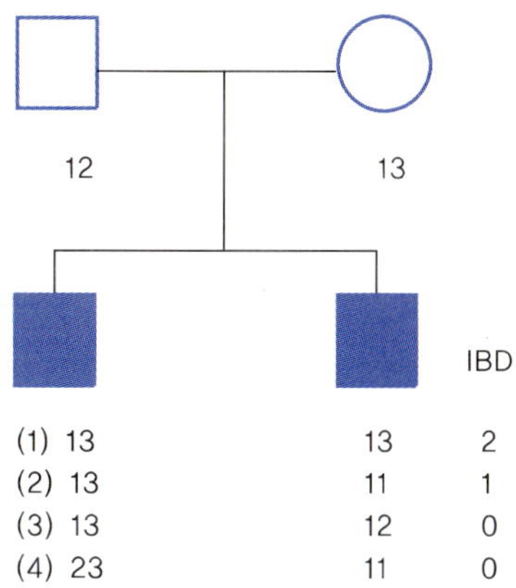

▶ **표 7.9** IBD의 observed number와 expected number

IBD	0	1	2
Observed number	28	42	30
Expected number	25	50	25

풀이 귀무가설 $H_0 : p_A = \frac{1}{4}, p_B = \frac{2}{4}, p_C = \frac{1}{4}$ 하에서 적합도 검정을 시행한다. IBD 종류가 3개이므로 적합도 검정의 자유도는 2가 된다.[14] 이 경우 식 (7.1)의 검정통계량

$$T_1 = \frac{(28-25)^2}{25} + \frac{(42-50)^2}{50} + \frac{(30-25)^2}{25} = 2.64$$

---

12) Haines JL Pericak-Vance MA, ed. Approaches to gene mapping in complex human disease, New York: Wiley-Liss, 1998:273-303

13) ASP의 발상 : 어떤 marker allele이 diseased gene과 linked 되어 있다면 affected sib pair 간에 IBD (identity by descent)가 많을 것이다.

14) 두 개의 대립유전자가 있는 경우에서 HWP 적합도 검정통계량은 자유도가 1이다. HWP 자료에서는 두 대립유전자 빈도의 합이 1이라는 정보가 있었다. 따라서 AA genotype의 빈도를 알면 나머지 두 genotype의 빈도를 알 수 있어 자유도가 1이 된다. 그러나 ASP분석에서 IBD 개수의 분포는 두 가지 경우의 빈도를 알고 있어야 나머지 하나의 빈도를 알 수 있으므로 자유도 2가 된다.

이고 유의확률은 $p-value=0.2671$이다. 이는 유의확률이 유의수준 0.05보다 큰 경우이므로 귀무가설 H_0를 기각할 수 없고 따라서 모집단의 비율이 1:2:1이라는 이론과 부합된다고 할 수 있다. 따라서 본 예제에 사용된 marker allele과 diseased gene은 linked 되어 있지 않다고 할 수 있다. ■

예제 7.3 환자 60명의 검체와 정상인 100명의 검체를 이용하여 새 검사법과 기존검사법의 성능을 평가하여 [표 7.10]과 같은 결과를 얻었다. 두 체외진단의약품은 동등한 성능을 가진다고 할 수 있는가? (McNemar 검정을 이용하라)

▶**표 7.10** 환자 60명과 정상인 100명의 검체를 이용하여 새 검사법과 기존검사법의 성능을 평가한 결과

		기존검사법	
		양성	음성
새 검사법	양성	55 (53명 : $D+$, 2명 : $D-$)	9 (4명 : $D+$, 5명 : $D-$)
	음성	2 (1명 : $D+$, 1명 : $D-$)	94 (2명 : $D+$, 92명 : $D-$)

$D+$: 질환이 있는 경우, $D-$: 질환이 없는 경우

풀이 새 검사법의 민감도=57/60=0.95, 기존검사법의 민감도 = 54/60 = 0.90, 새 검사법의 특이도 = 93/100 = 0.93, 기존검사법의 특이도 = 97/100 = 0.97이다. 따라서 민감도는 신규 검사법이 5% 높고, 특이도는 기존검사법이 4% 높은 것을 알 수 있다. 민감도의 차이에 대한 McNemar 검정을 시행하면, $T_3^2=0.15$이므로[15] 유의수준 0.05의 경우 $\chi^2_{df=1}$의 임계치인 3.84보다 작음을 알 수 있다. 따라서 두 시약의 민감도는 차이가 없다고 결론 내릴 수 있다. 그리고 특이도 차이에 대한 McNemar 검정의 경우에도 $T_3^2=0.16$이므로[16] 두 시약의 특이도 또한 차이가 없다고 결론 내릴 수 있다. ■

---

15) $T_3^2=(b_1-c_1)^2/n_1=9/60=0.15$

16) $T_3^2=(c_2-b_2)^2/n_2=16/100=0.16$

PART Ⅱ

진단의약품의 성능평가

Chapter 8 정량검사의 정밀도 평가

독립된 검사결과 값들 간의 일치정도를 정밀도(precision)라 한다. 정밀도는 within-run precision (혹은 repeatability), between-run precision, between-day precision 등으로 나누어 기술할 수 있으며, 이들을 총칭하여 within-laboratory precision이라 한다.[1] 단일 검사시스템의 안정성이 일정하게 유지되는 기간을 run이라 하는데[2], within-run precision (repeatability)이라 함은 동일검체에 대해 같은 run 내에서 시행된 반복검사 값들의 일치정도를 의미한다. 정밀도가 좋다는 것은 해당 검사방법이 반복검사에서 일치된 값을 낼 가능성이 높다는 것으로 반드시 참값에 일치함을 의미하는 것은 아니다. 그러나 정밀도가 좋으면 쉽게 참값에 일치시킬 수 있기 때문에 좋은 정밀도는 높은 정확도를 위한 기본적인 전제조건이라 할 수 있다.

새로운 기기에 대해 정밀도 평가를 시행하려면 우선 기기 조작에 익숙해지는 기간(device familiarization period)을 가져야 한다. 그리고 기기조작에 익숙해진 후에도 평가를 시작하는 처음 5일은 프로토콜에 익숙해지는 기간(protocol familiarization period)으로 간주하는 것이 바람직하다. 따라서 이 기간 동안에 얻은 자료는 평가지속 여부를 결정하는 예비분석용으로 사용한다. 예비분석에서 문제점이 발견되지 않으면 protocol familiarization period 5일을 포함하여 총 4주 즉, 20일간 평가를 시행하고 그 결과를 분석한다.[3] 그러나 예비분석 결과가 기대치를 벗어난 경우는 문제를 해결한 후 처음부터 다시 시작해야 한다. 또한 protocol familiarization period 동안 결과가 점점 좋아지는 현상 즉, learning curve가 발견되면 초기 자료는 분석에서 제외하는 것이 바람직하다. 그런 경우에는 제외된 일자만큼 실험을 더 추가하도록 한다.

---

1) 정밀도와 유사한 개념인 재현성(reproducibility)은 보다 광범위한 용어로서 서로 다른 측정시스템 혹은 다른 검사실간의 정밀도를 의미한다.

2) 만약 기기를 지속적으로 운영하는 경우라면 24시간을 넘지 않아야 한다.

3) Precision을 verification하는 경우는 5일 동안, 하루 한번의 run을 시행하고 매 run마다 2가지 농도의 물질을 3번 반복하여 검사해도 된다.

총 4주 즉, 20일간 하루에 두 번의 run에서 매 run마다 두 번 반복 측정하는 것이 일반적인 정밀도 평가방법이다. 각 run은 최소한 2시간 이상의 간격을 두고 시행하도록 하며, 매 run마다 QC 결과를 확인하여 범위를 벗어난 경우에는 해당 결과를 버리고 문제를 해결한 후 추가검사를 시행한다. 각 run마다 환자 검체를 동시에 걸어서 실제 검사와 동일한 환경을 만들어 주는 것이 바람직하다. 반응 웰(well)의 위치에 따라 결과가 달리 나타날 수 있으므로 매 run마다 검체 위치를 바꾸는 것이 권장된다.

본 장에서는 하루에 실시되는 run의 횟수가 2회이고 각 run에서 2회 반복 측정된 자료에 대한 정밀도 평가방법을 8.1절과 8.2절에서 소개한다. 그리고 8.3절에서는 하루에 실시되는 run의 횟수는 1회이지만 각 run에서의 반복 횟수는 2회 이상인 경우에 대해 소개한다.

8.1 Repeatability (within-run precision) 추정과 평가

Repeatability(S_r)는 식 (8.1)과 같은 공식에 따라 구한다.[4] 이 수식에서 d는 실험일(총 실험일 D는 일반적으로 20), j는 하루에 시행한 run 수(일반적으로 2), X_{dj_1}는 day d의 run j에서 첫 번째 측정한 결과, X_{dj_2}는 day d의 run j에서 두 번째 측정한 결과이다.

$$S_r = \sqrt{\frac{\sum_{d=1}^{D}\sum_{j=1}^{2}(X_{dj_1} - X_{dj_2})^2}{4D}} \qquad (8.1)$$

만약 iron 농도가 150μg/dL 근처에 있는 혈액 검체를 이용하여 20일간 하루에 두 번의 run에서 두 번 반복 측정하여 [표 8.1]과 같은 결과를 얻었다고 하자.[5]

---

4) 자료를 분석하기에 앞서 이상치(outlier)가 있는지 점검하여야 한다. 이상치가 발견되면 이를 분석에서 제외할 뿐만 아니라 원인을 교정한 후 제거된 결과의 수만큼 추가검사를 시행해야 한다. 20회 run 중에서 2회 이상의 run에서 이상치가 발견되면 시스템을 점검한 후에 처음부터 다시 평가를 하도록 한다.

5) Precision은 표준편차(SD)나 변동계수(CV)로 표현하게 된다. 그런데 검사종목에 따라 농도가 높아질 수록 CV가 낮아지는 경우도 있고(전해질 검사의 경우), 농도가 높아질수록 CV값이 거의 변하지 않는 경우도 있다 (호르몬 검사의 경우). 따라서 CLIA '88에서는 특정 decision level에서의 acceptable performance의 한계를 제시하고 있다. 참고로 혈중 iron 검사의 decision level은 150μg/dL이며 acceptable

▶표 8.1 정밀도 평가 실험의 예

Day#	Run 1			Run 2			Daily Mean
	Replicate1	Replicate2	Mean	Replicate1	Replicate2	Mean	
1	150	151	150.5	150	151	150.5	150.5
2	148	149	148.5	150	149	149.5	149
3	149	149	149	149	152	150.5	149.75
4	152	152	152	150	151	150.5	151.25
5	149	150	149.5	148	150	149	149.25
6	149	148	148.5	152	149	150.5	149.5
7	148	148	148	149	149	149	148.5
8	150	148	149	150	151	150.5	149.75
9	152	150	151	150	148	149	150
10	148	148	148	151	152	151.5	149.75
11	149	148	148.5	149	150	149.5	149
12	152	151	151.5	149	151	150	150.75
13	152	152	152	148	148	148	150
14	148	148	148	149	149	149	148.5
15	148	148	148	148	151	149.5	148.75
16	149	152	150.5	150	149	149.5	150
17	152	150	151	148	148	148	149.5
18	148	148	148	148	148	148	148
19	152	152	152	152	151	151.5	151.75
20	148	149	148.5	150	152	151	149.75

식 (8.1)을 구하는 과정을 표로 정리한다면 [표 8.2]와 같다.

---

performance CV는 20%이다. 해당 농도에서 acceptable performance CV를 SD 값으로 환산하면 $150 \times 0.2 = 30\ \mu g/dL$가 되는데, 이를 maximun total error라고 한다. Precision goal (SD)은 이것의 4분의 1에 해당하는 7.5 μg/dL이다.

▶표 8.2 Repeatability (within-run precision) 추정 과정

Day #	Run 1	Run 2	(Mean Run 1 – Mean Run 2)^2
	(Rep 1–Rep 2)^2	(Rep 1–Rep 2)^2	
1	1	1	0
2	1	1	1
3	0	9	2.25
4	0	1	2.25
5	1	4	0.25
6	1	9	4
7	0	0	1
8	4	1	2.25
9	4	4	4
10	0	1	12.25
11	1	1	1
12	1	4	2.25
13	0	0	16
14	0	0	1
15	0	9	2.25
16	9	1	1
17	4	0	9
18	0	0	0
19	0	1	0.25
20	1	4	6.25
Sums	28	51	68.25

[표 8.2]에서 주어진 값을 토대로 S_r을 구하면 다음과 같다.

$$S_r = \sqrt{\frac{\sum_{d=1}^{D}\sum_{j=1}^{2}(X_{dj_1} - X_{dj_2})^2}{4D}} = \sqrt{\frac{28+51}{4\times 20}} = 0.99$$

검사실에서 직접 추정한 repeatability $S_r = 0.99$는 제조사에서 제시하는 repeatability

값과 비교할 필요가 있다. 만약 제조사에서 150μg/dL 근처의 검체에 대한 repeatability 값을 $\sigma_r = 0.9$라고 했다면, 두 값을 비교하기 위한 검정통계량(M_r)을 다음과 같이 구할 수 있다.

$$M_r = \text{자유도} \times \frac{S_r^2}{\sigma_r^2} \tag{8.2}$$

식 (8.2)의 검정통계량 M_r은 1장에서 다루었듯이[6] χ^2_{df}의 분포를 따른다. 그런데 여기서 자유도는 총 검사횟수인 $2D = 40$을 사용한다.[7] 자유도 40인 χ^2분포에서 상위 95%에 해당하는 임계치 값은 [표 8.5]에 의해 55.8이다. 따라서 위 식에서 얻어진 검정통계량이 55.8을 넘으면 검사실에서 직접 추정한 repeatability와 제조사에서 제시하는 repeatability간에 차이가 있다고 결론내릴 수 있지만 그렇지 않으면 두 repeatability 값은 차이가 있다고 할 수 없으므로 제조사에서 제시하는 repeatability 값을 받아들이게 된다. 본 예제의 경우는 식 (8.2)에 의해 $M_r = \frac{0.99^2}{0.9^2} \times 40 = 48.40$이므로 제조사에서 제시하는 repeatability 값을 받아들일 수 있다.

8.2 Within-laboratory precision 추정과 평가

Within-laboratory precision (S_T)은 repeatability (S_r), between-run precision (S_{rr}), between-day precision (S_{dd})의 합으로 표현된다.

$$S_T = \sqrt{S_{dd}^2 + S_{rr}^2 + S_r^2} \tag{8.3}$$

식 (8.3)은 분산이 3가지 요소로 분할된 것을 표현한 것이다. 위 식의 각 구성요소를 구하기 위해 우선 between-run precision(S_{rr})을 구해야 하는데 이는 다음과 같이 구할

6) 정규분포 $N(\mu, \sigma^2)$를 따르는 모집단에서 취한 크기 n의 표본분산을 s^2이라 하면, $(n-1)\frac{s^2}{\sigma^2}$은 $\chi^2_{df=n-1}$ 분포를 따른다. 이 경우 자유도가 $(n-1)$인 이유는 표본분산을 구할 때 sample mean과의 차이를 토대로 구했기 때문이다.

7) 자유도 값으로 39를 사용하지 않는 이유는 user variance를 구할 때 매 run에서 duplicate의 차이값을 토대로 구했고, sample mean과의 차이를 토대로 분산을 구하지 않았기 때문이다.

수 있다.

$$S_{rr}^2 = \frac{\sum_{d=1}^{D}(\overline{X}_{d_1} - \overline{X}_{d_2})^2}{2D} - \frac{S_r^2}{2} \tag{8.4}$$

식 (8.4)에서 $\overline{X}_{d_1}$는 day d에서 run 1의 평균이며, $\overline{X}_{d_2}$는 day d에서 run 2의 평균을 의미한다.[8] 따라서 식 (8.4)에 [표 8.1]의 실제 값을 대입해보면

$$S_{rr}^2 = \frac{(150.5-150.5)^2+\cdots+(148-151)^2}{2\times 20} - \frac{0.99^2}{2} = 1.22$$

를 얻게 된다.

그리고 between-day precision(S_{dd})은

$$S_{dd}^2 = \frac{\sum_{d=1}^{D}(\overline{X}_{d..} - \overline{X}_{...})^2}{D-1} - \frac{\sum_{d=1}^{D}(\overline{X}_{d_1} - \overline{X}_{d_2})^2}{2\times 2D} \tag{8.5}$$

와 같다. 식 (8.5)에서 $\overline{X}_{d..}$는 day d에 시행된 모든 검사결과의 평균이며, $\overline{X}_{...}$는 모든 검사결과의 평균이다.[9] 따라서 식 (8.5)에 [표8.1]의 실제 값을 대입해보면

$$S_{dd}^2 = \frac{(150.5-149.663)^2+\cdots+(149.75-149.663)^2}{19} - \frac{68.25}{80} = 0.02$$

를 얻게 된다. 식 (8.1), (8.4), (8.5)에서 얻어진 값을 토대로 식 (8.3)의 within-laboratory precision(S_T) 값을 구하면 다음과 같다.

$$S_T = \sqrt{S_{dd}^2 + S_{rr}^2 + S_r^2} = \sqrt{0.02+1.22+0.98} = 1.49$$

검사실에서 직접 추정한 within-laboratory precision 값 ($S_T = 1.49$)은 제조사에서 제

8) 식 (8.4)의 전반부는 하루에 2번의 run을 시행한 경우, run과 run사이의 차이에 대한 분산의 정도를 나타내는 것이다. Between-run에서 발생한 분산의 부분만을 구하기 위해서는 within-run에서 발생한 분산의 부분을 빼주어야 한다는 의미를 수식으로 표현한 것이다.

9) 식 (8.5)은 D일 동안 시행된 검사값들의 day간 분산의 정도를 나타내는 것이다. 그러나 between-day서 발생한 분산의 부분만을 구하기 위해서는 between-run에서 발생한 분산의 정도를 빼주어야 한다는 의미를 수식으로 표현한 것이다.

시하는 값과 비교해 볼 필요가 있다. 만약 제조사에서 150 μg/dL 근처의 검체에 대한 within-laboratory precision 값이 $\sigma_T = 1.4$라 했다면 두 값을 비교하기 위해 분산분석을 시행한다. 분산분석을 위한 검정통계량은

$$M_T = \text{자유도} \times \frac{S_T^2}{\sigma_T^2} \tag{8.6}$$

이고 χ^2분포를 따른다. 이때 자유도는 Satterthwaite's equation을 이용하여 다음과 같이 계산할 수 있다.[10]

$$\text{자유도} = \frac{D(2ME + MR + MD)^2}{2ME^2 + MR^2 + \frac{D}{D-1}MD^2} \tag{8.7}$$

여기서 $ME = S_r^2$, $MR = \frac{\sum_{d=1}^{D}(\overline{X}_{d_1} - \overline{X}_{d_2})^2}{D}$, 그리고 $MD = \frac{4\sum_{d=1}^{D}(\overline{X}_{d..} - \overline{X}_{...})^2}{D-1}$이다. 따라서 실제 자료에서 각 값을 구해보면 $ME = S_r^2 = 0.98$, $MR = 3.41$, $MD = 3.48$이고 이를 식 (8.7)에 대입하면 자유도는 60이 된다.

자유도 60인 χ^2 분포의 상위 95%에 해당하는 임계치 값은 [표 8.5]에 의해 79이다[11]. 따라서 위 식에서 얻어진 검정통계량이 79를 넘으면 검사실에서 직접 추정한 within-laboratory precision와 제조사에서 제시하는 within-laboratory precision간에 차이가 있다고 결론내릴 수 있지만, 그렇지 않으면 두 within-laboratory precision 값은 차이가 있다고 할 수 없으므로 제조사에서 제시하는 within-laboratory precision 값을 받아들이게 된다. 그런데 $M_T = \frac{S_T^2}{\sigma^2} \times \text{자유도} = \frac{1.49^2}{1.4^2} \times 60 = 67.96$이므로 제조사에서 제시하는 within-laboratory precision 값을 받아들일 수 있다.

10) CLSI EP5-A2-Evaluation of precision performance of quantitative measurement methods; approved guideline-second edition. Clinical and Laboratory Standards Institute, USA, www.clsi.org

11) [표 8.5]를 보면 의해 자유도 60의 95% 임계치는 79인 것을 확인할 수 있다.

8.3 One Run per Day

정밀도 평가를 위한 실험은 앞에서와 같이 20일에 걸쳐 2회 반복으로 구성된 run을 하루에 2번 실시하는 것을 권장한다. 하지만 1회 run에 소요되는 시간이 길어서 2회 run을 하루에 할 수 없는 경우에는 하루에 1회 run 하게 된다. 이런 경우 run의 횟수는 1회이지만 대신 반복의 횟수를 2회 이상으로 상향 조정하여 실험을 실시하는 것이 좋다. 이런 평가 프로토콜에서는 between-run precision (S_{rr})을 구할 수 없으므로 8.2절의 수식들을 그대로 사용할 수 없다.

Day d에 k번째 측정한 결과를 X_{dk}라 하고, 하루에 실시되는 실험의 총 반복횟수를 N, day d 관찰값의 평균과 실험 전체의 평균을 각각 $\overline{X}_{d.}$와 $\overline{X}_{..}$로 정의한다면 식 (8.1)의 S_r과 식 (8.5)의 S_{dd}는 각각

$$S_r^2 = \frac{\sum_{d=1}^{D}\sum_{k=1}^{N}(X_{dk} - \overline{X}_{d.})^2}{D(N-1)}$$

$$S_{dd}^2 = \frac{\sum_{d=1}^{D}(\overline{X}_{d.} - \overline{X}_{..})^2}{D-1} - \frac{S_r^2}{N} \qquad (8.8)$$

으로 새롭게 정의할 수 있다. 뿐만 아니라, within-laboratory precision(S_T)은 S_r과 S_{dd}만을 이용하여

$$S_T = \sqrt{S_{dd}^2 + \frac{N-1}{N}S_r^2} \qquad (8.9)$$

로 정의된다.

실험에 의해 추정된 repeatability S_r과 within-laboratory precision S_T는 앞장에서 언급한 것처럼 χ^2분포를 따른다. 제조사에서 제시하는 repeatability와 within-laboratory precision의 값을 각각 σ_r과 σ_T라고 하자. 그러면 repeatability에 대한 검정통계량은

$$T_r = \frac{S_r^2}{\sigma_r^2} \times \text{자유도} = \frac{S_r^2}{\sigma_r^2} \times D(N-1)$$

이고 $\chi^2_{D(N-1)}$의 분포를 따른다. 따라서 [표 8.5]에서 확인할 수 있는 자유도 $D(N-1)$인 χ^2분포의 상위 95%에 해당하는 임계치 값보다 T_r이 작다면 제조사에서 제시하는 repeatability σ_r을 받아들이게 된다.

Within-laboratory precision의 경우의 검정통계량은

$$T_T = \frac{S_T^2}{\sigma_T^2} \times 자유도 \tag{8.10}$$

이다. 이 때 자유도(df_T)는 식 (8.7)의 Satterthwaite's equation을 이용하여 다음과 같이 정의할 수 있다.[12]

$$df_T = \frac{\left[(N-1)S_r^2 + NS_{dd}^2\right]^2}{\left(\frac{N-1}{D}\right)S_r^4 + \frac{(NS_{dd}^2)^2}{D-1}} \tag{8.11}$$

따라서 자유도 df_T인 χ^2분포의 상위 95%에 해당하는 임계치 값보다 T_T가 작다면 제조사에서 제시하는 within-laboratory precision σ_T를 받아들이게 된다.[13]

8.4 예 제

예제 8.1 Iron의 농도가 150 μg/dL 근처인 검체를 이용하여 20일간 하루 한 번의 run에서 두 번 반복 측정하여 [표 8.3]과 같은 결과를 얻었다(one run per day). 정밀도를 구하라.

표 8.3 [예제 8.1]의 자료

	Replicate 1	Replicate 2	Mean
1	150	151	150.5
2	148	149	148.5
3	149	149	149

12) CLSI EP15-A2-User verification of performance for precision and trueness; approved guideline-second edition. Clinical and Laboratory Standards Institute, USA., www.clsi.org

13) 해당 임계치는 [표 8.5]에서 확인할 수 있다.

▶표 8.3 계속

	Replicate 1	Replicate 2	Mean
4	152	152	152
5	149	150	149.5
6	149	148	148.5
7	148	148	148
8	150	148	149
9	152	150	151
10	148	148	148
11	149	148	148.5
12	152	151	151.5
13	152	152	152
14	148	148	148
15	148	148	148
16	149	152	150.5
17	152	150	151
18	148	148	148
19	152	152	152
20	148	149	148.5
			Mean = 149.6

풀이 이 예제는 "one run per day"의 경우이므로 within-laboratory precision (S_T)는 식 (8.9)을 이용한다. 식 (8.9)에서 N은 반복검사 횟수를 의미하므로 본 예제의 경우 $N=2$을 대입하면 식 (8.9)는 다음과 같이 된다.

$$S_T = \sqrt{S_{dd}^2 + \frac{1}{2} S_r^2}$$

그리고 하루 한 번의 run만을 시행한 경우 S_{dd}^2과 S_r^2은 각각 식 (8.8)과 같으므로, [표 8.3]의 실제 값을 대입하면,

$$S_r^2 = \frac{\sum_{d=1}^{D} \sum_{k=1}^{N} (X_{dk} - \overline{X_{d.}})^2}{D(N-1)}$$

$$= \frac{(150-150.5)^2+(151-150.5)^2+\cdots+(148-148.5)^2+(149-148.5)^2}{20\times(2-1)}$$

$$= 0.7$$

$$S_{dd}^2 = \frac{\sum_{d=1}^{D}(\overline{X}_{d.}-\overline{X}_{..})^2}{D-1} - \frac{S_r^2}{N} = \frac{(150.5-149.6)^2+\cdots+(148.5-149.6)^2}{20-1} - \frac{0.7}{2}$$

이 된다. 이 값을 이용하여 S_T를 계산하면

$$S_T = \sqrt{2.01+\frac{1}{2}(0.7)} = 1.54$$

가 된다.[14) ■

예제 8.2 혈당 검사의 정밀도를 verification[15)하기 위해 glucose 126 mg/dL 농도의 표준물질을 5일에 걸쳐 3회 반복 측정하여 [표 8.4]와 같은 결과를 얻었다. 제조사에서는 해당 농도에서 within-laboratory precision (σ_T)이 3.0 mg/dL이라고 주장하고 있다. Precision을 구하고 제조회사의 주장을 평가하시오.

▶표 8.4 [예제 8.2]의 자료

반복 \ 검사일	2007.2.20	2007.2.21	2007.2.22	2007.2.23	2007.2.24
1차 반복	126	125	127	128	126
2차 반복	127	122	129	126	125
3차 반복	129	124	124	127	124
검사일 평균($\overline{x}_d$)	127.3333	123.6667	126.6667	127	125

14) [표 8.3]의 예제에서 repeatability에 대해 제조사에서 제시하는 값과 비교하려면 자유도를 20으로 해야 한다.

15) NCCLS guideline에서는 성능평가(evaluation study)를 demonstration, verification, validation, establishment study로 구분하고 있다. Demonstration은 각 검사실에서 기대하는 성능을 얻기 위해 해당 검사시약을 사용할 수 있는지를 알아보는 가장 간단한 성능평가이다. Verification은 제조사가 제시하는 specifications이 제대로 되어 있는지 확인하는 것이고, validation은 해당 시약이 사용자의 요구(user needs)에 적합한 것인지를 알아보는 것이다. 따라서 validation은 verification 보다 더 광범위한 자료를 토대로 결정을 내리게 된다. Establishment는 제조사의 연구개발 분야에서 시행하는 것으로 NCCLS guideline에는 포함되지 않는다.

풀이 (1) presicison 구하기

식 (8.9)를 이용하여 within-laboratory precision (S_T)을 다음과 같이 계산할 수 있다.

$$S_T = \sqrt{S_{dd}^2 + \frac{2}{3}S_r^2}$$

그런데 본 예제의 경우는 하루 한 번의 run에서 3번 반복측정 하였으므로 S_r^2, S_{dd}^2은 식 (8.8)을 이용하여 각각 구할 수 있다. [표 8.4]의 실제 값을 대입하면,

$$S_r^2 = \frac{\sum_{d=1}^{D}\sum_{k=1}^{N}(X_{dk} - \overline{X}_{d.})^2}{D(N-1)} = \frac{(126-127.3333)^2 + \cdots + (124-125)^2}{5\times(3-1)} = 6.76$$

$$S_{dd}^2 = \frac{\sum_{d=1}^{D}(\overline{X}_{d.} - \overline{X}_{..})^2}{D-1} - \frac{S_r^2}{N}$$

$$= \frac{(127.3333-125.9333)^2 + \cdots + (125-125.9333)^2}{5-1} - \frac{6.76}{3} = 0.158$$

이 된다. 이 값을 이용하여 S_T를 계산하면

$$S_T = \sqrt{0.158 + \frac{2}{3}6.76} = 2.16$$

이 된다.

(2) 제조사 주장에 대한 평가

Within-laboratory precision이 제조사가 주장하는 값보다 작으면 제조사의 주장(σ_T= 3.0 mg/dL)을 받아들인다. 그러나 크다면 통계적으로 의미있는 차이인지를 확인하기 위하여 식 (8.10)과 같은 검정통계량(T_T)을 계산하여 검정한다. 검정통계량 T_T는 식 (8.11)에 의해 계산된 자유도를 가지는 χ^2 분포를 따른다.

본 예제의 경우는 S_T가 2.16으로 제조자가 주장하는 3.0보다 작으므로 제조사 주장을 받아들일 수 있다. 참고로 통계적 검정과정을 기술한다면 다음과 같다. 실제 값인 D=5일, N=3회 반복, S_r^2=6.76, S_{dd}^2=0.158을 대입하면 자유도는 11이 된다.

$$\text{자유도} = \frac{\left[2S_r^2 + 3S_{dd}^2\right]^2}{\left(\frac{2}{5}\right)S_r^4 + \frac{(3S_{dd}^2)^2}{4}} = 11$$

따라서 자유도=11, $S_T = 2.16$. $\sigma_T = 3.0$을 대입할 경우 검정통계량은

$$T_T = \frac{2.16^2}{3^2} \times 11 = 5.70$$

이 된다. 자유도 11인 경우 χ^2 분포의 상위 95%에 해당하는 임계치 값은 [표 8.5]에 의해 19.7이다. 따라서 회사에서 제시하는 within-laboratory precision 값을 받아들일 수 있다.

▶표 8.5 자유도에 따른 유의수준 0.05에 해당하는 χ^2값

자유도	χ^2	자유도	χ^2
1	3.84	18	28.87
2	5.99	19	30.14
3	7.82	20	31.41
4	9.49	21	32.67
5	11.07	22	33.92
6	12.59	23	35.17
7	14.07	24	36.42
8	15.51	25	37.65
9	16.92	26	38.88
10	18.31	27	40.11
11	19.68	28	41.34
12	21.03	29	42.56
13	22.36	30	43.77
14	23.68	40	55.76
15	25.00	50	67.50
16	26.30	60	79.08
17	27.59	70	90.53

Chapter 9

정량검사의 총오차 추정

진단검사의 정확도에 영향을 미치는 오류를 검사실 오류(laboratory error)라고 하는데 이를 크게 검사 전, 검사 후, 이상치(outlier), 총오차(total analytical error 혹은 total error)로 구분할 수 있다.[1] 이런 검사실 오류는 환자의 이환과 사망을 초래할 수 있으므로 최소화되어야 한다. 임상의들은 검사결과를 기준으로 치료방침을 결정하므로 세부적 원인에 따른 오차보다는 총오차에 관심이 많다. 따라서 모든 오차의 원인이 한꺼번에 포함된 수치가 필요하고 이를 토대로 검사의 질을 평가하는 것이 필요하다. 총오차란 신규검사법과 표준검사법 간의 결과 차이로서 크게 random error (imprecision)와 systematic error (bias)로 구분된다. 총오차를 평가할 때는 원칙적으로 표준검사법과의 차이를 구하게 된다.[2] 표준검사법은 bias가 없다고 가정한다. 그러나 표준검사법도 어느 정도의 random error는 존재하기 때문에 신규검사의 오차를 계산할 때에는 표준검사법도 반복 검사하여 그 평균값을 사용한다. 만약 표준검사법의 random error (변이계수 혹은 표준편차)가 신규검사법 random error의 1/3 미만이라면 표준검사법의 random error는 총오차 분석에 중요한 영향을 미치지 않는다고 본다.

9.1 Total analytical error 추정의 개요

총오차를 줄일 수 있는 유일한 방법은 제조사에서 검사법을 개선하는 것이다. 따라서 총오차를 평가하는 프로토콜은 제조사 입장에서 작성하는 것이 바람직하다. 제조사 입

1) Total analytical error를 평가하는데 있어 outlier는 우선 배제되기 때문에 이 책에서는 total analytical error와 outlier를 구분하고 있다.
2) 신규검사법과 표준검사법간의 차이를 "오차"라고 한다. 그러나 비교검사법이 표준검사법이 아닌 경우에는 신규검사법과 비교검사법과의 차이를 그냥 "차이"(difference)라고 표현함이 적절하다.

장에서 총오차를 추정하기 위해서는 이상적으로 120개의 검체를 필요로 한다. 검체의 농도는 측정범위 전체에 퍼져 있어야 하는데, 농도 구간마다 총오차의 목표를 달리 정할 수 있다. 만약 농도 구간마다 서로 다른 목표가 정해져 있는 경우에는 각 구간마다 120개의 검체가 필요하다. 총오차를 평가할 때에는 반드시 환자 검체를 사용해야 한다.

총오차는 표준검사법과 비교검사법 간 차이값의 95% 신뢰구간으로 표현한다. 따라서 표준검사법과 신규검사법의 차이가 정규분포를 한다면 모수적인 방법으로 분석한다. 그러나 정규분포를 하지 않는다면 오차(혹은 차이)를 변환해서 정규분포로 만들 수 있는지 우선 알아본다. 오차변환을 해도 정규분포를 하지 않는다면 비모수적인 방법으로 분석해야 한다. 오차들의 분포를 모를 때에도 비모수적 방법을 적용하는데, 이는 오차들이 정규분포를 하더라도 비모수적인 방법으로 분석하면 모수적인 방법으로 분석했을 때와 유사한 결과가 도출되기 때문이다. 총오차의 추정치는 불확실한 것이므로 tolerance interval까지 계산한다. Tolerance interval은 95% 신뢰구간으로 표현한 총오차보다 더 넓은 범위가 포함된다.

9.2 총오차 추정의 모수적 방법

모수적 방법은 오차 값들이 정규분포를 한다는 가정 하에 사용한다. 따라서 먼저 오차 값들이 정규분포를 하는지 평가해야 한다. 만약 데이터가 정규분포를 한다면 총오차는 다음 식으로 구할 수 있다.

$$total\ analytical\ error = \bar{x} \pm (t \cdot s) \tag{9.1}$$

식 (9.1)의 $\bar{x}$는 오차들의 평균, s는 오차들의 표준편차, t는 $n-1$의 자유도를 가지는 t-분포를 의미한다. 총오차를 구한 다음 tolerance interval은 다음과 같은 식으로 구하게 된다.

$$tolerance\ interval = \bar{x} \pm (k \cdot s) \tag{9.2}$$

식 (9.2)에서 k 값은 유의수준, 범위, 검체 수에 따라 결정된다. k 값은 기존에 출판된 표나 그림, 또는 noncentral t-분포를 이용하여 구한다. [표 9.1]에서 유의수준 0.05,

95% 구간, 120검체에서 k 값을 찾아보면 2.2가 되는 것을 알 수 있다. 예를 들어 120개의 검체로 총오차를 평가한 경우, 오차들이 평균 −0.0832, 표준편차 1.458의 정규분포를 따른다고 해보자. 그러면 자유도 119에 해당하는 t 값은 1.979이므로 총오차는 식 (9.1)에 의해 −2.97 ~ 2.80가 된다.[3] 또한 tolerance interval은 검체수 120일 때 k 값이 2.2이므로 식 (9.2)에 의해 −3.289 ~ 3.123이 된다.

▶표 9.1 Tolerance interval을 구하기 위한 k값[4]

검체 수	inclusion percentage	0.95	0.99	0.9	0.95	0.99
	(1−유의수준)	0.9	0.9	0.95	0.95	0.95
60		2.25	2.96	1.96	2.33	3.07
65		2.23	2.94	1.94	2.31	3.04
70		2.22	2.92	1.93	2.3	3.02
75		2.21	2.91	1.92	2.28	3
80		2.2	2.89	1.91	2.27	2.99
85		2.19	2.88	1.9	2.26	2.97
90		2.19	2.87	1.89	2.25	2.96
95		2.18	2.86	1.88	2.24	2.95
100		2.17	2.85	1.87	2.23	2.93
120		2.15	2.83	1.85	2.2	2.9
140		2.13	2.8	1.83	2.18	2.87
160		2.12	2.79	1.82	2.17	2.85
180		2.11	2.77	1.81	2.15	2.83
200		2.1	2.76	1.8	2.14	2.82
500		2.05	2.69	1.74	2.07	2.72
1000		2.02	2.65	1.71	2.04	2.68
Infinity		1.96	2.58	1.64	1.96	2.58

3) 총오차$= -0.0832 \pm (1.979 \times 1.458) = (-2.97, 2.80)$

4) Reproduced with permission, from CLSI publication EP21-A(ISBN 1-56238-502-X), part of Appendix A on page 25. Copies of the current edition may be obtained from Clinical and Laboratory Standards Institute, 940 West Valley Road, Suite 1400, Wayne, Pennsylvania 19087-1898, USA., www.clsi.org.

9.3 총오차 추정의 비모수적 방법

비모수적인 방법은 오차들이 정규분포를 따르지 않는 경우 특정 분포를 가정하지 않고 분석하는 방법이다. 비모수적인 방법에서는 우선 오차들을 오름차순으로 $x_{(1)}, x_{(2)}, \cdots, x_{(n)}$로 나열한다.[5] 각 순위로부터 다음과 같은 공식을 이용하여 각각의 percentile을 구한다.

$$percentile = \text{순위} \times 100/(n+1)$$

95% 오차를 포함하는 총오차를 추정하려면 2.5 percentile과 97.5 percentile의 오차 순위를 택한다. 그리고 tolerance interval을 $[x_{(l)}, x_{(u)}]$라 할 경우 l과 u의 값을 유의수준, 포함구간, 검체 수에 따라 [표 9.2]를 이용하여 구한다. [표 9.2]는 순서대로 나열한 오차에서 제거해야할 오차의 수를 제시하는 것이다. 100개 검체를 이용한 경우 유의수준

▶표 9.2 비모수적 방법에서 tolerance interval을 구하기 위해 순서통계량 중 양단에서 제거해야 할 관측값의 수[6]

	Inclusion percentage	0.900		0.950		0.990	
검체 수	1-유의수준(α)	0.95	0.99	0.95	0.99	0.95	0.99
60		2	1	1	1	1	1
80		4	2	1	1	1	1
100		5	4	2	1	1	1
200		13	11	5	4	1	1
300		22	19	9	7	1	1
400		30	27	13	11	1	1
500		39	35	17	14	2	1
600		48	44	21	18	2	1
800		66	61	30	26	4	2
1000		85	79	39	35	5	3

5) $x_{(n)}$을 순서통계량이라 한다. 예를 들어, 2위는 $x_{(2)}$가 된다. 차이 값이 동일할 경우는 같은 순위가 된다. 예를 들어 1, 2, 3, 3, 4라는 자료가 있다면 순서통계량은 $x_{(1)}=1$, $x_{(2)}=2$, $x_{(3)}=3$, $x_{(5)}=4$가 된다.

0.05에서 95% 구간에 대한 tolerance interval을 구하는 경우라면 [표 9.2]에서 2라는 값을 얻게 되는데, 이 얻어진 값에서 2를 빼준 후 다시 2로 나눈 값을 양단에서 빼주게 된다. 따라서 100검체의 경우는 $[x_{(1)}, x_{(100)}]$이 된다. 반면 200개 검체의 경우는 5를 얻게 되므로 양단에서 1.5를 빼주게 되는데[7] 이런 경우에는 한 쪽에서 1을 빼주고 다른 쪽에서 2를 빼주게 된다. 따라서 결과적으로 $[x_{(2)}, x_{(99)}]$이거나 $[x_{(3)}, x_{(100)}]$의 두 개의 tolerance interval이 생긴다.

9.4 그래프를 이용한 분석

새 검사법과 표준검사법의 결과가 주어지면 두 검사법 간의 차이를 그래프를 이용하여 눈으로 일차 분석하는 것이 바람직하다. 오차를 한 눈에 보기 위해 흔히 difference plot과 mountain plot이 사용된다. Difference plot에서는 표준검사법의 평균값을 x축으로 하거나 혹은 비교검사법[8]이 표준검사법이 아닌 경우에는 새 검사법과 비교검사법의 평균값을 x축으로 하고 두 검사법의 차이 값을 y축으로 하여 그래프를 그리게 된다.[9] x축과 평행하게 total analytical error의 한계를 +쪽과 −쪽 두 곳에 선을 그으면 한계를 벗어나는 값들을 쉽게 알 수 있다. Difference plot을 보면 흩어진 데이터들이 만드는 밴드의 넓이로 total analytical error를 대략 짐작할 수 있다. 비교검사법이 표준검사법이 아닌 경우에는 밴드의 넓이가 넓어질 수 있다.

[그림 9.2]는 [예제 9.1]의 자료에 대해 x축에 표준검사법의 평균값, y축에 오차를 plotting한 것이다. y축을 기준으로 오차들의 분포를 관찰해 볼 때 오차들이 정규분포를 하고 있지 않으므로 비모수적 방법으로 총오차를 평가해야 함을 알 수 있다. 또한 다수

6) Reproduced with permission, from CLSI publication EP21-A(ISBN 1-56238-502-X), part of Appendix B on page 26. Copies of the current edition may be obtained from Clinical and Laboratory Standards Institute, 940 West Valley Road, Suite 1400, Wayne, Pennsylvania 19087-1898, USA., www.clsi.org.

7) $(5-2)/2=1.5$

8) 새 검사법의 오차를 평가하기 위해 사용하는 검사법을 비교검사법(comparative method)이라 한다. 표준검사법이 비교검사법인 경우는 새 검사법과 표준검사법 간의 결과차이를 오차라고 하지만 표준검사법이 아닌 경우에는 비교검사법과 새 검사법간의 결과차이를 그냥 차이라는 용어로 사용한다.

9) 새 검사법으로 반복 검사한 경우 둘 중 어느 한 값과 표준검사법의 평균값과의 차이를 y로 한다. 다른 하나의 측정값은 검사에 오류가 없었음을 확인하는 것에 사용한다.

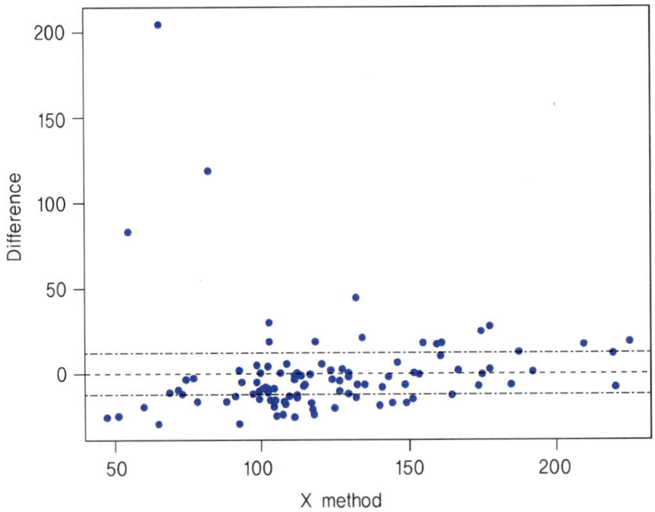

그림 9.2 LDL cholesterol 결과에 대한 difference plot

의 difference가 x축에 평행하게 그은 총오차의 목표치를 벗어나고 있는 것을 쉽게 관찰할 수 있다.

반면 [그림 9.3]의 경우는 다른 예인데, difference들이 검사실 목표치인 ±4.0mg/dL

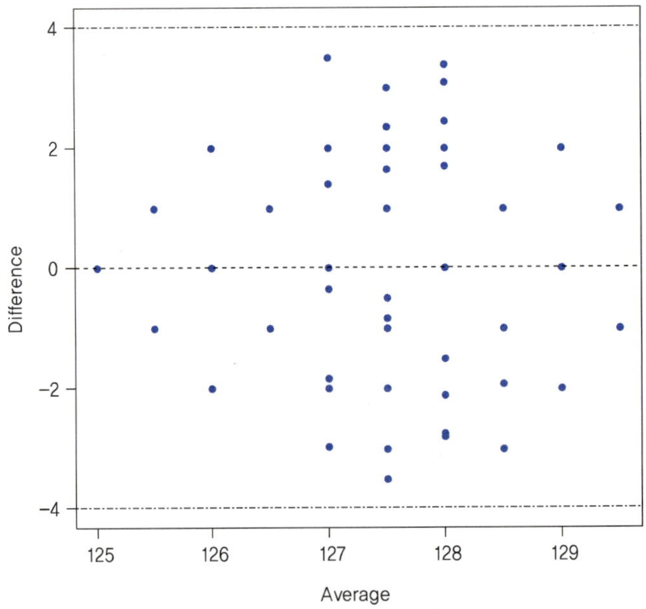

그림 9.3 Difference plot 예시

에 모두 들어가고 있으며, dfference들이 정규분포를 하고 있음도 알 수 있다. 따라서 [그림 9.3]과 같은 경우는 모수적 방법으로 총오차를 평가할 수 있다.

Mountain plot을 그리기 위해서는 우선 두 검사법 간의 차이를 크기 순서대로 나열한다. 즉, N개의 difference를 작은 것부터 큰 것 순으로 $x_{(1)}, x_{(2)}, \cdots, x_{(n)}$으로 나열한다. 이것을 다시 percentile로 변환하기 위해 다음과 같은 수식을 사용한다.

$$percentile = \text{순서} \times 100/(\text{검체 수} + 1)$$

다시 50 percentile이 넘는 것은 $[100 - percentile]$로 변형한 다음, x축은 차이 값(difference), y축은 최종 변환된 percentile을 plotting한다.[10] 최종 변환된 percentile에서는 차이 값의 분포가 중앙값을 넘어가면서 작아지게 된다. 따라서 mountain plot은 용어가 의미하는대로 산모양을 이루게 된다.

[그림 9.4]에서 95% 신뢰구간을 쉽게 보려면 x축과 평행하게 2.5 percentile 지점에 선을 긋는다. 그리고 총오차의 목표치를 벗어나는 자료를 보기 위해서는 목표치를 y축에

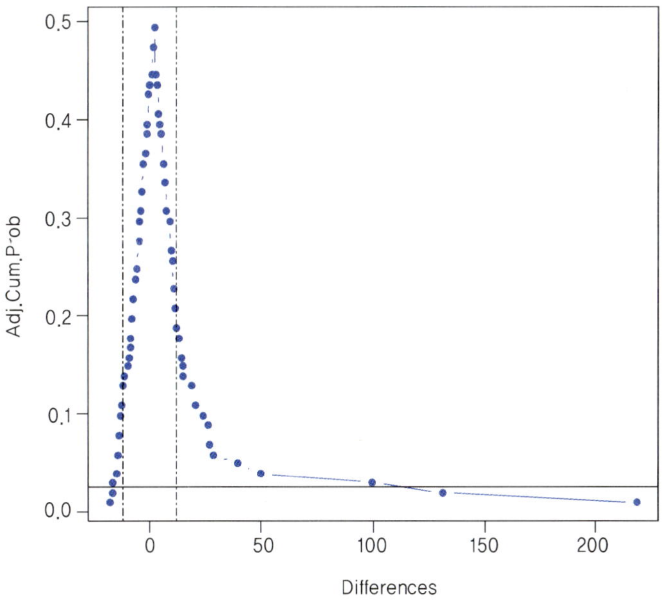

그림 9.4 LDL cholesterol 결과에 대한 mountain plot

10) 순위가 94의 경우에는 $94/(100+1) = 0.9306$의 값을 얻는다. 그리고 이 값이 0.5 이상이므로 $1 - 0.9306 = 0.0694$으로 최종 변환된다.

평행하게 두 개의 선을 그어 나타낸다.[11] [그림 9.3]처럼 x축과 평행하게 그은 선과 산 모양의 선이 만나는 지점이 총오차의 허용범위 밖에 있는 경우는 total analytical error를 만족하지 못하는 것으로 해석한다.

9.5 총오차의 기술방법

총오차는 통계적 방법에 의해 구하는 것이므로 이를 기술할 때는 실험 디자인, 검체 수, 오차의 범위, 검사실 목표치 등을 같이 기술하는 것이 바람직하다. 예를 들어 혈당 검사의 경우라면, "50∼210 mg/dL 사이에 있는 120개 검체를 대상으로 했을 때 95%의 오차가 −3 mg/dL부터 +4 mg/dL 사이에 있었으며 이 수치는 본 검사실의 total analytical goal인 ±5 mg/dL 이내를 만족하였다"와 같이 기술하는 것이다.

9.6 예 제

예제 9.1 100명의 환자를 무작위로 선정하여 채취한 검체로 신규 검사법(y)과 표준검사법(x)으로 LDL 콜레스테롤을 각각 2번씩 검사하여 [표 9.3]과 같은 결과를 얻었다. 총오차를 추정하고 허용치인 ±10 mg/dL을 만족하는지 판정하라.

▶표 9.3 100명의 환자에 대한 신규 검사법과 표준검사법의 LDL 콜레스테롤 비교 측정값[12]

Obeservation	y	x	Differences	Rank	Percentile	Adjusted percentile for mountain plot
1	74	92	−18	1	0.010	0.010
2	94	111	−17	2	0.020	0.020
3	101	117.5	−16.5	3	0.030	0.030
4	92	107	−15	4	0.040	0.040

11) y축에 평행하게 그어진 선은 [그림 9.2]에서 x축에 평행하게 그어진 선과 범위가 동일하다.

12) 실제 자료는 www.koreanhla.com에 있음. Reproduced with permission, from CLSI publication EP21-A

▶표 9.3 계속

Obeservation	y	x	Differences	Rank	Percentile	Adjusted percentile for mountain plot
5	90	105	−15	4	0.040	0.040
6	205	219.5	−14.5	6	0.059	0.059
7	50	64.5	−14.5	6	0.059	0.059
8	126	140	−14	8	0.079	0.079
·	·	·	·	·	·	·
93	160	134	26	92	0.911	0.089
94	204	177	27	94	0.931	0.069
95	131	102.5	28.5	95	0.941	0.059
96	142	102.5	39.5	96	0.950	0.050
97	181	131.5	49.5	97	0.960	0.040
98	154	54.5	99.5	98	0.970	0.030
99	213	82	131	99	0.980	0.020
100	284	65	219	100	0.990	0.010

풀이 Difference plot([그림 9.2])을 그려본 결과 관측값들이 정규분포를 하지 않는다고 판단되므로 비모수적인 방법으로 분석을 시행한다. [표 9.3]을 보면 2.5−97.5 *percentile*에 해당하는 오차이 구간은 −16.8 ~ +115.3임을 알 수 있다.[13] 유의수준 0.05, 검체 수 100에서 95% 구간을 포함하는 총오차의 tolerance interval은 $[x_{(1)}, x_{(100)}] = [-18, 219]$가 된다[14]. 따라서 명백하게 이 검사법은 검사실에서 설정한 total analytical error의 목표치인 ±10 mg/dL을 만족시키지 못한다고 결론 내리게 된다. 그러나 세 개의 검체 (99.5, 131, 219)의 오차가 매우 크고 이 세 개의 검체 때문에 새 검사법의 성능이 떨어지는 것처럼 보이므로 해당 검사실에서는 이 세 개의 검사결과를 다시 한 번 확인해 볼 필요가 있다. ■

(ISBN 1-56238-502-X), Table 2 on page 14-16. Copies of the current edition may be obtained from Clinical and Laboratory Standards Institute, 940 West Valley Road, Suite 1400, Wayne, Pennsylvania 19087-1898, USA., www.clsi.org.

13) $(-17-16.5)/2 = -16.75$, $(99.5+131)/2 = 115.25$

14) [표 9.2]에서 2라는 값이 나왔으므로 양단에서 제거해야 할 순위의 개수는 $(2-2)/2=0$이므로 $[x_{(1)}, x_{(100)}]$이 된다.

예제 9.2 신규 검사법의 bias가 ±1.7 mg/dL이라는 제조사의 주장을 verification하기 위해 환자 검체 20개를 소분하여 신규 검사법과 표준검사법으로 각각 측정하여 [표 9.4]와 같은 결과를 얻었다. 제조사의 주장을 받아들일 수 있는지 판정하라.

▶**표 9.4** 환자검체 20개를 소분한 후 test method와 reference method로 비교한 결과

Test method	Reference method	x_i
120	119	1
400	407	−7
351	346	5
79	89	−10
366	371	−5
428	420	8
144	145	−1
88	80	8
212	210	2
145	150	−5
223	221	2
151	147	4
119	110	9
386	390	−4
351	353	−2
325	330	−5
216	213	3
274	278	−4
396	394	2
310	315	−5
합 계		−4

$x_i = test\ method_i - reference\ method_i$

풀이 우선 [표 9.4]의 자료로부터 bias plot을 그려 본다. x축에는 reference result, y축에는 bias를 plotting한다. [그림 9.5]를 보면 constant bias가 없다는 것을 알 수 있다. Bias의 평균과 표준편차를 구하면 다음과 같다.

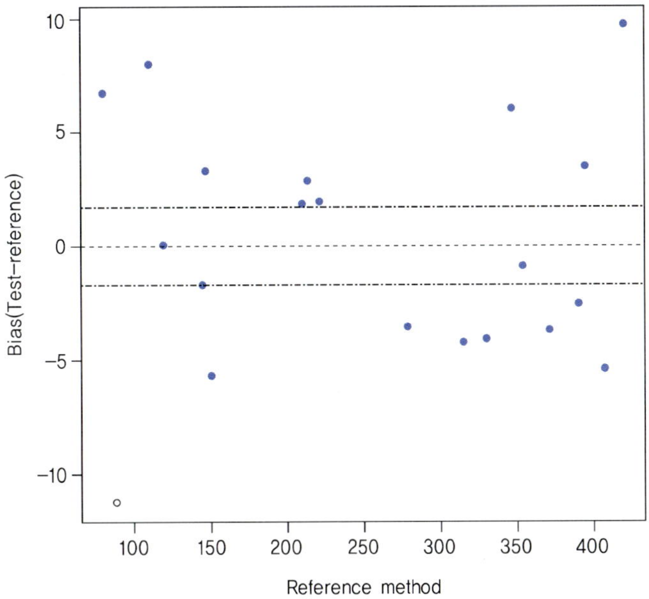

그림 9.4 Bias plot

$$\bar{x} = \frac{\sum_{i=1}^{I} x_i}{n} = \frac{1+(-7)+\cdots+(-5)}{20} = -0.2$$

$$s_x = \sqrt{\frac{\sum_{i=1}^{I}(x_i-\bar{x})^2}{n-1}} = \sqrt{\frac{(1+0.2)^2+\cdots+(-5+0.2)^2}{19}} = 5.42$$

따라서 bias(β)의 95% 신뢰구간은 다음과 같다.[15)]

$$\bar{x} - \frac{t_{(n-1,\alpha/2)} \cdot s_x}{\sqrt{n}}, \quad \bar{x} + \frac{t_{(n-1,\alpha/2)} \cdot s_x}{\sqrt{n}} = (-2.734,\ 2.334)$$

여기서 $t_{(n-1,\alpha/2)}$는 $(n-1)$의 자유도를 가지는 t-분포의 $(100-\alpha/2)$ 백분위수이다. 실험을 통해 구한 신뢰구간이 제조사의 주장($\pm 1.7\,\mathrm{mg/dL}$)보다 넓은 범위이기 때문에 제조사의 주장을 받아들일 수 없다.

15) Bias란 다수의 측정을 통해 얻은 값들의 평균이 참값에서 벗어난 정도를 말한다. 따라서 bias를 평가할 때는 평균의 신뢰구간을 이용하여 평가하게 된다.

Chapter 10 정량검사의 직선성 평가

대부분의 정량검사는 직선적 calibration curve를 통해 정량값을 산출한다. 직선적 calibration curve는 평가에 사용된 몇 개의 지점을 연결하는 선이 직선적이라고 증명이 된 경우에만 사용할 수 있다. 직선성이 인정되는 구간(linear range)이란 검체 내 측정 물질의 농도가 증가함에 따라 검사결과도 직선적(linear)으로 증가한다고 인정되는 구간이다. 직선성이 인정되면 평가하지 않은 더 넓은 구간까지 직선성을 확장하여 사용할 수 있을 것 같지만 전혀 그렇지 않다. 즉, 평가가 이루어진 구간에만 해당 직선식을 적용해야 한다. 정량검사에서는 일반적으로 직선성이 인정되는 구간만을 분석측정범위(analytical measuring range, AMR)로 인정한다.[1)]

직선성 평가를 위해서는 선형회귀분석이라는 통계적 기법을 사용하게 된다. 선형회귀식이란 독립변수(x)와 종속변수(y)의 관계가 $y = a + b_1x + b_2x^2 + \cdots$ 의 형태로 표현되며, 계수 $b_1, b_2 \cdots$ 등이 지수 형태가 아닌 상수 형태인 경우를 말한다.[2)] 또한 독립변수 x의 차수에 따라 1차, 2차, 3차 다항 회귀식(polynomial regression)이라는 용어를 사용한다.[3)]

1차 : $y = a + b_1x$

2차 : $y = a + b_1x + b_2x^2$

3차 : $y = a + b_1x + b_2x^2 + b_3x^3$

---

1) 화학반응에 의한 검사의 경우는 대부분 AMR에서 직선성이 인정되나 면역반응(immunoassay)에 의한 검사는 직선성이 항상 보장되지 않는다. 따라서 후자의 경우는 linear range라는 용어보다 measuring range라는 용어가 더 적절하다. 이는 검사의 오차가 허용범위 내에 있는 구간을 의미하는 것으로 직선성 여부에 상관없이 더 포괄적인 의미로 사용되기 때문이다.

2) 계수가 지수형태인 경우를 비선형 회귀식(nonlinear regression)이라 한다.

3) NCCLS guideline에서는 2차 이상의 다항식(polynomial equation)의 경우 nonlinear polynomial 이라는 용어를 사용하고 있으므로 혼란이 있다. 본 교재에서는 계수가 일반 상수형태이면서 x의 차수가 1차, 2차 및 3차인 경우 nonlinear라는 용어를 사용하지 않고 그냥 다항식(polynomial)이라는 용어로만 통일하여 사용하기로 하겠다.

직선성을 평가할 때는 1차, 2차, 3차 다항식에 대해 각각의 계수가 통계적으로 유의한지 우선 확인한다. 그리고 3개의 다항식 중에서 가장 적합한 식을 최적합모델(best-fit model)이라 하는데, 최적합모델과 1차식간의 차이가 허용범위 내에 있으면 해당 구간은 직선성이 인정된다고 판정한다.

10.1 직선성 평가를 위한 검체의 준비

직선성을 평가하기 위해서는 보통 5~9단계 농도의 검체를 반복측정하게 되는데 각 검체의 농도가 일정한 간격으로 분포할 필요는 없다. 일반적으로 demonstration의 경우는 5~7단계 검체를 2번씩 반복하고, validation의 경우는 7~9단계의 검체를 2번씩 반복하는 것이 권장되지만, establishment의 경우는 9~11단계의 검체를 이용하여 2~4번씩 반복하여 검사하는 것이 권장된다.

평가에 사용되는 농도의 절대값을 알 필요는 없지만 직선구간의 상한치와 하한치가 포함되어야 하며 그 외에도 임상적으로 중요한 농도 등이 포함되어야 한다. 따라서 5개 혹은 6개의 서로 다른 농도의 검체를 사용하는 경우에는 직선구간의 상한치(H) 및 하한치(L) 농도 검체를 이용하여 다음과 같이 검체를 제조할 수 있다.

5개 검체 제조 : ① L, ② 0.75L+0.25H, ③ 0.50L+0.50H, ④ 0.25L+0.75H, ⑤ H
6개 검체 제조 : ① L, ② 0.8L+0.2H, ③ 0.6L+0.4H, ④ 0.4L+0.6H,
⑤ 0.2L+0.8H, ⑥ H

10.2 직선성 평가를 위한 통계분석 절차

직선성을 평가할 때는 우선 1차, 2차, 3차 다항식에 대해 각각의 계수가 통계적으로 유의한지 확인한다. 즉 i차 다항식의 회귀계수를 b_i로 할 경우, b_i에 대한 standard error 값을 통계프로그램에서 구한 다음 통계적 유의성을 t-test로 검정한다. 이때 귀무가설은

$b_i = 0$이고 유의수준 0.05에서 양측검정을 시행한다. b_i에 대한 검정통계량은 아래와 같다.

$$t = \frac{b_i}{SE_i} \tag{10.1}$$

식 (10.1)의 자유도는 "(측정물질의 개수 × 반복 측정횟수) − 계수의 수"이다. 예를 들어 5개 농도에서 2번 반복한 경우 3차식에서의 검정통계량은 자유도 $6(= 5 \times 2 - 4)$의 t-분포를 따른다. i차 다항식을 $p(x)$라고 하고 해당 다항식의 b_i 계수가 유의하다고 판정되면 임상적으로 중요한 몇 개의 농도에서 i차 다항식과 일차식간의 차이(deviation from linearity, *DL*)를 구하게 된다. x_j라는 농도에서의 DL_j는 다음과 같다.

$$DL_j = p(x_j) - (b_0 + b_1 x_j) \tag{10.2}$$

어떤 특정 농도에서의 DL_j가 허용오차 범위 내에 있으면 고차 다항식 보다는 일차 다항식 즉, 직선성을 인정하게 된다. 그러나 DL_j가 허용오차 범위를 벗어나는 경우에는 해당 농도에서의 직선성을 인정할 수 없게 된다. 직선성이 인정되지 않는 경우, 만약 그 원인이 농도의 끝단에서 일어난 것으로 판단되면 끝단 농도의 실험값을 제거한 후 통계분석을 다시 시행해 볼 수 있다.

10.3 직선성 평가에 있어 repeatability에 대한 고려

직선성 평가에 있어 t-검정을 한다는 것은 측정되는 각 농도의 random error가 정규분포를 한다는 것과 그 분산이 모든 측정 농도에서 동일하다는 가정을 전제하는 것이다. 따라서 정규성과 등분산 여부를 검증하여야 한다. 그리고 직선성 평가에 앞서 분산의 정도가 임상적 허용범위 내에 있는지도 평가하는 것이 바람직하다.[4] Repeatability 평가시에는 농도에 따라 서로 다른 기준을 정하여 평가할 수 있다. 일반적으로 L개의 농도에서 R번의 반복 실험이 행해진 경우 repeatability는 다음과 같이 구한다.

---

4) 분산의 정도가 심하면 선형회귀분석 과정에서 유의성이 없게 나올 수 있다. 그러나 repeatability를 별도로 검정함으로써 직선성에 대한 임상적 기준을 더 까다롭게 적용할 수 있다.

$$SD_r = \sqrt{\frac{\sum_{i=1}^{L}\sum_{j=1}^{R}[r_{ij} - r_{i.}]^2}{L \times (R-1)}} \tag{10.3}$$

그런데 보통 2회 반복 실험을 하기 때문에 식 (10.3)은 다음과 같이 더 간단히 표현될 수 있다.

$$SD_r = \sqrt{\frac{\sum_{i=1}^{L}[r_{i1} - r_{i2}]^2}{2 \times L}}$$

SD_r이 허용범위를 벗어나면 직선성을 평가할 만큼 precision이 확보되지 않았으므로 문제를 해결한 후 다시 평가함이 바람직하다.

10.4 예 제

예제 10.1 IgM 검사의 직선성을 평가하여 [표 10.1]과 같은 결과를 얻었다. Repeatability는 2% 이내, nonlinearity는 각 농도에서 5% 이내이어야 한다는 기준을 만족하는지 판정하라.

▶표 10.1 예제 10.1의 IgM 검사결과5)

농도	Replicate #1	Replicate #2	Difference	%Diff
저농도 (L)	26.5	26.2	0.3	1.14
0.75L+0.25H	139	138	1.0	0.72
0.50L+0.50H	269	273	4.0	1.48
0.25L+0.75H	337	343	6.0	1.76
고농도 (H)	409	404	5.0	1.23

풀이 [표 10.1]을 기초로 percent difference의 SD를 구하면 0.9%가 된다. 따라서 2% 이내이기

5) Reproduced with permission, from CLSI publication EP6-A (ISBN 1-56238-498-8), page 22. Copies of the current edition may be obtained from Clinical and Laboratory Standards Institute, 940 West Valley Road, Suite 1400, Wayne, Pennsylvania 19087-1898, USA., www.clsi.org.

▶표 10.2 예제 10.1의 R을 이용한 회귀분석 프로그램

```
f1 <- lm(y ~ concentration)          # first order
summary(f1)

f2 <- lm(y ~ I(concentration^2)+I(concentration^1) )       # second order
summary(f2)

f3 <- lm(y ~ I(concentration^3)+I(concentration^2)+I(concentration·1)) # third order
summary(f3)
```

▶표 10.3 예제 10.1의 R을 이용한 회귀분석 결과물

first order	Estimate	Std. Error	t-value	Pr(>|t|)
b_0	−52.070	16.924	−3.077	0.0152 *
b_1	96.180	5.103	18.848	6.49e−08 ***
Residual standard error : 22.82 on 8 degrees of freedom				
second order	**Estimate**	**Std. Error**	**t-value**	**Pr(>|t|)**
b_0	−129.470	15.624	−8.287	7.28e−05 ***
b_1	162.523	11.907	13.650	2.67e−06 ***
b_2	−11.057	1.947	−5.679	0.000751 ***
Residual standard error : 10.3 on 7 degrees of freedom				
third order	**Estimate**	**Std. Error**	**t-value**	**Pr(>|t|)**
b_0	−97.480	35.884	−2.717	0.0348 *
b_1	117.585	46.906	2.507	0.0461 *
b_2	6.080	17.410	0.349	0.7388
b_3	−1.904	1.922	−0.991	0.3601
Residual standard error : 10.32 on 6 degrees of freedom				

때문에 repeatability는 조건을 만족한다. 다음 단계로 직선성 여부를 판정해야 하는데, 5개 농도가 서로 등거리로 떨어져 있으므로 저농도(L)를 1, 0.75L+0.25H를 2, 0.50L+0.50H을 3, 0.25L+0.75H를 4, 고농도(H)로 5로 하여 선형회귀분석을 시행할 수 있다. [표 10.3]은 R 프로그램을 이용하여 1차, 2차, 3차 다항식의 회귀분석을 시행하였을 때 얻을 수 있는 결과물이다. [표 10.3]의 프로그램 결과물을 다시 [표 10.4]처럼 coefficient value, coefficient SE, t-test로 정리할 수 있는데 이는 [표 10.3]의 맨 윗칸에 해당하는 Estimate, Std. Error, t-value에 해당되는 값이다. 자유도와 residual SE는 [표 10.3]의 Residual standard error에 기술되어 있다. Residual SE는 model fitting이 잘 되었는지 알 수 있는 값으로 이 값이 작을수록 model fitting이 잘 된 것으로 해석한다.

$$Residual\ SE = S_{y,x} = \sqrt{\frac{1}{n-p}(y_i - \hat{y_i})^2}$$

상기 식에서 n은 전체 측정횟수, p는 회귀식 계수의 수를 의미한다. 그리고 y_i는 각 측정값을 의미하며 $\hat{y}_i$는 회귀식에 의해 예측되는 값이다. 예를 들어 [예제 10.1]의 2차 회귀식이라면 $n=10$, $p=3$가 된다. 또한 각 계수의 유의성은 [표 10.3]의 Pr(>|t|)열에서 유의수준 $\alpha=0.05$보다 작은 경우에 유의한 것으로 판정하며, '*'의 수가 많을수록 $p-value$가 작다는 것을 나타낸다.

[표 10.4]를 보면 1차식과 2차 다항식이 통계적으로 모두 유의한데 이를 일반식으로 표현해보면 다음과 같다.

$$\hat{y} = -52.07 + 96.18x$$

$$\hat{y} = -129.47 + 162.52x - 11.06x^2$$

따라서 다음 단계로 2차 다항식과 1차식간의 차이를 계산해 보아야 한다. 상기 두 식에 값을 대입하여 그 차이를 구한 [표 10.5]를 보면, 1개 농도를 제외하고는 nonlinearity 조건

▶표 10.4 예제 10.1의 직선성 여부를 판정하기 위한 회귀분석 시행 결과 요약

Order	Coefficient Symbol	Coefficient Value	Coefficient SE	$t-$test	자유도	Residual SE
First	b_0	−52.07	16.92	−3.1 (*)		
First	b_1	96.18	5.10	18.8 (*)	8	22.8
Second	b_0	−129.47	15.62	8.3 (*)		
Second	b_1	162.52	11.91	13.6 (*)		
Second	b_2	−11.06	1.95	5.7 (*)	7	10.3
Third	b_0	−97.48	35.88	−2.7 (*)		
Third	b_1	117.58	46.91	2.5 (*)		
Third	b_2	6.08	17.41	0.3		
Third	b_3	−1.90	1.92	−1.0	6	10.3

▶표 10.5 직선성을 평가하기 위한 검체의 평균농도에서 2차와 1차 회귀식의 예측값 차이

농도 평균	1차식 예측값	2차식 예측값	2차식 값 – 1차식 값	% Difference
26.4	44.1	22.0	−22.1	−50.2
138.5	140.3	151.3	11.0	7.8
271.0	236.5	258.6	22.1	9.3
340.0	332.7	343.7	11.0	3.3
406.5	428.8	406.7	−22.1	−5.2

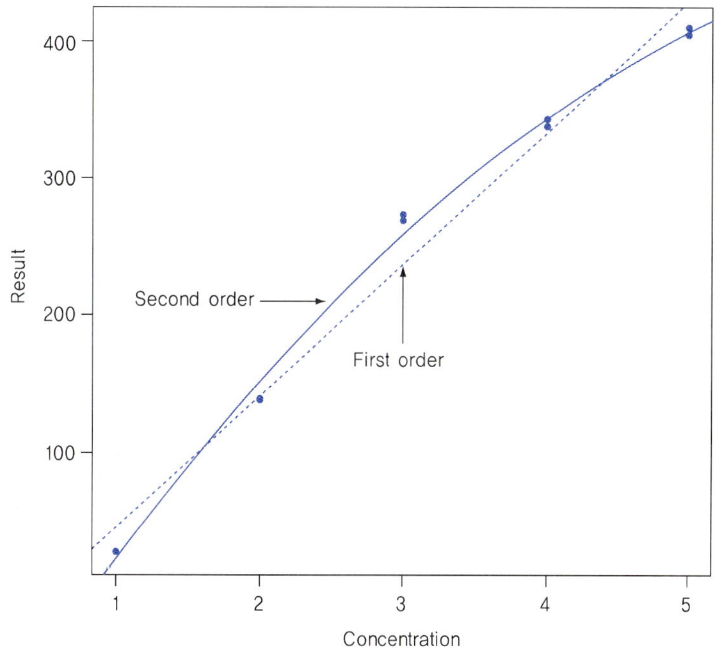

그림 10.1 1차 회귀식과 2차 회귀식의 차이

인 5% 보다 모두 높은 것을 볼 수 있다. 따라서 본 예제의 IgM 검사는 직선성을 인정할 수 없다.

예제 10.2 Calcium 검사의 직선성을 평가하여 [표 10.6]과 같은 결과를 얻었다. Repeatability는 0.2 mg/dL 이내, nonlinearity는 0.2 mg/dL 이내이어야 한다는 기준을 만족하는지 판정하라.

풀이 [표 10.6]에서 difference의 SD를 구하면 0.12가 된다. 따라서 0.2 mg/dL 이내이기 때문에 repeatability 조건을 만족한다고 판정한다. 다음 단계로 직선성 여부를 판정해야 하는데,

▶표 10.6 Calcium 실험결과[6)]

검체번호	Replicate #1	Replicate #2	Difference
저농도 (L)	4.7	4.6	0.1
0.8L+0.2H	7.8	7.6	0.2
0.6L+0.4H	10.4	10.2	0.2
0.4L+0.6H	13.0	13.1	0.1
0.2L+0.8H	15.5	15.3	0.2
고농도 (H)	16.3	16.1	0.2

6개 농도가 서로 등거리로 떨어져 있으므로 저농도(L)를 1, 0.8L+0.2H를 2, 0.6L+0.4H을 3, 0.4L+0.6H를 4, 0.2L+0.8H를 5, 고농도(H)를 6으로 하여 선형회귀분석을 시행할 수 있다. 회귀분석은 [표 10.2]와 동일한 형태로 시행할 수 있으며 R 프로그램에서 얻을 수 있는 결과는 [표 10.7]과 같다.

[표 10.7]은 R 프로그램을 이용하여 1차, 2차, 3차 다항 회귀모형에 대해 회귀분석을 시행

▶표 10.7 예제 10.2의 회귀분석 결과

first order	Estimate	Std. Error	t-value	Pr(>|t|)
b_0	2.8567	0.4392	6.504	6.86e−05 ***
b_1	2.3886	0.1128	21.178	1.23e−09 ***
Residual standard error : 0.6672 on 10 degrees of freedom				
second order	**Estimate**	**Std. Error**	**t-value**	**Pr(>|t|)**
b_0	0.81500	0.39535	2.061	0.069313 ***
b_1	3.91982	0.25865	15.155	1.03e-07 ***
b_2	−0.21875	0.03617	−6.048	0.000191 ***
Residual standard error : 0.3125 on 9 degrees of freedom				
third order	**Estimate**	**Std. Error**	**t-value**	**Pr(>|t|)**
b_0	2.48333	0.50280	4.939	0.00114 **
b_1	1.82116	0.57290	3.179	0.01302 *
b_2	0.47639	0.18332	2.599	0.03169 *
b_3	−0.06620	0.01732	−3.822	0.00508 **
Residual standard error : 0.1972 on 8 degrees of freedom				

6) Reproduced with permission, from CLSI publication EP6-A (ISBN 1-56238-498-8), page 22. Copies of the current edition may be obtained from Clinical and Laboratory Standards Institute, 940 West Valley Road, Suite 1400, Wayne, Pennsylvania 19087-1898, USA., www.clsi.org.

하였을 때 얻을 수 있는 결과물이다. 1차 및 3차 다항식 회귀계수들 모두가 유의한 것으로 나왔지만, 2차 다항식의 회귀계수 중 b_0는 유의하지 않은 것으로 나왔다. 또한 3차 다항식의 residual SE가 가장 작은 것을 알 수 있다. 따라서 직선성을 평가하는데 있어 1차 및 3차 다항 회귀식을 선정한 후 그 차이를 살펴보도록 한다. 1차와 3차 회귀 추정식은 다음과 같다.

$$\hat{y} = 2.86 + 2.39x$$

$$\hat{y} = 2.48 + 1.82x + 0.48x^2 - 0.07x^3$$

다음 단계로 3차 다항식과 1차식 간의 차이를 보면 [표 10.8]과 같은데 nonlinearity 0.2 mg/dL 이내라는 목표를 5개 농도에서 만족하지 못하고 있음을 알 수 있다.

▶**표 10.8** 직선성 평가 검체의 평균농도에서 3차와 1차 회귀식의 예측값 차이

농도평균	1차식 예측값	3차식 예측값	3차식 예측값 - 1차식 예측값
4.65	5.25	4.71	−0.54
7.70	7.63	7.50	−0.13
10.30	10.02	10.45	0.43
13.05	12.41	13.15	0.74
15.40	14.80	15.22	0.42
16.20	17.19	16.26	−0.93

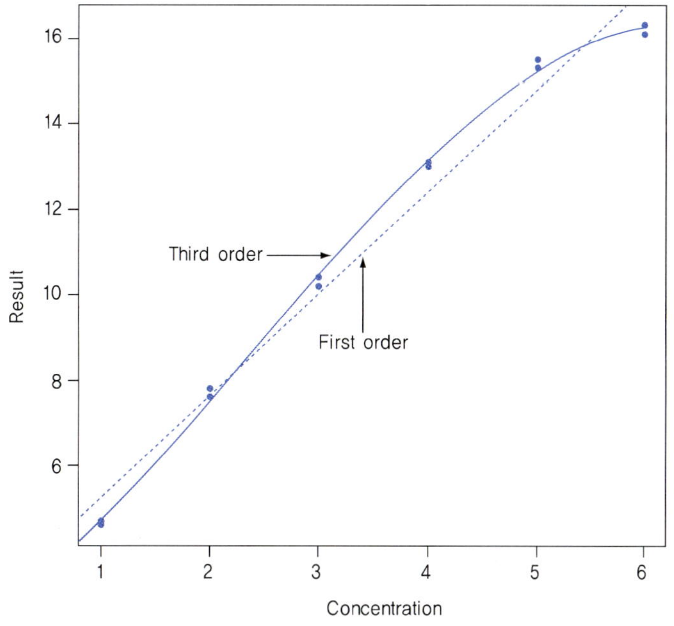

그림 10.2 1차식과 최적합모델인 3차 회귀식의 차이

그러나 1차식과 3차식 그래프를 같이 그려보면 주된 차이가 최상위 농도에서 일어나고 있음을 알 수 있다. 따라서 최상위 농도값을 제거하여 다시 분석해 볼 수 있다. 최상위 농도를 제거한 경우의 회귀분석 결과는 [표 10.9]와 같다.

▶표 10.9 예제 10.2에서 최상위 농도값을 제거한 후 실시한 회귀분석 결과

first order	Estimate	Std. Error	t-value	Pr(>|t|)
b_0	2.16500	0.15097	14.34	5.46e−07 ***
b_1	2.68500	0.04552	58.99	7.58e−12 ***
Residual standard error : 0.2036 on 8 degrees of freedom				
second order	**Estimate**	**Std. Error**	**t-value**	**Pr(>|t|)**
b_0	1.54000	0.18863	8.164	8.00e−05 ***
b_1	3.22071	0.14375	22.406	8.92e−08 ***
b_2	−0.08929	0.02350	−3.799	0.00673 **
Residual standard error : 0.1244 on 7 degrees of freedom				
third order	**Estimate**	**Std. Error**	**t-value**	**Pr(>|t|)**
b_0	1.470000	0.466227	3.153	0.01974 *
b_1	3.319048	0.609430	5.446	0.00159 **
b_2	−0.126786	0.226199	−0.561	0.59543
b_3	0.004167	0.024975	0.167	0.87298
Residual standard error : 0.134 on 6 degrees of freedom				

1차와 2차 다항식이 통계적으로 유의하며 3차 다항식은 그렇지 않음을 보여주고 있다. 따라서 1차 및 2차 다항식에 대해 비교해보도록 한다. 각각의 추정식은 다음과 같다.

$$\hat{y} = 2.17 + 2.69x$$

$$\hat{y} = 1.54 + 3.22x - 0.09x^2$$

2차 다항식과 1차식 간의 차이를 보면 [표 10.10]과 같이 모든 농도에서 조건을 만족하고 있음을 알 수 있다. 그러므로 해당 5개 농도 범위에서 직선성이 인정된다고 결론 내릴 수 있다. 이는 [그림 10.3]에서도 확인할 수 있다.

▶표 10.10 최상위 농도를 제거한 경우 직선성을 평가하기 위한 검체의 평균농도에서 2차와 1차 회귀식의 예측값

농도 평균	1차식 예측값	2차식 예측값	2차식 예측값 – 1차식 예측값
4.65	4.85	4.67	−0.18
7.70	7.54	7.62	0.08
10.30	10.22	10.40	0.18
13.05	12.90	12.99	0.09
15.40	15.59	15.41	−0.18

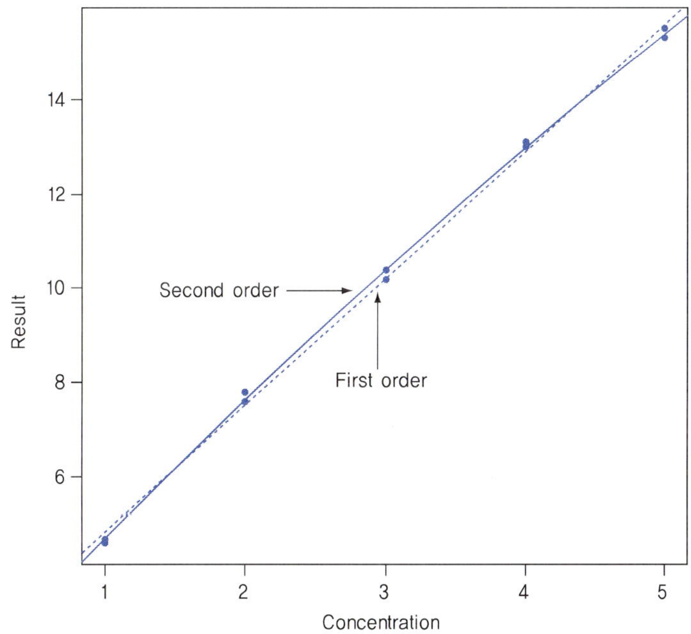

그림 10.3 최상위 농도를 제거한 경우 1차식과 2차 회귀식

Chapter 11 검출한계 설정

검출한계(limit of detection, LoD)란 "상당한 확신을 가지고 어떤 물질이 검출된다고 말할 수 있는 최소 농도"로 정의된다. "상당한 확신"이라는 다소 주관적인 용어를 좀 더 분명히 이해하려면 검사의 하한값과 관련한 유사 용어들을 구분할 수 있어야 한다. 이에는 limit of blank (LoB), limit of quantitation (LoQ), lower end of the linear range (LLR), lower end of measuring range (LMR) 등이 있다. 본 장에서는 이들 각각의 개념을 정의해 보고 LoD를 설정하는 방법에 대해 알아본다.

11.1 검출한계 설정을 위한 통계이론

LoB란 측정물질을 함유하고 있지 않는 공백검체(blank sample)를 여러 번 측정할 때 기대할 수 있는 가장 높은 농도 값으로 정의된다.[1] 이를 통계적으로 얘기하면 공백검체 농도분포의 95 percentile 지점으로 정의할 수 있다. 따라서 공백검체의 농도값이 정규분포를 따르는 경우 다음과 같은 수식을 전개시킬 수 있다.[2]

$$LoB = \mu_B + 1.645\sigma_B \tag{11.1}$$

여기서 μ_B는 공백검체의 평균농도를 의미하고 σ_B는 공백검체의 표준편차를 의미한다. 식 (11.1)의 정의에 따르면, LoB 이상의 경우는 음성이 아닐 가능성이 높기 때문에 상당한 확신을 가지고 어떤 물질이 검출된다고 말할 수 있다. 따라서 검출한계는 당연히

1) 공백검체(blank sample)는 가능한 일반 환자검체와 유사하여야 한다. 또한 하나의 공백검체을 여러 번 측정하는 것 보다는 5-10개 정도의 공백검체을 여러 번 측정하여 matrix 차이를 어느 정도 반영하여야 한다.

2) 정규분포에서 95 percentile에 해당하는 z 값은 오른쪽 꼬리 부분의 확률이 5%인 경우이므로 1.645가 된다.

LoB 이상의 농도이어야 한다. 그런데 만약 *LoB*를 *LoD*로 하면 어떻게 될까? *LoB* 지점의 농도를 가지는 환자검체는 절반에서 음성, 절반에서 양성의 결과를 보이게 된다. 이는 2종 오류가 50%나 된다는 것을 의미하기 때문에 별로 바람직한 *LoD* 설정은 아니다.[3] *LoD*는 1종 오류와 2종 오류 모두의 크기가 가능한 작은 수준에서 설정되어야 바람직하다. 이것이 "상당한 확신"의 의미이다. 따라서 2종 오류를 5% 이내로 하려면 다음과 같은 경우를 생각할 수 있다. 즉, 낮은 농도의 측정물질을 가지는 검체를 반복 측정했을 때 아래의 식 (11.2)를 만족하도록 하는 것이다.

$$LoB = \mu_s - 1.645\sigma_s \tag{11.2}$$

식 (11.2)에서 μ_s는 낮은 농도 검체의 평균농도, σ_s는 낮은 농도 검체의 표준편차를 의미한다. 식 (11.2)를 만족하는 경우를 [그림 11.1]이 보여주고 있다.

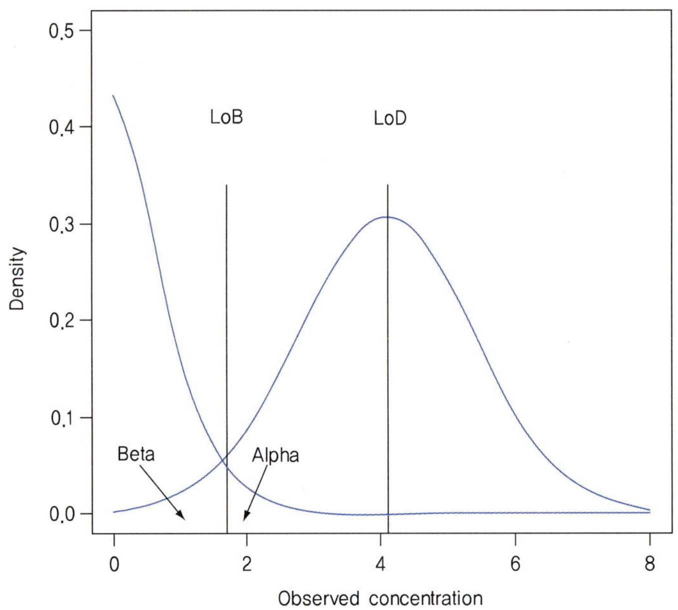

그림 11.1 *LoB* 설정과 β 오류를 적절한 수준으로 유지할 수 있는 *LoD* 설정

3) 과거에는 *LoD*에 대한 정의로 $LoD = Mean_B + 2$ or $3SD_B$를 적용했으나, 공백검체들은 모수적 분포를 적용할 수 없다는 점과 2종 오류를 간과했다는 문제점이 제기되어 최근 ISO에서는 본 교재에서 다루는 새로운 개념으로 *LoD*을 제시하고 있다.

[그림 11.1]에서 μ_s를 LoD라고 하면, LoB에서의 1종 오류 5%는 유지하면서 2종 오류를 5% 이하로 줄일 수 있게 된다. 따라서 이 지점이야말로 "상당한 확신"을 가지고 어떤 물질이 검출된다고 말할 수 있는 지점이다. 이런 정의에 따르면 식 (11.1)과 식 (11.2)를 종합하여 다음과 같은 수식을 전개시킬 수 있다.

$$LoD = \mu_s = LoB + 1.645\sigma_s = \mu_B + 1.645\sigma_B + 1.645\sigma_s \quad (11.3)$$

그런데 정량검사에서는 검출한계 이상이라고 해서 모두 정량보고가 가능한 것은 아니다. 측정물질을 신빙성 있게 정량할 수 있는 최소 농도를 정량한계(limit of quantitation, LoQ)라고 하는데, 여기서 "신빙성 있게 정량할 수 있다"는 것은 해당 농도에서 검사의 총오차(total error)가 검사실의 요구를 충족시킬 만큼 낮아야 한다는 의미를 담고 있다. 즉, 검출이 된다는 정도를 넘어 정량값의 오류가 일정 수준 이하이어야 한다는 제약 조건을 더 둔 것이다. 따라서 검출한계(LoD)는 LoQ 이하의 농도가 된다. 이런 LoB, LoD, LoQ라는 개념 이외에 직선성 범위의 하단(lower end of the linear range, LLR)이라는 개념이 있는데 이는 직선성(linearity)이 인정되는 가장 낮은 농도로 정의한다. 따라서 LLR은 당연히 LoQ 이상이 된다. 그런데 직선성이 인정되는 구간에 한해 정량이 가능한 것으로 정의한다면 LoQ는 LLR과 동일하게 된다. 또한 측정범위 하단(lower end of measuring range, LMR)이라는 개념을 설정할 수 있는데 이는 "정량화(quantitation)"라는 최소의 제약조건과 "직선성(linearity)"이라는 강력한 제약조건 사이에 어떤 중간 정도의 제약조건을 만족하는 농도로 정의할 수 있다. 각 개념들 간의 관계는 개념적으로 $LoB < LoD \leq LoQ \leq LMR \leq LLR$이지만 보통은 직선성의 조건을 만족하는 구간에서 정량값을 보고하기 때문에 $LoB < LoD \leq LoQ = LMR = LLR$의 관계가 성립한다.[4)]

4) 직선성이 인정되는 구간에서만 정량보고가 이루어지는 chemical reaction의 경우에는 $LoQ = LMR = LLR$의 관계가 성립할 수 있지만, four parameter logistic model 등 비선형 회귀모형을 이용하는 경우에는 LLR 개념을 적용할 수 없으며 흔히 $LoQ = LMR$의 관계가 성립한다.

11.2 검출한계 설정

공백검체(blank sample)와 낮은 농도의 검체를 각각 최소 60회 측정하여 [그림 11.2]와 같이 그래프를 그려본다. 낮은 농도의 검체는 *LoB*에서 *LoB*의 4배까지에 이르는 농도의 검체를 이용한다. 공백검체와 낮은 농도의 검체 모두 단일 검체를 반복 측정하는 것 보다는 5~10개의 검체를 반복 측정하도록 한다.

[그림 11.2]와 같이 공백검체의 측정결과가 정규분포를 따르지 않으면 비모수적 방법으로 *LoB*를 구해야 한다. 이를 위해 측정치의 크기에 따라 결과를 배열한 후 95번째 백분위수 검체의 농도 값을 사용한다. 95 percentile은 [검체수×(95/100)+0.5]와 같은 수식을 이용하여 구한다. 예를 들어 120개 결과가 있다면 114.5(=120×0.95+0.5)번째 위치의 값이 95 percentile로 사용된다. 114.5번째 값은 114번째 값과 115번째 값의 평균에 해당하므로 114번째 값이 2.24이고 115번째 값이 2.33이라면 *LoB*는 2.285가 된다.

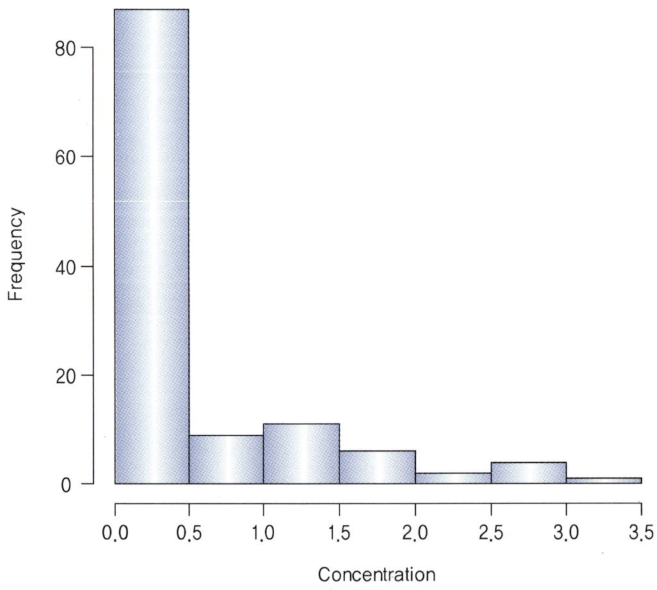

그림 11.2 공백검체 측정 사례

$$LoB = 2.24 + 0.5(2.33 - 2.24) = 2.285$$

이렇게 LoB를 구하면 이를 토대로 낮은 농도 검체를 골라서 검사를 시행하게 되는데, $LoB = 2.285$인 경우에는 저농도 검체로 2.2에서 8.8 사이에 해당하는 검체를 선정하여 검사한다.

저농도 검체에 대한 검사결과가 [그림 11.3]에서처럼 정규분포를 따르고, 분포의 5번째 백분위수 검체 농도가 LoB에 상응하면 식 (11.3)을 적용할 수 있게 된다.

$$LoD = \mu_s = LoB + 1.645\sigma_s \tag{11.3}$$

그런데 표본을 이용하는 경우에는 1.645에 대해 다음과 같은 교정이 필요하다.

$$LoD = LoB + c_\beta SD_s \tag{11.4}$$

식 (11.4)에서 $c_\beta = 1.645/(1 - 1/(4 \times f))$, f는 SD_s의 자유도이며[5] SD_s는 다음과 같은 식에 의해 구한다.

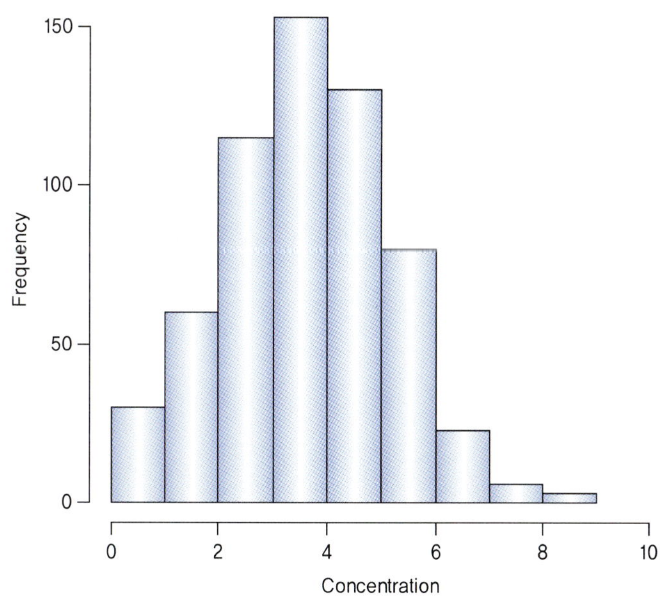

그림 11.3 LoD 설정을 위한 저농도 검체 측정 사례

5) 예를 들어 10개 농도에 대해 각각 10번씩 반복 측정하여 100개의 결과가 주어지는 경우 f는 90(=100−10)가 된다. 따라서 c_β는 1.645/(1−1/360)=1.6494이 된다.

$$SD_S^2 = (n_1 SD_{s1}^2 + n_2 SD_{s2}^2 + \cdots + n_n SD_{sn}^2)/(n_1 + n_2 + \cdots + n_n) \qquad (11.5)$$

식 (11.5)에서 $n_1, \cdots, n_n$ 등은 subsample의 자유도로서($n_1 = N_1 - 1$ 등등), 저농도 검체 10개를 이용하여 12번씩 반복 측정한 경우라면 $n_1, \cdots, n_n$ 모두 11이 된다.

11.3 검출한계의 검증(verification)

검사실에서는 LoD를 설정하는 일보다 제조사에서 제시하는 LoD를 검증하는 일이 더 많다. LoD를 검증하기 위해서는 제조사에서 제시한 LoD와 동일한 농도의 표본검체를 선정하여 최소한 20회 이상 반복 측정한 후, [표 11.2]에서 제시하는 lower bound percentile에 해당하는 결과값이 LoB보다 크면 제조사가 주장하는 LoD를 인정하게 된다.

예를 들어 제조사에서는 어떤 검사의 LoD가 45 $U/L(\alpha = \beta = 5\%)$라고 주장한다고 하자. 이를 검증(verification)하기 위해 검사실에서 5개의 공백검체와 45 U/L 근처의 5개 환자검체를 이용하여 5일에 걸쳐 반복 측정한 결과 [표 11.1]과 같은 결과를 얻었다

▶표 11.1 LoD verification을 위한 자료 예제[6)]

공백검체				LoD 농도 근처의 검체			
순위	측정값	순위	측정값	순위	측정값	순위	측정값
1	0	13	2.98	25	18.80	13	47.77
2	0	14	3.80	24	19.02	12	47.99
3	0	15	4.78	23	26.63	11	48.83
4	0	16	7.30	22	26.91	10	54.67
5	0	17	8.81	21	31.08	9	57.30
6	0	18	10.31	20	33.99	8	59.10
7	0	19	11.29	19	35.11	7	61.17
8	0	20	13.48	18	35.90	6	61.96
9	0	21	14.39	17	36.12	5	62.97
10	1.08	22	16.97	16	41.67	4	66.44
11	1.92	23	17.40	15	43.90	3	73.44
12	2.38	24	18.01	14	46.32	2	73.80
		25	22.65			1	75.71

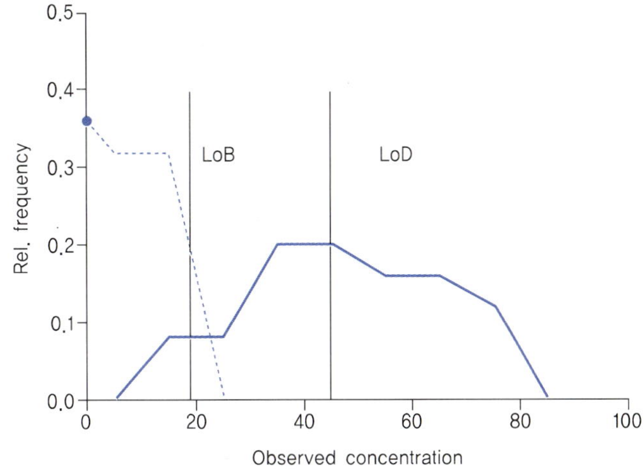

그림 11.4 *LoD* 검증을 위한 자료의 분포[7)]

고 해보자.

[표 11.1]의 자료에 대해 그래프를 그려보면 [그림 11.4]와 같다. [그림 11.4]의 공백검체 결과들은 비대칭적으로 분포하고 있으므로 비모수적인 방법을 이용하여 *LoB*를 구해야 한다. 따라서 95 percentile에 해당하는 24.25번째 (=25×0.95+0.5) 측정값을 *LoB*로 정하게 된다. 이는 19.17 U/L (=18.01+0.25×(22.65−18.01))에 해당한다.

그러면 다음 단계로 *LoB*가 *LoD* 검체에 대한 측정값에서 lower bound percentile에 해당하는 농도 값보다 작은지 보게 된다. Lower bound는 [표 11.2]에 따라 25개 검체의 경우 대략 86 percentile 즉, 22번째 (=25×0.86+0.5) 결과인 26.91이다.[8)] 따라서 *LoD*의 lower bound가 측정된 *LoB*(19.17)보다 크므로 제조사가 주장하는 *LoD*를 인정할 수 있다.

---

6) Reproduced with permission, from CLSI publication EP17-A (ISBN 0273-3099), page 16. Copies of the current edition may be obtained from Clinical and Laboratory Standards Institute, 940 West Valley Road, Suite 1400, Wayne, Pennsylvania 19087-1898, USA., www.clsi.org

7) Reproduced with permission, from CLSI publication EP17-A (ISBN 0273-3099), page 17. Copies of the current edition may be obtained from Clinical and Laboratory Standards Institute, 940 West Valley Road, Suite 1400, Wayne, Pennsylvania 19087-1898, USA., www.clsi.org

8) [표 11.1]에서 *LoD* 평가를 위한 검체의 농도는 그 값이 작을수록 순위가 커진다는 것을 유의하라.

▶표 11.2 검출한계 검증을 위한 lower bound percentile

검체수	lower bound percentile
20	85
30	87
40	88
50	88
60	88
70	89
80	89
90	90
100	90
150	91
200	92

11.4 정량한계(LoQ) 설정 및 검증을 위한 절차

정량한계는 검사실에서 정의한 총오차(total error)[9] 보다 낮은 오차를 보이는 검체농도 중 최소 농도이므로 여러 낮은 농도에서 bias와 imprecision을 평가해야 LoQ를 어느 정도 정확히 설정할 수 있다. 그러나 일반적으로 LoD의 총오차가 검사실 허용범위 내에 있으면 정량한계는 검출한계와 동일하다고 간주한다. 제조사가 주장하는 정량한계를 검증(verification)하기 위해서는 최소 25회의 반복측정이 추천된다.

9) $Total\ error = bias + 2 \times SD_s$

11.5 결과보고에 대한 지침

제조사는 결과보고에 대한 지침을 사용자에게 제공해야 한다. 예를 들어 공백한계=6, 검출한계=8, 정량한계=10 mmol/L인 검사가 있다고 가정하면, [표 11.3]과 같이 보고할 수 있다. 대부분은 보고방법 1과 같이 보고하나, 좀 더 자세히 보고하고자 하는 경우에는 보고방법 2와 같이 할 수도 있다. 여기서 주의할 점은 7 mmol/L의 경우는 공백한계 이상이므로 검출된다고 할 수 있다는 것이다.

▶ 표 11.3 정량검사의 보고지침

결과	보고방법 1	보고방법 2
5 mmol/L	<10	검출되지 않습니다.
7 mmol/L	<10	검출 : <10
9 mmol/L	<10	검출 : <10
11 mmol/L	11	11 mmol/L

11.6 정성검사의 cutoff

정성검사에서는 검출한계(LoD) 보다 cutoff에 대한 정의가 더 중요하다. 정성검사의 cutoff를 임상적인 측면에서 기술하자면 양성 및 음성이라는 결정을 내리기에 적합한 지점(medical decision point)으로 정의할 수 있다. 그리고 통계적인 측면에서 기술한다면 식 (11.1)의 LoB로 정의하는 것이 적절하다. LoB 농도의 검체는 앞절에서 언급하였듯이 반복 측정시 양성과 음성 결과가 50% 가량씩 나오게 된다. 같은 맥락으로 정량검사의 LoD 개념을 정성검사 측면에서 해석한다면, LoD는 cutoff에 대한 95% 구간의 upper bound 정도로 해석할 수 있다.[10]

10) 정성검사에서는 indeterminate area를 정할 수 있는데 이는 cutoff의 95% interval의 의미를 가진다고 할 수 있다. 그런데 NCCLS 가이드라인에서는 95% interval의 의미를 통계적인 신뢰구간으로 해석하기 보다는 반복 측정시 95% 이상의 결과가 양성 혹은 음성을 보이는 양쪽 종료점으로 정의하고 있다.

11.7 예 제

예제 11.1 120개의 공백검체를 이용하여 A 검사를 시행한 후 [그림 11.5]과 같은 자료를 얻었다고 하자. LoB를 구하라.

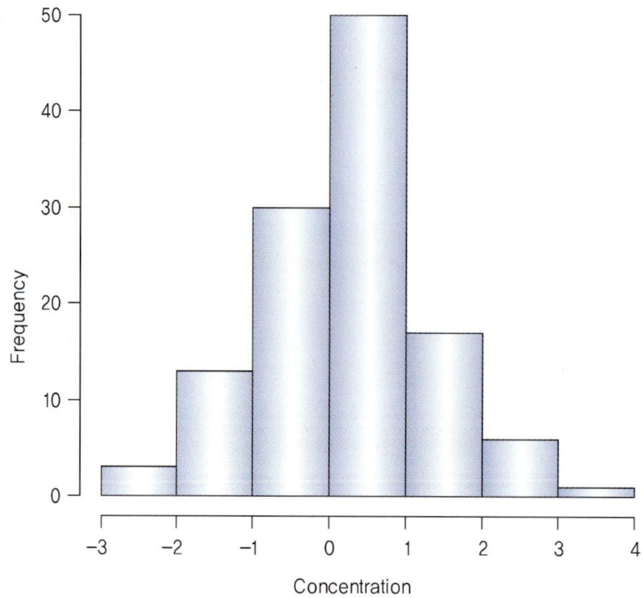

그림 11.5 120개의 공백검체에 대한 A 검사결과의 히스토그램

풀이 그래프를 보면 다소 정규분포 모양을 하고 있으므로 모수적 접근방법을 사용할 수 있다. 실제 자료[11])를 이용하여 평균과 표준편차를 구해보면 각각 평균 = 0.17692, 표준편차 = 1.09094이다. 따라서 식 (11.1)을 이용하여 LoB를 구할 수 있는데, 자유도가 119이므로 $C_\beta = 1.645/(1-1/476) = 1.648$이므로 LoB=1.97이다.

$$LoB = \mu_B + 1.645\sigma_B = 0.17692 + 1.648 \times 1.09094 = 1.97$$

예제 11.2 [예제 11.1]에서 LoB를 구한 다음 LoB에서 LoB의 4배 농도까지의 낮은 농도 검체를 600개 취하여 [그림 11.6]과 같은 결과를 얻었다. LoD를 구하라.

11) 실제 자료는 www.koreanhla.com에 있음

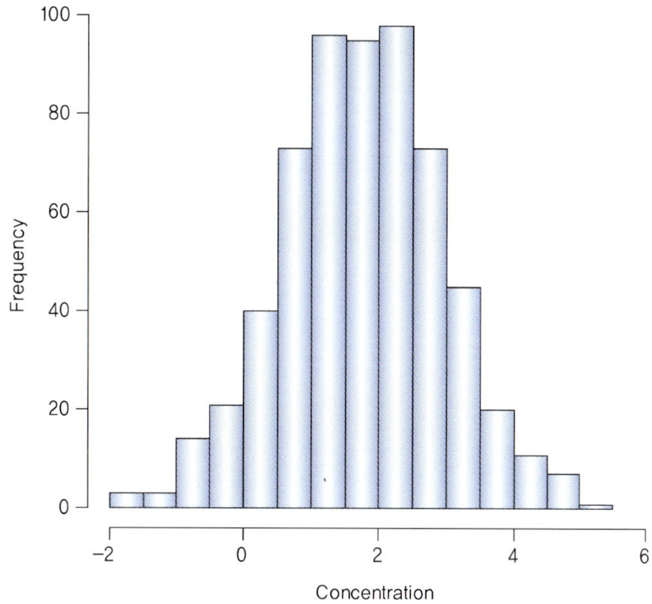

그림 11.6 낮은 농도 검체 600개의 검사결과에 대한 히스토그램

풀이 [그림 11.6]을 보면 관측값들이 정규분포를 하고 있으므로 모수적 방법을 사용하여 LoD를 구할 수 있다. 실제 자료[12]를 이용해 보면 평균=1.76265 표준편차=1.17677 이다. 또한 자유도는 599이므로 $C_\beta = 1.645/(1-1/2396) = 1.646$이다. 따라서 식 (11.3)에 의해 LoD=3.91이다.

$$LoD = 1.97 + 1.646 \times 1.17677 = 3.91$$

예제 11.3 [예제11.1] [예제 11.2]에서 0보다 작은 결과는 0으로 처리하여 [그림 11.7]과 [그림 11.8]와 같은 자료를 얻었다.[13] LoB와 LoD를 구하라.

풀이 [그림 11.7]을 보면 공백검체들이 정규분포 모양을 하고 있지 않으므로 이런 경우에는 비모수적 방법을 사용해야 한다. 95 percentile에 해당하는 자료는 114.5 (=120×0.95+0.5)번째이므로 LoB는 2.285가 된다.

$$LoB = 2.24 + 0.5(2.33 - 2.24) = 2.285$$

12) 실제 자료는 www.koreanhla.com에 있음

13) 실제 자료는 www.koreanhla.com에 있음

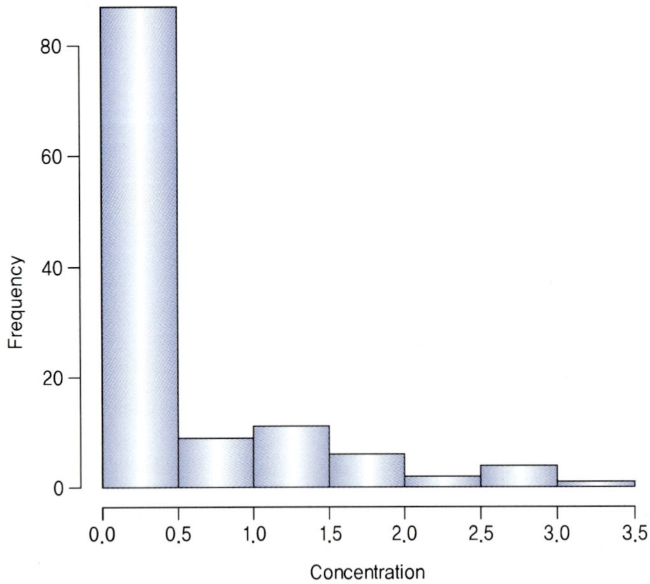

그림 11.7 [예제 11.1]의 결과에서 0 이하의 결과를 0으로 처리한 경우의 히스토그램

▶표 11.4 공백검체 최상위 10개 결과

Rank	Results
111	1.78
112	1.86
113	1.99
114	2.24
115	2.33
116	2.51
117	2.55
118	2.62
119	2.88
120	3.10

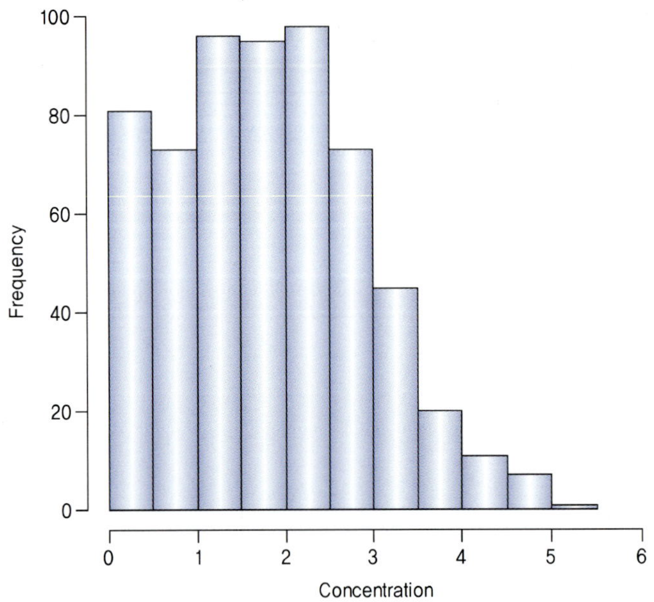

그림 11.8 [예제 11.2]의 결과에서 0 이하의 결과를 0으로 처리한 경우의 히스토그램

▶표 11.5 낮은 순위의 일부 자료

Rank	Results
30	0
31	0
32	0
33	0
34	0
35	0
36	0
37	0
38	0
39	0
40	0
41	0
42	0.02
43	0.02

동일하게 저농도 검체 결과들도 [그림 11.8]에서처럼 정규분포를 하지 않으므로 비모수적 방법을 사용해야 한다. 따라서 5 percentile에 해당하는 관측값을 구한 후에 다음과 같은 수식으로 LoD를 구해야 한다.

$$LoD = LoB + D_{s,\beta}$$

$$D_{s,\beta} = (\text{중앙값} - 5\ percentile\ \text{관측값})$$

그런데 5 percentile에 해당하는 관측값은 30.5번째인데 41번째까지 모두 0이므로 사용할 수 없다. 따라서 [그림 11.8]의 자료로는 LoD를 구할 수 없다. ■

예제 11.4 [예제 11.3]에서 LoD를 구할 수 없었기 때문에 좀 더 높은 농도의 검체 600개를 사용하여 [그림 11.9]과 같은 결과를 얻었다.[14] LoD를 구하라.

풀이 [그림 11.9]를 보면 자료들이 정규분포를 하고 있으므로 모수적 방법을 이용할 수 있다. 실제 자료를 보면 평균=3.6286, 표준편차=1.5414 이므로 식 (11.3)에 의해 LoD=4.82이다.

$$LoD = 2.285 + 1.646 \times 1.5414 = 4.82$$

■

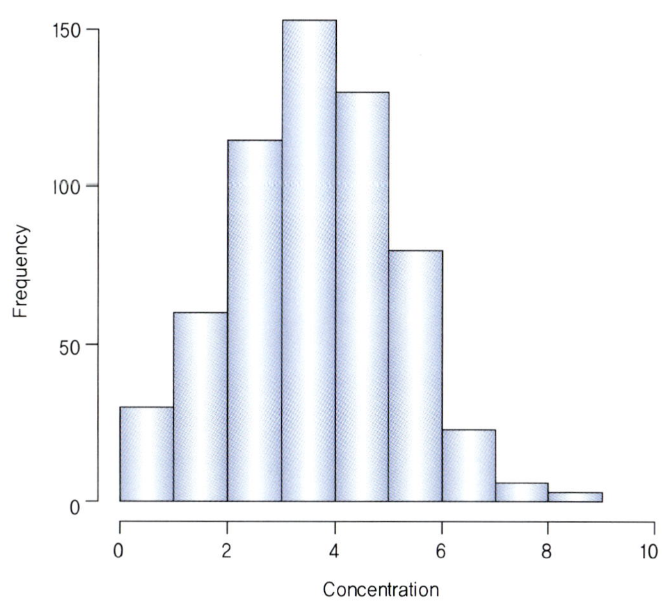

그림 11.9 [예제 11.4]의 저농도 600개 검체결과에 대한 히스토그램

14) 실제 자료는 www.koreanhla.com에 있음

예제 11.5 [예제 11.4]에서 5.0μg/L 이하에서 총오차의 목표를 4.0μg/L으로 하였다. Bias가 없다고 가정하는 경우 LoQ를 설정하라.

풀이 Bias가 없다고 가정하면 LoD에서의 총오차는[15] $2SD_s = 2 \times 1.5414 = 3.08$이다. 따라서 LoD에서 총오차의 범위 $(-4.0 \sim +4.0)$를 벗어나지 않고 목표를 만족시킨다고 할 수 있다. 이러한 경우에는 $LoD = LoQ$로 간주한다. ■

15) $Total\ error = bias + 2 \times SD_S$

Chapter 12 정량검사법의 비교

정량검사법을 비교할 때에는 5장에 다루었던 선형회귀분석이 사용된다. 정량검사법 비교에서는 검사자료의 통계적 분석뿐만 아니라 검체 선정 및 이상치 검출에도 많은 신경을 써야 한다. 비교하는 검체는 분석측정범위(analytical measurement range, AMR)의 전 구간에 걸친 농도가 골고루 분포하도록 해야 한다. 또한 검사를 시행하고 난 후에는 분석에 앞서 이상치를 검출하여 원인을 밝히고 문제의 검체를 제거하거나 혹은 대치하여 재검하여야 한다. 필요한 경우에는 모든 검체에 대해 재검을 시행할 수도 있다. 이상치 검출과정이 끝나면 직선성을 평가하여 직선성을 만족하는 구간에 대해 선형회귀식을 구한 후 잔차분석(residual analysis)을 시행한다. 잔차분석 후에 최종적으로 임상에 사용하기에 적합한지 결론을 내리게 된다. 본 장에서는 이런 일련의 과정들에 대해 자세히 알아보도록 한다.

12.1 검체 선정

정량검사법을 비교하기 위해서는 최소한 40개의 환자검체를 5일 이상에 걸쳐 분석하여야 한다. 각 검체는 신규 검사법이나 기존검사법[1] 모두에서 각각 두 번씩 측정한다. 그리고 비교하는 검체의 농도는 AMR 전 구간에 걸쳐 골고루 분포하도록 해야 한다. [표 12.1]은 정량검사의 AMR을 4~5개의 구간으로 분류한 후 각 구간마다 어느 정도의 검체분포를 가지는 것이 좋은지 보여주고 있다.

1) 검사실에서 기존에 사용하던 기존검사법 외에도 표준검사법(reference method) 등이 평가에 사용될 수 있다.

▶표 12.1 비교평가를 위한 검체 선정에 있어 분석물질의 적절한 분포[2)]

Test	Group A		Group B		Group C		Group D		Group E	
	Range	%	Range	%	Range	%	Range	%	Range	%
Glucose (mg/dL)	<50	10	51~110	40	111~150	30	151~250	10	251-SL	10
BUN (mg/dL)	<15	10	15~25	40	26~50	20	51~100	20	100-SL	10
K^+ (mmol/L)	<3.0	20	3~4.5	35	4.5~6.0	35	>6	10		
Calcium (mg/dL)	<8.0	10	8~9	20	9~11	40	11~13	20	>13-SL	10
Albumin (g/L)	<3	10	3~4	40	4-5	40	>5	10		
Cholesterol (mg/dL)	120~180	20	181~220	30	221~260	30	261~400	20		
AST/SGOT (U/L)	NL/2	20	NL/2-NL	30	NL-2NL	30	2NL-4NL	10	4NL-SL	10
ALT/SGPT (U/L)	NL/2	20	NL/2-NL	20	NL-2NL	40	2NL-4NL	10	4NL-SL	10

12.2 이상치 검출

정량검사법의 비교에서는 반드시 이상치 검출(outlier detection) 과정을 거쳐 그 원인을 규명해야 한다. 이상치가 하나만 있는데 해당 검체에만 적용되는 문제라면 해당 검체 결과만을 제거한 후 나머지 자료로 평가를 시행한다. 그러나 2개 이상의 검체에서 이상치가 발생한 경우는 원인을 분석해서 해당 검체에서만 발생한 문제이면 해당 검체를 다른 것으로 대치하고, 문제가 모든 검체에 영향을 미칠 가능성이 있으면 문제를 해결한 후 모든 검체를 재검해야 한다. 이상치 검출을 위한 일반적인 원칙은 5장 선형회귀 분석에서 다루었다. 여기서는 CLSI EP9에서 제시하는 몇 가지 방법을 소개하도록 하겠다.[3)]

우선 각 검사법의 반복검사(within-method duplicates) 결과에서 이상치를 검출하기

2) Reproduced with permission, from CLSI publication EP9-A2 (ISBN 1-56238-472-4), part of Table 1a on page 21. Copies of the current edition may be obtained from Clinical and Laboratory Standards Institute, 940 West Valley Road, Suite 1400, Wayne, Pennsylvania 19087-1898, USA., www.clsi.org

3) CLSI EP9-A2—Method comparison and bias estimation using patient samples; approved guideline-second edition. Clinical and Laboratory Standards Institute, USA., www.clsi.org.

▶ 표 12.2 정량검사법의 비교평가 사례 4)

Sample#	Test Method		Comparative Method	
	Result 1	Result 2	Result 1	Result 2
1	165	158	155	158
2	197	208	202	194
3	47	50	43	45
⋮	⋮	⋮	⋮	⋮
38	62	62	68	66
39	137	135	138	143
40	104	111	106	107

위해 mean absolute differences ($DX_i = |x_{i1} - x_{i2}|$) 방법을 사용할 수 있다. 이는 DX_i에 대한 평균을 구한 다음 DX_i가 평균의 4배 이상인 경우를 이상치로 판정하는 것이다. 혹은 normalized absolute difference ($DX_i' = \frac{|x_{i1} - x_{i2}|}{\bar{x}_i}$)방법을 사용할 수 있다.5) 이 또한 DX_i'에 대한 평균을 구한 다음 DX_i'가 평균의 4배 이상의 경우를 이상치로 판정하는 것이다. [표 12.2]와 같은 비교평가 결과를 얻은 경우 1번 검체의 within-method duplicates에 대해 이상치를 검출하는 과정은 다음과 같다.

$$x_{11} = 155, \quad x_{12} = 158 \qquad (x: \ comparative \ method)$$

$$y_{11} = 165, \quad y_{12} = 158 \qquad (y: \ test \ method)$$

$$DX_1 = |x_{11} - x_{12}| = |155 - 158| = 3, \quad \bar{x}_1 = \frac{x_{11} + x_{12}}{2} = \frac{155 + 158}{2} = 156.5$$

$$DY_1 = |y_{11} - y_{12}| = |165 - 158| = 7, \quad \bar{y}_1 = \frac{y_{11} + y_{12}}{2} = \frac{165 + 158}{2} = 161.5$$

$$DX_1' = \frac{|x_{11} - x_{12}|}{\bar{x}_1} = \frac{3}{156.5} = 0.0192$$

$$DY_1' = \frac{|y_{11} - y_{12}|}{\bar{y}_1} = \frac{7}{161.5} = 0.0433$$

4) 전체 자료는 www.koreanhla.com에 있음. Reproduced with permission, from CLSI publication EP9-A2 (ISBN 1-56238-472-4), page 25. Copies of the current edition may be obtained from Clinical and Laboratory Standards Institute, 940 West Valley Road, Suite 1400, Wayne, Pennsylvania 19087-1898, USA., www.clsi.org

5) x_{i1}는 i번째 검사의 첫 번째 결과, x_{i2}는 i번째 검사의 두 번째 결과이며, $\bar{x}_i$는 두 결과의 평균이다.

▶ 표 12.3 [표 12.2]의 within-method duplicates에 대한 이상치 검출 과정

Sample#	Test Method		Comparative Method		DX_i	DY_i	DX_i'	DY_i'
	$y_{\cdot\cdot 1}$	$y_{\cdot\cdot 2}$	$x_{\cdot\cdot 1}$	$x_{\cdot\cdot 2}$				
1	165	158	155	158	3	7	0.0192	0.0433
2	197	208	202	194	8	11	0.0404	0.0543
3	47	50	43	45	3	2	0.0619	0.0455
⋮	⋮	⋮	⋮	⋮	⋮	⋮	⋮	⋮
38	62	62	68	66	2	0	0.0299	0
39	137	135	138	143	5	2	0.0356	0.0147
40	104	111	106	107	1	7	0.0094	0.0651
					$\overline{DX}=3.6667$	$\overline{DY}=4.8333$	$\overline{DX'}=0.0327$	$\overline{DY'}=0.0371$

이와 동일한 과정을 모든 검체에 적용하면 [표 12.3]과 같은 결과를 얻을 수 있다. [표 12.2]에 제시된 6개 검체에 대한 자료에서는 이상치가 없음을 알 수 있다.

두 검사법 간에 결과 값 차이가 너무 큰 경우에도 이상치로 간주하여 이를 검출해야 한다. 이를 위해 mean absolute difference와 relative absolute difference를 구한다. Mean absolute difference는 $E_{ij}=|y_{ij}-\overline{x}_i|$로 정의한다. 즉 각 검체에 대해 test method(y_{ij}) 각각의 결과와 comparative method 평균($\overline{x}_i$)과의 차를 구하는 것이다. 따라서 각 검체 당 두 개의 차(difference)가 구해진다. 이들 차(difference)들의 평균을 구한 후, E_{ij}가 구한 평균의 4배를 넘는 경우 이상치로 간주하게 된다. 한편 relative absolute difference는 $E_{ij}'=\dfrac{|y_{ij}-\overline{x}_i|}{\overline{x}_i}$로 정의한다. 이 경우에도 E_{ij}'의 평균을 구한 다음, E_{ij}'가 평균의 4배를 넘는 경우 이상치로 간주한다. 이 과정을 [표 12.2]의 1번 검체에 적용해 보면 다음과 같다.

$$x_{11}=155,\quad x_{12}=158 \qquad (x: \textit{comparative method})$$

$$y_{11}=165,\quad y_{12}=158 \qquad (y: \textit{test method})$$

$$E_{11}=|y_{11}-x_{11}|=|165-155|=10$$

$$E_{12}=|y_{12}-x_{12}|=|158-158|=0$$

$$E_{11}'=\frac{|y_{11}-x_{11}|}{x_{11}}=\frac{10}{155}=0.0645$$

▶표 12.4 두 방법 간 이상치 검출 과정

Sample#	Test Method		Comparative Method		E_{i1}	E_{i2}	E'_{i1}	E'_{i2}
	$y_{\cdot\cdot1}$	$y_{\cdot\cdot2}$	$x_{\cdot\cdot1}$	$x_{\cdot\cdot2}$				
1	165	158	155	158	10	0	0.0645	0
2	197	208	202	194	5	14	0.0248	0.0722
3	47	50	43	45	4	5	0.0851	0.1000
⋮	⋮	⋮	⋮	⋮	⋮	⋮	⋮	⋮
38	62	62	68	66	6	4	0.0882	0.0606
39	137	135	138	143	1	8	0.0072	0.0559
40	104	111	106	107	2	4	0.0189	0.0374
					$\overline{E_{ij}}=5.25$		$\overline{E'_{ij}}=0.0512$	

$$E'_{12}=\frac{|y_{12}-x_{12}|}{x_{12}}=\frac{0}{158}=0$$

이와 동일한 과정을 모든 검체에 적용하면 [표 12.4]와 같은 결과를 얻을 수 있다. [표 12.2]에 제시된 6개 검체에 대한 자료에서는 이상치가 없음을 알 수 있다.

5장에서도 배웠지만 두 검사법 간의 이상치를 검출하는 일반적인 방법은 scatter plot과 difference plot을 그려보는 것이다. [그림 12.1]은 [표 12.2]의 자료에 대해 두 개의 scatter plot을 보여주고 있다. 왼쪽 그림은 x축에 기존검사법의 평균, y축에 신규 검사법의 개별 결과를 표시한 것이다. 반면 오른쪽 그림은 x축에 기존검사법의 평균, y축에 신규 검사법의 평균값을 표시하였다. 두 그림 모두에서 이상치는 발견되지 않는다. 또한 이러한 scatter plot을 통해 두 검사법 간에 직선성이 유지되고 있는 것 또한 관찰할 수 있다.

한편 difference plot의 경우에는 [그림 12.2]처럼 x축에 기존검사법과 신규검사법의 평균, y축은 두 검사법의 평균의 차 혹은 신규검사법의 개별결과와 기존검사법의 평균과의 차를 그려 넣는다.

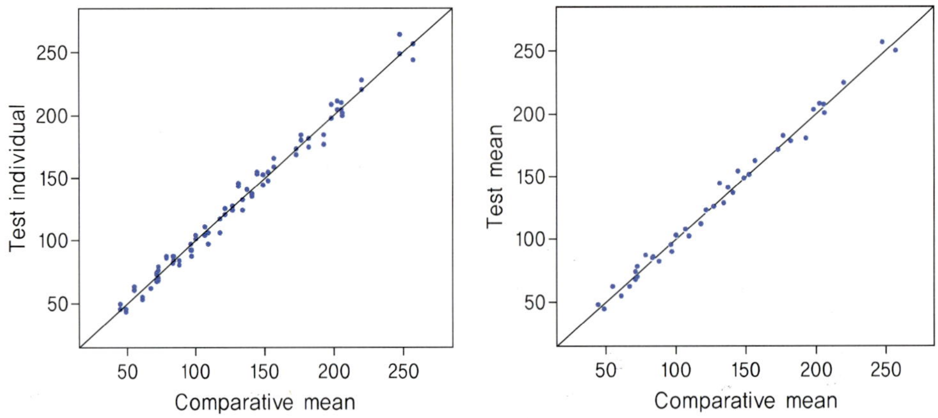

그림 12.1 Scatter plot. 왼쪽 그림–test individual vs comparative mean, 오른쪽 그림–test mean vs comparative mean

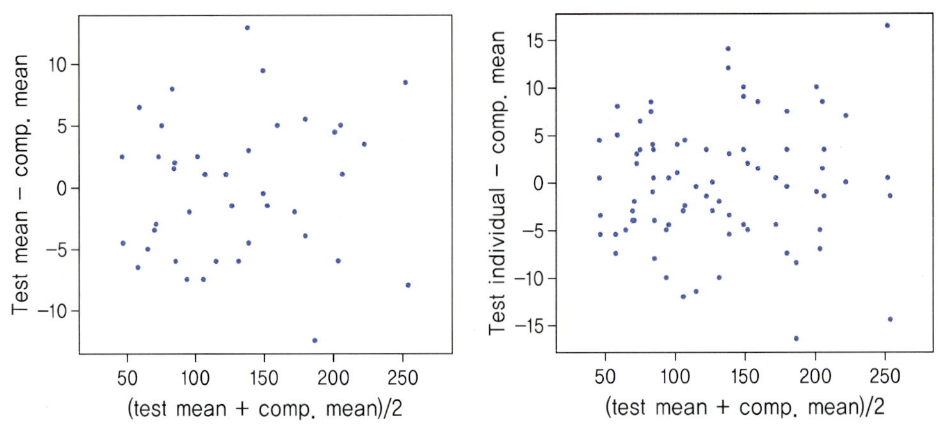

그림 12.2 Difference plot. 왼쪽 그림–(test mean–comp. mean) vs (test mean+comp. mean)/2, 오른쪽 그림–(test individual–comp. mean) vs (test mean+comp. mean)/2

12.3 직선성 평가

직선성 평가를 하는 일반적인 원칙은 10장에서 다룬 내용과 동일하다. 직선성을 평가하기 위해서는 우선 [그림 12.1]과 같은 산점도(scatter plot)을 그려보는 것이 좋다. [그림 12.1]의 왼쪽 그림에 대해 직선성을 평가해 보기로 하자. 1차 회귀식과 2차 다항 회귀식을 [표 12.5]와 같이 R 프로그램을 이용하여 추정해 볼 수 있다. [표 12.6]은 R을 이용하여 1차 및 2차 다항 회귀식에 대한 분석을 시행한 결과물이다. 2차 다항식의 경우에는 b_2가 유의하지 않아 ($p-value=0.841$) 2차 다항식은 적합하지 않음을 알 수 있다. 또한 1차식의 경우 b_1은 유의하나 ($p-value=<0.001$) b_0는 유의하지 않기 때문에 ($p-value=0.729$) b_0를 사용할 수 없다. 그러나 기존검사법과 신규 검사법 간에 $b_0=0$인 경우 즉 원점을 지나는 선형회귀식을 고려할 수도 있기 때문에 b_0를 제외하고 b_1 계수만을 사용하여 선형회귀분석을 다시 시행한다. b_0를 제외한 선형회귀분석을 시행하면 [표 12.7]와 같이 b_1이 유의하다는 결과를 얻게 된다.[6)]

▶표 12.5 [그림 12.1] 자료의 선형회귀분석을 위한 R 프로그램

```
f1 <- lm(test ~ com)                    # first order
summary(f1)

f2 <- lm(test ~ I(com^2)+I(com^1) )     # second order
summary(f2)
```

▶표 12.6 [그림 12.1] 자료의 선형회귀분석 결과

first order	Estimate	Std. Error	t-value	Pr(>|t|)
b_0	−0.62832	1.80399	−0.348	0.729
b_1	1.00350	0.01279	78.481	<2e−16 ***

Residual standard error : 6.446 on 78 degrees of freedom
Multiple R-Squared : 0.9875, Adjusted R-squared : 0.9873

second order	Estimate	Std. Error	t-value	Pr(>|t|)
b_0	−1.391e+00	4.194e+00	−0.332	0.741
b_1	1.016e+00	6.486e−02	15.669	<2e−16 ***
b_2	−4.504e−05	2.232e−04	−0.202	0.841

Residual standard error : 6.486 on 77 degrees of freedom
Multiple R-Squared : 0.9875, Adjusted R-squared: 0.9872

6) 동일한 과정을 [그림 12.1]의 오른쪽 (test mean vs comparative mean) 자료에 대해서도 시행할 수 있으며 [예제 12.1]에서 다룬다.

▶표 12.7 b_0를 제외한 경우의 선형회귀분석 프로그램과 결과

```
f3 <- lm(test ~ com-1)                    # first order
summary(f3)
```

first order	Estimate	Std. Error	t-value	Pr(>|t|)
b_1	0.99942	0.00508	196.8	<2e−16 ***

Residual standard error : 6.41 on 79 degrees of freedom

Multiple R-Squared : 0.998, Adjusted R-squared: 0.9979

[표 12.7]의 결과물 중에서 Multiple R-Squared는 상관계수(correlation coefficient, r)의 제곱(r^2)값을 의미한다. 일반적으로 $r^2 \geq 0.95$이면 비교평가에 사용된 검체 농도의 범위 즉, x 범위에 대해 선형회귀분석을 사용할 수 있는 것으로 판정한다. 반면 $r^2 < 0.95$이면 측정범위 즉 x의 범위를 더 넓혀 비교평가를 추가로 시행하여 r^2값을 높이거나 x의 범위를 더 이상 넓힐 수 없는 경우에는 조건을 만족하도록 x의 범위를 분할하여 직선성 여부 및 상관계수를 구해야 한다. 본 예제의 경우는 r^2값이 0.9984이기에 비교평가에 사용된 x의 범위에 대해 선형회귀모형을 사용할 수 있다.

12.4 잔차분석

선형회귀식을 구하고 나면 5장에서 다루었듯이 잔차분석을 시행한다. 잔차란 어떤 x값에서 실제 결과와 회귀식으로 계산한 결과간의 차이이다. 정량검사의 비교평가에서는 comparative mean을 x라 하고 test individual을 y로 하는 경우와 comparative mean을 x라 하고 test mean을 y로 하는 두 경우가 있으므로 다음과 같이 두 개의 잔차가 정의된다.

$$Residual_{ij} = y_{ij} - \hat{Y}_{ij} = y_{ij} - (a + b\bar{x}_{ij}) \quad \text{(test individual의 경우)}$$

$$Residual_j = y_j - \hat{Y}_j = y_j - (a + b\bar{x}_j) \quad \text{(test mean의 경우)}$$

Test individual이 y인 경우의 잔차분석 R 프로그램은 [표 12.8]과 같고, test mean이 y인 경우의 잔차분석 R 프로그램은 [표 12.9]와 같다.

▶표 12.8 Comparative mean을 x, test individual을 y라 할 때 b_0를 제외한 선형회귀분석에 대한 잔차분석

```
plot(com, resid(f3), ylab="Residuals", xlab="Comp.mean"); abline(h=0, lty=2)
qqnorm(studres(f3), ylab="Studentized residuals")
abline(coef=c(0,1), lty=2)
```

▶표 12.9 Comparative mean을 x, test mean을 y라 할 때 b_0를 제외한 선형회귀분석에 대한 잔차분석

```
plot(com, resid(f31), ylab="Residuals", xlab="Comp.mean");abline(h=0, lty=2)
qqnorm(studres(f31), ylab="Studentized residuals")
abline(coef=c(0,1), lty=2)
```

[그림 12.3], [그림 12.4], [그림 12.5], [그림 12.6]은 R 프로그램 결과를 보여주고 있다. [그림 12.3]은 test individual을 y로 하는 경우의 잔차 산점도이다. 잔차의 퍼진 정도가 기존검사법 평균(comparative mean)에 무관하게 골고루 퍼져 있음을 알 수 있다. 즉, 등분산성이 성립한다고 결론지을 수 있다. 또한 x값에 따른 잔차들의 변화에 있어 특정 경향이 발견되지 않으므로 독립성이 성립한다고 볼 수 있다. 그리고 [그림 12.4]에서 자료가 점선으로 표시된 기준선과 유사한 경향을 보이므로 자료의 정규성이 보장된다

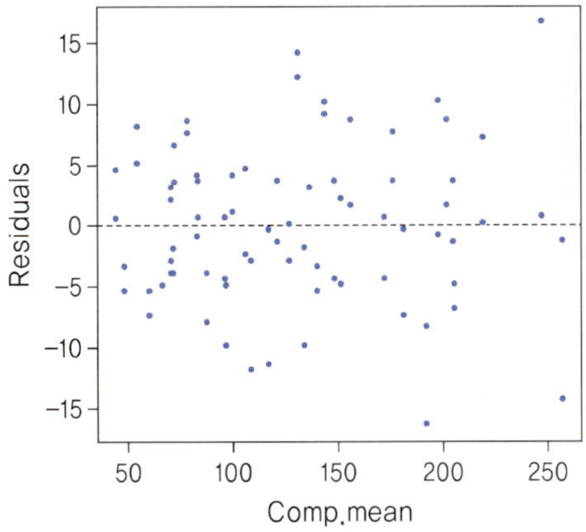

그림 12.3 Comparative mean을 x라 하고 test individual을 y라 할 때 b_0를 제외한 선형회귀 분석에 대한 잔차 산점도

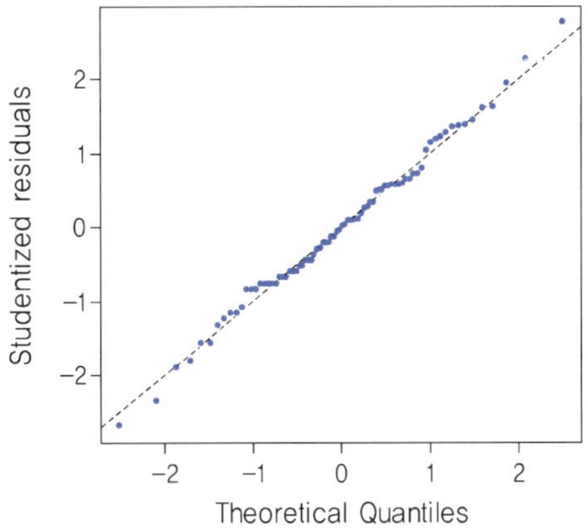

그림 12.4 Comparative mean을 x라 하고 test individual을 y라 할 때 b_0를 제외한 선형회귀 분석에 대한 Normal Q-Q plot

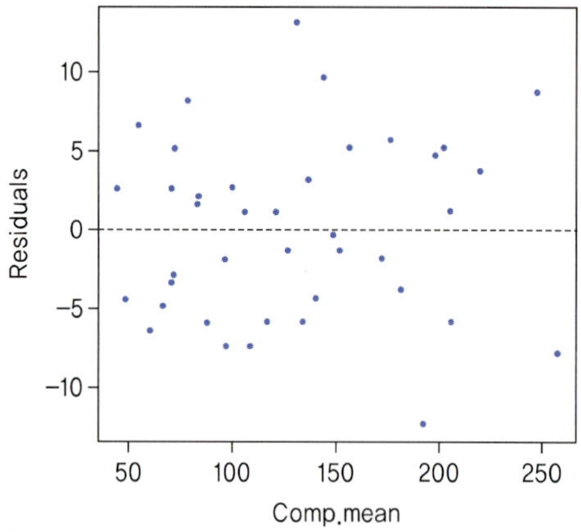

그림 12.5 Comparative mean을 x라 하고 test mean을 y라 할 때 b_0를 제외한 선형회귀 분석에 대한 잔차 산점도

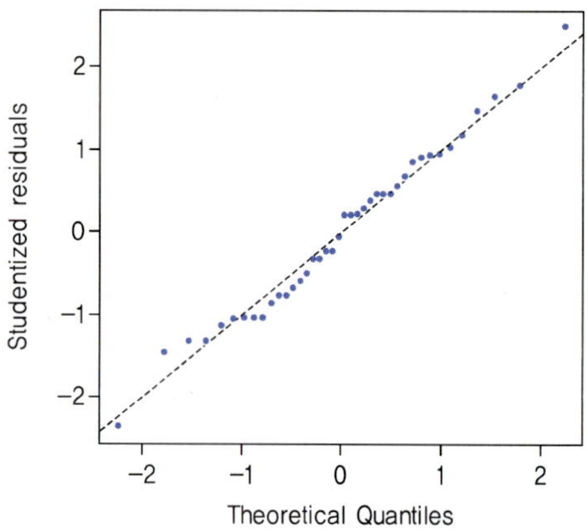

그림 12.6 Comparative mean을 x라 하고 test mean을 y라 할 때 b_0를 제외한 선형회귀 분석에 대한 Normal Q-Q plot

고 할 수 있다. 따라서 comparative mean을 x라 하고 test individual을 y로 하는 경우의 선형회귀 추정식은 $\hat{y}=0.99942x$이라고 결론내릴 수 있다.

[그림 12.5]는 test mean을 y라 할 때의 잔차 산점도이다. 잔차가 기존검사법(comparative mean)에 무관하게 골고루 퍼져 있음을 알 수 있다. 즉, 등분산성이 성립한다고 할 수 있다. 또한 x값에 따른 잔차들의 변화에 특정 경향이 발견되지 않으므로 독립성이 성립한다고 할 수 있다. 그리고 [그림 12.7]에서 자료가 점선으로 표시된 기준선과 유사한 경향을 보이므로 자료의 정규성이 보장된다고 할 수 있다. 따라서 comparative mean을 x라 하고 test mean을 y로 하는 경우의 선형회귀 추정식은 $\hat{y}=0.999422x$이라고 결론지을 수 있다.[7]

7) [예제 12.1] 참조

12.5 의학적 결정

정량검사법 비교평가의 마지막 단계는 임상적으로 중요한 농도 즉 medical decision level (X_c)에서 predicted bias (B_c)와 그에 대한 95% 신뢰구간을 구하는 것이다. 회귀 추정식을 $\hat{y}=a+bx$라고 할 때 predicted bias (B_c)는 다음과 같다.

$$\hat{B}_c = a + bX_c - X_c = a + (b-1)X_c \qquad (12.1)$$

그리고 predicted bias (B_c)에 대한 95% 신뢰구간은 다음과 같이 구한다.

$$[\hat{B}_{c,low}, \hat{B}_{c,high}] = \hat{B}_c \pm 2S_{y \cdot x}\sqrt{\frac{1}{2N} + \frac{(X_c - \bar{x})^2}{\sum\sum(x_{ij} - \bar{x})^2}} \qquad (12.2)$$

여기서 $\bar{x}$는 comparative method의 전체평균, x_{ij}는 comparative method 각각의 결과값, 그리고 $S_{y.x}$는 standard deviation of residuals이다. 만일 predicted bias (B_c) 신뢰구간 상한이 허용치보다 작으면 신규 검사법은 기존검사법과 동등하다고 판단하지만, 신뢰구간 하한이 허용치보다 크면 신규 검사법은 기존검사법과 동등하지 않다고 판단한다.[8)]

[표 12.2]의 자료에서 comparative mean을 x라 하고 test individual을 y로 하는 경우의 선형회귀 추정식에서 $X_c = 150$의 경우를 예로 들어 보자. 추정식은 $\hat{y} = 0.99942x$이므로 $X_c = 150$의 경우 $\hat{y} = 0.99942 \times 150 = 149.9$이어서 $\hat{B_c} = -0.1$이 된다. 그리고 $S_{y.x}$는 6.45가 된다.

$$S_{y \cdot x} = \sqrt{\frac{\sum\sum(y_{ij} - \hat{Y}_{ij})^2}{2N-2}} = \sqrt{\frac{3245.968}{78}} = 6.45$$

따라서 식 (12.2)에 $S_{y.x} = 6.45$, $N = 40$ $X_c = 150$, $\bar{x} = 129.3375$를 대입하여 95% 신뢰구간을 아래와 같이 계산할 수 있다.

8) 허용치가 predicted bias(B_c)의 95% 신뢰구간 안에 들어가는 경우에도 신규 검사법과 기존검사법은 동등하다고 판단한다.

$$
\begin{aligned}
[\hat{B}_{c,low},\quad \hat{B}_{c,high}] &= -0.1 \pm 2\times 6.45\sqrt{[1/80+(150-129.3375)^2/254135.3875]} \\
&= -0.1 \pm 12.9\sqrt{(0.0125+426.9389/254135.3875)} \\
&= -0.1 \pm 12.9(0.11908) = -0.1 \pm 1.5 \\
&= (-1.6,\ 1.4)
\end{aligned}
$$

따라서 본 예제의 경우는 predicted bias에 대한 95% 신뢰구간에 0을 포함하고 있으므로 새 검사법은 comparative method와 비교하여 유의한 수준의 bias를 보이지 않는다고 판단할 수 있다.

12.6 예 제

예제 12.1 [표 12.2]의 자료에 대해 comparative mean을 x라 하고 test mean을 y라 할 때 직선성을 평가하고 선형회귀식을 구하라.

풀이 [표 12.2]에 대한 자료의 산점도는 [그림 12.7]과 같다. 단순회귀모형과 2차 다항 회귀모형을 [표 12.9]와 같이 R 프로그램으로 추정할 수 있으며 그 결과는 [표 12.10]과 같다. [표 12.10]을 보면 2차 다항식의 경우 b_2가 유의하지 않게 나오기 때문에($p-value=$ 0.874) 2차 다항식은 적합하지 않다고 판정하게 된다. 또한 1차식의 경우 b_1은 유의하나

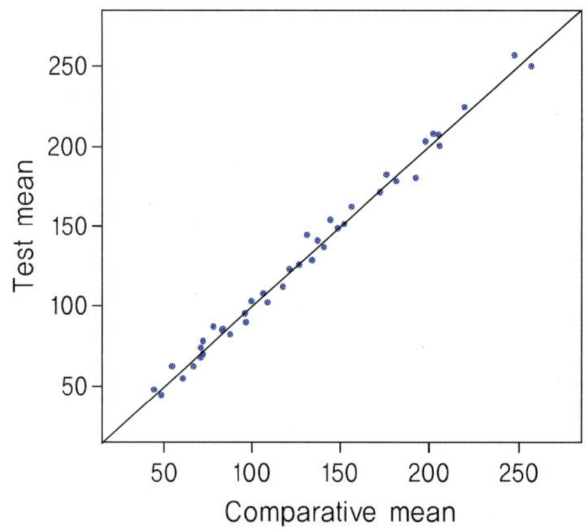

그림 12.7 Comparative mean을 x라 하고 test mean을 y라 할 때 산점도

▶표 12.9 Comparative mean을 x라 하고 test mean을 y라 할 때 R을 이용한 선형회귀분석 프로그램

```
f11 <- lm(test ~ com)                          # first order
summary(f11)

f21 <- lm(test ~ I(com^2)+I(com^1))            # second order
summary(f21)
```

▶표 12.10 Comparative mean을 x라 하고 test mean을 y라 할 때 R을 이용한 회귀분석 결과물

first order	Estimate	Std. Error	t-value	Pr(>|t|)
b_0	−0.62832	2.26474	−0.277	0.783
b_1	1.00350	0.01605	62.515	<2e−16 ***

Residual standard error : 5.722 on 38 degrees of freedom

Multiple R-Squared : 0.9904, Adjusted R-squared : 0.9901

second order	Estimate	Std. Error	t-value	Pr(>|t|)
b_0	−1.391e+00	5.301e+00	−0.262	0.794
b_1	1.016e+00	8.198e−02	12.397	9.66e−15 ***
b_2	−4.504e−05	2.821e−04	−0.160	0.874

Residual standard error : 5.797 on 37 degrees of freedom

Multiple R-Squared : 0.9904, Adjusted R-squared: 0.9899

($p-value$ =<.001) b_0는 유의하지 않다($p-value$ =0.783). 따라서 b_0를 제외하고 b_1 계수만을 사용하여 [표 12.11]과 같이 선형회귀분석을 다시 실시한다. [표 12.11]의 결과값을 보면 $b_1 = 0.999422$이며 유의함을 알 수 있다. 따라서 선형회귀추정식은 $\hat{y} = 0.999422x$이다.

▶표 12.11 Comparative mean을 x라 하고 test mean을 y라 할 때 b_0를 제외한 선형회귀분석

```
f31 <- lm(test ~ com-1)                        # first order
summary(f31)
```

first order	Estimate	Std. Error	t-value	Pr(>|t|)
b_1	0.999422	0.006336	157.7	<2e−16 ***

Residual standard error : 5.654 on 39 degrees of freedom

Multiple R-Squared : 0.9984, Adjusted R-squared: 0.9984

Chapter 13 정성검사법의 평가

검사결과를 단지 양성과 음성으로만 구분하여 보고하는 검사를 정성검사라고 한다. 이 때 양성과 음성을 가르는 지점을 cutoff라고 하는데, cutoff를 임상적인 측면에서 기술하자면 양성 및 음성이라는 결정을 내리기에 적합한 지점(medical decision point)으로 정의할 수 있다. 그리고 통계적인 측면에서 기술한다면 11장에서 언급했던 limit of blank (LoB)로 정의하는 것이 적절하다. 정성검사법을 평가하기 위해서는 정밀도 평가 및 기존검사법 혹은 표준검사법과 비교평가를 하게 된다. 이를 토대로 기존검사법과의 일치율(agreement), 신규 검사법의 정밀도, 진단민감도(diagnostic sensitivity), 진단특이도(diagnostic specificity) 및 더 나아가 양성예측도(positive predictive value, PPV), 음성예측도(negative predictive value, NPV) 등을 구하게 된다.[1)]

13.1 정성검사의 임상평가 개요

정성검사법을 평가하기 위해서는 정밀도 평가 및 기존검사법과의 비교평가를 시행하게 된다. 정밀도 평가를 위해서는 양성 및 음성 검체 외에 cutoff 혹은 cutoff 근처 농도(near-the-cutoff)의 검체를 이용한다.[2)] 정밀도는 비교평가 기간 중에 20회 이상 시행하여 평가하도록 한다. 정밀도 평가에 양성 및 음성 검체가 사용된다 하여도 별도의 양성 및 음성 control을 매 run마다 검사하여 평가검체의 결과를 신뢰할 수 있는 지를 점검

1) 본 장에서 다루는 진단민감도와 진단특이도는 편의상 민감도와 특이도로 약하여 사용한다. 분석민감도 및 분석특이도라는 용어는 다른 의미로 사용되기 때문에 혼란이 없어야 한다.

2) Cutoff를 설정한 근거에 따라 달라질 수 있겠지만, 11장에서 언급했던 LoB를 cutoff로 정의한 경우에는 해당 농도 검체는 양성과 음성의 결과가 50%씩 나오게 된다. 또한 near-the-cutoff 검체는 indeterminate zone 혹은 gray zone을 확인하기 위한 것이다.

▶표 13.1 2×2 contingency table

		표준검사법 혹은 질환	
		양성	음성
신규 검사법	양성	a (True Positive)	b (False Positive)
	음성	c (False Negative)	d (True Negative)

해야 한다.[3)]

검사법을 비교하기 위해서는 신규 검사법과 표준검사법[4)]을 이용하여 신선한 환자 검체를 거의 같은 시기에 두 방법 모두에서 검사하여야 한다. 최소한 50개의 양성 및 50개의 음성 검체를 이용하여 10~20일에 거쳐 비교한다. 비교검사 결과는 [표 13.1]과 같이 2×2 table로 요약한다. 표준검사법이 사용된 경우에는 2×2 table로부터 민감도와 특이도를 구할 수 있지만, 표준검사법이 아닌 기존검사법과 단순히 비교한 경우에는 일치율만 구할 수 있다.

$$\text{민감도} = P(Test + | Disease +) = a/(a+c)$$

$$\text{특이도} = P(Test - | Disease -) = d/(b+d)$$

13.2 민감도 및 특이도의 신뢰구간

민감도 혹은 특이도를 p라고 할 때 그 신뢰구간은 이항분포를 정규분포로 근사시켜

$$p \pm 1.96\sqrt{\frac{p(1-p)}{n}} \tag{13.1}$$

3) Control reject가 10회에 1번인 경우는 해당 결과를 제외시키지만 2번 이상이 되면 전체 실험을 다시 해야 한다.

4) 혹은 기존검사법을 사용할 수도 있다. 그러나 신규 검사법과 기존검사법을 비교하여 차이가 나는 경우에는 차이나는 검체에 대해 reference method로 확인해야 한다. 또한 기존검사법을 이용하여 sensitivity와 specificity를 추정하기 위해서는 차이나는 모든 검체에 대한 확인뿐만 아니라 일치하는(concordant) 일부 검체에 대해서도 reference method로 확인 검사를 시행해야 한다. Reference method가 없거나 이용할 수 없는 경우에는 임상자료를 고찰하여야 한다.

식 (13.1)과 같이 구할 수 있다. 그러나 식 (13.1)은 정규분포를 가정하고 있기 때문에 NCCLS에서는 일반적으로 적용할 수 있는 score confidence interval이라는 방법을 제안하고 있는데 식 (13.2)와 같다.

$$[100\%(Q_1-Q_2)/Q_3,\quad 100\%(Q_1+Q_2)/Q_3] \tag{13.2}$$

민감도 경우의 Q_1, Q_2, Q_3는 다음과 같다.

$$Q_1=2a+1.96^2=2a+3.84$$

$$Q_2=1.96\sqrt{1.96^2+4ac/(a+c)}=1.96\sqrt{3.84+4ac/(a+c)}$$

$$Q_3=2(a+c+1.96^2)=2(a+c)+7.68$$

그리고 특이도 경우의 Q_1, Q_2, Q_3는 다음과 같다.

$$Q_1=2d+1.96^2=2d+3.84$$

$$Q_2=1.96\sqrt{1.96^2+4bd/(b+d)}=1.96\sqrt{3.84+4bd/(b+d)}$$

$$Q_3=2(b+d+1.96^2)=2(b+d)+7.68$$

예를 들어 어떤 특정 질병이 있는 환자 검체 50개, 정상인 검체 100개를 취하여 [표 13.2]와 같이 신규 검사법의 민감도와 특이도를 평가하였다고 해보자.

[표 13.2]의 자료로부터 새 검사법의 민감도와 특이도를 구해보면 다음과 같다.

$$\text{민감도}=P(Test+|Disease+)=47/50=0.94$$

$$\text{특이도}=P(Test-|Disease-)=96/100=0.96$$

표 13.2 환자 50명의 검체와 정상인 100명의 검체를 이용하여 신규검사법으로 검사한 결과

		질 병		총 합
		유	무	
신규검사법	양성	47	4	51
	음성	3	96	99
총 합		50	100	150

다음으로 정규분포 근사를 가정하여 각각의 95% 신뢰구간(confidence interval, CI)을 구하면 다음과 같다.

$$\text{민감도 95\%}\ \ CI = p \pm 1.96\sqrt{\frac{p(1-p)}{n}}$$

$$= 0.94 \pm 1.96\sqrt{\frac{0.94(1-0.94)}{50}} = (87.4\%,\ 100\%)$$

$$\text{특이도 95\%}\ \ CI = p \pm 1.96\sqrt{\frac{p(1-p)}{n}}$$

$$= 0.96 \pm 1.96\sqrt{\frac{0.96(1-0.96)}{100}} = (92.2\%,\ 99.8\%)$$

그리고 score confidence interval 방법에 따라 95% 신뢰구간을 구하면 다음과 같다.

민감도의 경우에는 $Q_1 = 97.84$, $Q_2 = 7.62$, $Q_3 = 107.68$이므로[5] 95% 신뢰구간은 (83.8%, 97.9%)이다.

$$[100\%(Q_1 - Q_2)/Q_3,\quad 100\%(Q_1 + Q_2)/Q_3]$$

$$\Rightarrow [100\%(97.84 - 7.62)/107.68,\quad 100\%(97.84 + 7.62)/107.68]$$

$$\Rightarrow [83.79,\ 97.94]$$

특이도의 경우에는 $Q_1 = 195.84$, $Q_2 = 8.59$, $Q_3 = 207.68$이므로[6] 95% 신뢰구간은 (90.2%, 98.4%)이다.

$$[100\%(Q_1 - Q_2)/Q_3,\quad 100\%(Q_1 + Q_2)/Q_3]$$

$$\Rightarrow [100\%(195.84 - 8.59)/207.68,\quad 100\%(195.84 + 8.59)/207.68]$$

$$\Rightarrow [90.16,\ 98.44]$$

---

5) $Q_1 = 2a + 1.96^2 = 2\times47 + 3.84 = 97.84$
$Q_2 = 1.96\sqrt{1.96^2 + 4ac/(a+c)} = 1.96\sqrt{3.84 + 4\times47\times3/(47+3)} = 7.62$
$Q_3 = 2(a+c+1.96^2) = 2(47+3) + 7.68 = 107.68$

6) $Q_1 = 2d + 1.96^2 = 2\times96 + 3.84 = 195.84$
$Q_2 = 1.96\sqrt{3.84 + 4\times4\times96/(4+96)} = 8.59$
$Q_3 = 2(b+d+1.96^2) = 2(4+96) + 7.68 = 207.68$

13.3 정성검사법의 성능비교

신규검사법과 기존검사법과의 성능을 비교하고자 하는 경우에는 비교실험 결과를 [표 13.3]과 같이 2×2 table로 요약하고 일차적으로 McNemar 검정을 사용할 수 있다.

▶표 13.3 두 시약의 성능을 비교하기 위한 2×2 contingency table

		기존검사법	
		양 성	음 성
신규검사법	양성	$a=a_1+a_2$ $(a_1:D+\ ,\ a_2:D-)$	$b=b_1+b_2$ $(b_1:D+\ ,\ b_2:D-)$
	음성	$c=c_1+c_2$ $(c_1:D+\ ,\ c_2:D-)$	$d=d_1+d_2$ $(d_1:D+\ ,\ d_2:D-)$

McNemar 검정의 귀무가설은 "두 진단의약품의 성능은 차이가 없다"는 것으로 민감도 및 특이도의 성능 비교에 대한 검정통계량은 각각 아래의 T_1, T_2와 같다.

$$T_1=(b_1-c_1)^2/n_1 \tag{13.3}$$

$$T_2=(c_2-b_2)^2/n_2 \tag{13.4}$$

식 (13.3)과 식 (13.4)에서 $n_1=a_1+b_1+c_1+d_1$, $n_2=a_2+b_2+c_2+d_2$이며, T_1, T_2는 $\chi^2_{df=1}$의 분포를 따른다. 그런데 McNemar 검정은 두 진단의약품의 성능에 차이가 있고 없음을 검정하는 것일 뿐 어느 정도 차이가 있는지 보여주지 못한다. 따라서 NCCLS EP12-A[7]에서는 신뢰구간을 이용한 방법으로 성능의 차이를 검정하도록 제안하고 있다. 새 검사법과 기존검사법의 민감도 차이를 $D_{sn}=new_{sn}-old_{sn}$이라 하고, 특이도의 차이를 $D_{sp}=new_{sp}-old_{sp}$라 하자. 그러면 민감도 차이에 대한 95% 신뢰구간은 다음과 같이 구할 수 있다.

7) NCCLS document EP12-A—User Protocol for Evaluation of Qualitative Test Performance; Approved Guideline (ISBN 1-56238-468-6). Copies of the current edition may be obtained from Clinical and Laboratory Standards Institute, 940 West Valley Road, Suite 1400, Wayne, Pennsylvania 19087-1898, USA., www.clsi.org

$$(D_{sn}-\sqrt{Q_5}\ ,\ D_{sn}+\sqrt{Q_6}\ ) \tag{13.5}$$

$$Q_1=(a_1+b_1)(c_1+d_1)(a_1+c_1)(b_1+d_1)$$

$$Q_2=a_1d_1-b_1c_1$$

$$Q_3=Q_2-n_1/2 \quad \text{if} \quad Q_2>n_1/2$$

$$Q_3=0 \quad \text{if} \quad 0 \leqq Q_2 \leqq 0$$

$$Q_3=Q_2 \quad \text{if} \quad Q_2<0$$

$$Q_4=Q_3/\sqrt{Q_1}\ ,\ (Q_4=0 \text{ if } Q_1=0)$$

$$Q_5=(new_{sn}-l_1)^2-2Q_4(new_{sn}-l_1)(u_2-old_{sn})+(u_2-old_{sn})^2$$

$$Q_6=(old_{sn}-l_2)^2-2Q_4(old_{sn}-l_2)(u_1-new_{sn})+(u_1-new_{sn})^2$$

$l_1=new_{sn}$의 95% $score\ CI$ 하한

$u_1=new_{sn}$의 95% $score\ CI$ 상한

$l_2=old_{sn}$의 95% $score\ CI$ 하한

$u_2=old_{sn}$의 95% $score\ CI$ 상한

또한 특이도 차이 $D_{sp}=new_{sp}-old_{sp}$에 대한 95% 신뢰구간은 다음과 같이 구할 수 있다.

$$(D_{sp}-\sqrt{Q_5}\ ,\ D_{sp}+\sqrt{Q_6}\ ) \tag{13.6}$$

$$Q_1=(a_2+b_2)(c_2+d_2)(a_2+c_2)(b_2+d_2)$$

$$Q_2=a_2d_2-b_2c_2$$

$$Q_3=Q_2-n_2/2 \quad \text{if} \quad Q_2>n_2/2$$

$$Q_3=0 \quad \text{if} \quad 0 \leqq Q_2 \leqq 0$$

$$Q_3=Q_2 \quad \text{if} \quad Q_2<0$$

$$Q_4=Q_3/\sqrt{Q_1}\ ,\ (Q_4=0 \text{ if } Q_1=0)$$

$$Q_5 = (new_{sp} - l_1)^2 - 2Q_4(new_{sp} - l_1)(u_2 - old_{sp}) + (u_2 - old_{sp})^2$$

$$Q_6 = (old_{sp} - l_2)^2 - 2Q_4(old_{sp} - l_2)(u_1 - new_{sp}) + (u_1 - new_{sp})^2$$

$l_1 = new_{sp}$의 95% $score\ CI$ 하한

$u_1 = new_{sp}$의 95% $score\ CI$ 상한

$l_2 = old_{sp}$의 95% $score\ CI$ 하한

$u_2 = old_{sp}$의 95% $score\ CI$ 상한

13.4 일치율 구하기

정성검사용 체외진단의약품에서 표준검사법이 아닌 기존검사법과 성능을 비교할 경우에는 일치율(agreement)과 일치율에 대한 95% 신뢰구간을 구하게 된다.

[표 13.4]와 같은 자료에서 일치율은 다음과 같이 구한다.

$$\text{일치율}(\%) = 100\%\,[(a+d)/n]$$

그리고 일치율에 대한 95% 신뢰구간은 다음과 같이 제시할 수 있다.

$$[100\%\,(Q_1 - Q_2)/Q_3\,,\ 100\%\,(Q_1 + Q_2)/Q_3] \tag{13.5}$$

$$Q_1 = 2(a+d) + 1.96^2 = 2(a+d) + 3.84$$

$$Q_2 = 1.96\sqrt{1.96^2 + 4(a+d)(b+c)/n} = 1.96\sqrt{3.84 + 4(a+d)(b+c)/n}$$

$$Q_3 = 2(n + 1.96^2) = 2n + 7.68$$

▶ 표 13.4 표준검사법이 아닌 기존검사법으로 신규검사법과 성능을 비교할 경우

		기존검사법	
		양성	음성
신규검사법	양성	a	b
	음성	c	d

일치율을 구한 경우에는 이에 대한 판정기준이 없기 때문에 임상의 및 진단검사의학 전문의의 자의적 판단에 의존하는 문제가 발생한다. 이 문제를 해결할 수 있는 통계량으로 kappa 통계량이 있다. [표 13.4]의 경우 kappa 통계량은 다음과 같다.

$$\kappa = \frac{2(ad - bc)}{(a+b)(b+d)+(a+c)(c+d)}$$

7장에서 배웠지만 kappa 통계량은 우연에 의해 나타날 수 있는 일치 정도를 제거하고, 실제로 존재하는 연관성에 의한 일치 정도만을 보여주는 척도이다. 따라서 기존 방법과의 일치율을 평가한 경우에는 kappa 통계량을 함께 제시하는 것이 바람직하다. 대조군의 수를 많이 하여 2×2 contingency table을 만든 경우에는 우연에 의해 일치율이 높게 나올 수 있기 때문이다. 하지만, kappa 통계량의 경우에도 k 값이 얼마 이상이어야 하는지에 대한 명확한 기준이 없다. [표 13.5]는 7장에서도 제시했던 것으로 일치율을 해석하는데 참고할 수 있는 표이다.

▶표 13.5 κ값에 따른 일치율 해석 가이드라인(Cohen, 1960)

κ	해석 가이드라인
< 0.00	Poor
0.00∼0.20	Slight
0.21∼0.40	Fair
0.41∼0.60	Moderate
0.61∼0.80	Substantial
0.81∼1.00	Almost perfect

13.5 양성예측도 및 음성예측도 구하기

검사결과가 양성일 때 해당 질병을 진단할 수 있는 확률을 양성예측도(positive predictive value, PPV), 검사결과가 음성일 때 해당 질병이 아닐 확률을 음성예측도(negative predictive value, NPV)라 하며 수리적으로는 다음과 같이 정의된다.

$$PPV = P(Disease + | Test +)$$

$$NPV = P(Disease - | Test -)$$

양성예측도와 음성예측도에 대해 Bayes' rule을 적용하면 다음과 같이 수식을 전개할 수 있다.

$$\begin{aligned} PPV &= P(D+|T+) \\ &= \frac{P(D+)P(T+|D+)}{P(T+)} \\ &= \frac{P(D+)P(T+|D+)}{P(T+,D+)+P(T+,D-)} \\ &= \frac{P(D+)P(T+|D+)}{P(D+)P(T+|D+)+P(D-)P(T+|D-)} \\ &= \frac{Prevalence \times Sensitivity}{Prevalence \times Sensitivity + (1-Prevalence)\times(1-Specificity)} \end{aligned}$$

$$\begin{aligned} NPV &= P(D-|T-) \\ &= \frac{P(D-)P(T-|D-)}{P(T-)} \\ &= \frac{P(D-)P(T-|D-)}{P(T-,D+)+P(T-,D-)} \\ &= \frac{P(D-)P(T-|D-)}{P(D+)P(T-|D+)+P(D-)P(T-|D-)} \\ &= \frac{(1-Prevalence) \times Specificity}{Prevalence \times (1-Sensitivity) + (1-Prevalence)\times(Specificity)} \end{aligned}$$

예를 들어 질병의 유병율이 0.008, 민감도 0.98, 특이도 0.97의 경우 검사의 양성예측도은 0.21이 되며, 음성예측도는 0.9998이다.

13.6 Receiver operating characteristic (ROC) curve 를 이용한 진단의약품의 성능비교

정성검사에서는 cutoff 설정에 따라 민감도와 특이도가 달라진다. Cutoff에 대한 통계적 측면의 정의는 limit of blank(*LoB*)로 정의한다고 했지만, 검사의 목적에 따라 cutoff 설정 기준은 달라질 수 있다. [그림 13.1]은 A회사의 암표지자 검사제품에 대한 성능평가 결과를 dot plot으로 그린 것이다. Cutoff를 0.9로 하는 경우에 악성종양에 대한 민감도는 100%이지만 특이도는 좋지 않은 것을 알 수 있다. 반면 cutoff를 1.5로 옮기면 민감도는 낮아지는 대신 특이도는 높아지는 것을 볼 수 있다. 이처럼 일반적으로 민감도와 특이도는 tradeoff 관계에 있다. 그런데 [그림 13.1]과 같은 dot plot으로는 다양한 cutoff에서 민감도와 특이도의 변화를 한 눈에 쉽게 관찰할 수 없다. 이를 해결할 수 있는 방법 중의 하나가 ROC curve이다.[8] ROC curve에서는 x축에 (1-specificity), y축에 sensitivity를 plot한다. 예를 들면 [그림 13.1]에서 cutoff를 아래에서 위로 올려가면서 민감도와 특이도를 구해 하나의 좌표로 표현한 후 이를 2차원 평면에 그리는 것이다. 이렇게 해서 그려진 ROC curve에서는 해당 진단의약품의 민감도와 특이도가 cutoff에 따라 어떻게 변해가는 지를 한 눈에 볼 수 있게 해준다.

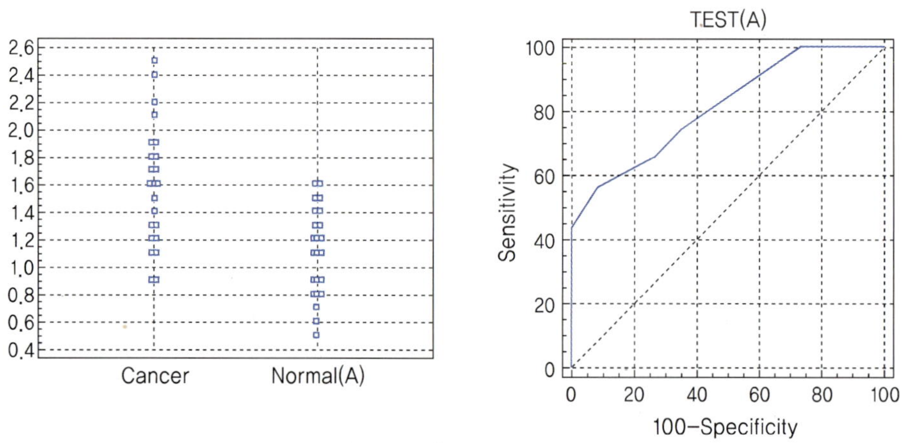

그림 13.1 특정 암표지자 검사에 대한 진단의약품 성능평가 결과에 대한 dot plot과 ROC curve(A 회사)

8) ROC curve는 2차 세계대전 중에 적군항공기에 대한 레이더 탐지의 민감도와 특이도를 측정하기 위해 처음 사용되었다.

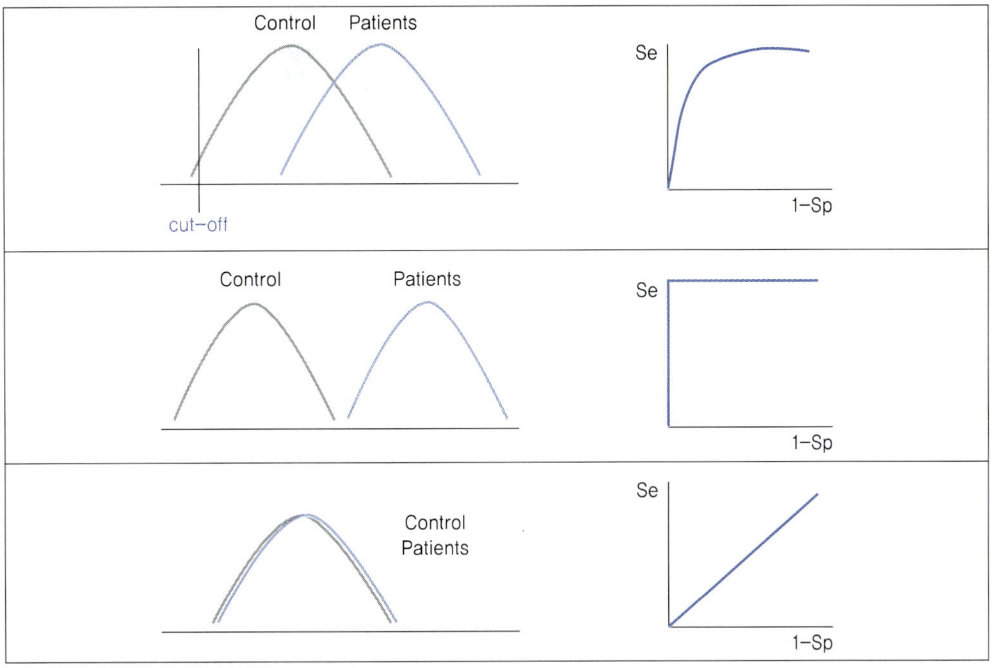

그림 13.2 환자군과 대조군의 분포에 따른 ROC curve의 변화

환자 및 대조군의 검사결과 분포에 따라 ROC curve의 모양은 [그림 13.2]와 같이 변화한다.

그런데 만약 동일 악성종양에 대한 B 회사 암표지자 검사법의 성능평가 결과가 그림 [13.3]과 같았다고 해보자. 일견 보아도 B회사 제품이 [그림 13.1]의 A회사 제품보

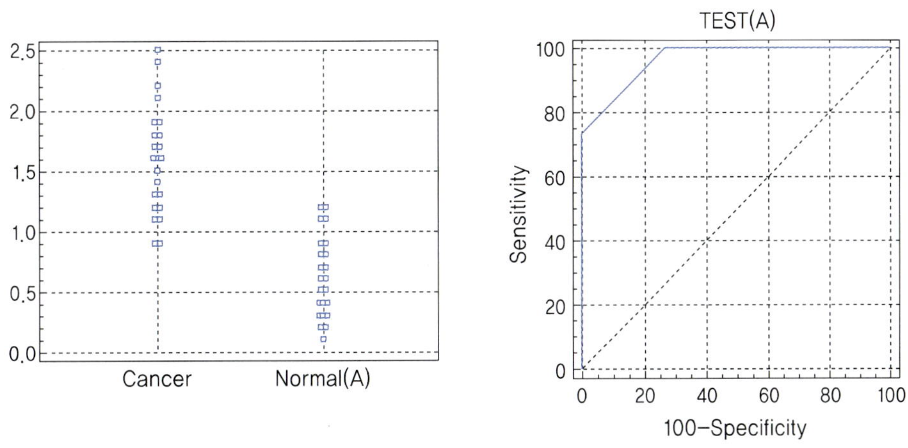

그림 13.3 특정 암표지자 검사에 대한 진단의약품 성능평가 결과에 대한 dot plot과 ROC curve (B 회사)

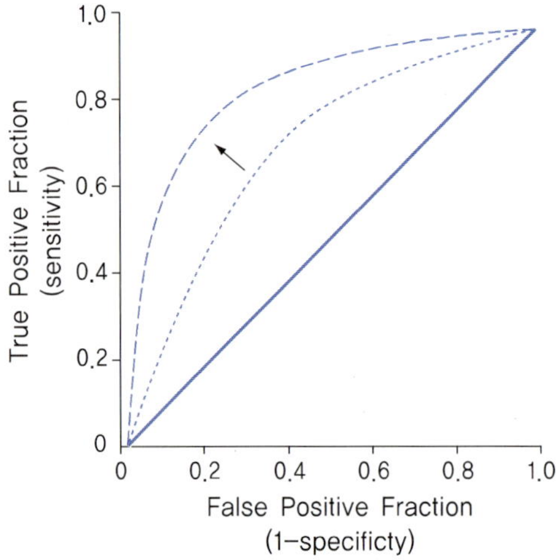

그림 13.4 진단의약품의 성능에 따른 ROC curve의 변화

다 정상과 비정상을 더 잘 구분하고 있음을 알 수 있다. 이는 ROC curve에서도 curve가 좀 더 왼쪽 상단 쪽으로 치우져 있는 것으로 구분할 수 있다. 일반적으로 ROC curve를 그려보았을 때 [그림 13.4]에서처럼 왼쪽 상단으로 치우치는 진단의약품이 더 좋은 성능을 보이는 것이다. 그런데 ROC curve를 이용하여 진단의약품의 성능을 비교하고자 할 때는 반드시 동일한 환자 및 대조군 검체를 이용하여야 한다. 만약 [그림 13.1]의 자료에는 대조군으로 양성 종양환자 검체가 많이 포함된 반면 [그림 13.3]의 자료는 전혀 포함되지 않았다면 두 진단의약품의 성능결과를 ROC curve로 비교하는 것은 의미가 없다.[9)]

13.7 예 제

예제 13.1 60명의 환자 검체와 100명의 정상인 검체를 이용하여 신규 검사법과 기존검사법의 성능을 평가하여 [표 13.6]과 같은 결과를 얻었다. 두 진단의약품은 동등한 성능을 가진다고 할 수 있는가? (McNemar 검정을 이용하라)

9) 환자-대조군 연구에서 대조군으로 환자군에서 다루는 질병의 스펙트럼 상에 있는 또 다른 질병군은 포함시키는 경우가 있다. 예를 들어 간암의 질병대조군으로 만성간염환자군을 사용하는 것이다. 정성검사의 성능평가시에는 정상대조군 및 질병대조군을 이용한 평가를 모두 시행해야 하지만 둘을 구분하여 시행하는 것이 바람직하다.

▶ **표 13.6** 환자 60명과 정상인 100명의 검체를 이용하여 신규 검사법과 기존검사법의 성능을 평가한 결과

		기존검사법	
		양성	음성
신규 검사법	양성	55 (53명 : $D+$, 2명 : $D-$)	9 (4명 : $D+$, 5명 : $D-$)
	음성	2 (1명 : $D+$, 1명 : $D-$)	94 (2명 : $D+$, 92명 : $D-$)

$D+$: 질환이 있는 경우, $D-$: 질환이 없는 경우

풀이 새 검사법의 민감도 =57/60=0.95, 기존검사법의 민감도=54/60=0.90, 새 검사법의 특이도=93/100=0.93, 기존검사법의 특이도=97/100=0.97이다. 따라서 민감도는 신규 검사법이 5% 높고, 특이도는 기존검사법이 4% 높은 것을 알 수 있다. 민감도의 차이에 대한 McNemar 검정을 시행하면, 식 (13.3)에 실제 값을 대입한 경우 $T_1=0.15$이므로[10] 유의수준 0.05의 경우 $\chi^2_{df=1}$의 임계치인 3.84보다 작음을 알 수 있다. 따라서 두 시약의 민감도는 차이가 없다고 결론을 내릴 수 있다. 그리고 특이도 차이에 대한 McNemar 검정의 경우에도 $T_2=0.16$이므로[11] 두 시약의 특이도 또한 차이가 없다고 결론을 내릴 수 있다. ■

예제 13.2 [예제 13.1]의 결과에서 민감도 차이가 있는지 95% 신뢰구간을 이용하여 평가하라.

풀이 민감도의 차이를 $D_{sp}=new_{sp}-old_{sp}$라 하는 경우 95% 신뢰구간은 식 (13.5)에서 제시했던 것처럼 $(D_{sn}-\sqrt{Q_5}\ ,\ D_{sn}+\sqrt{Q_6})=(-0.0368,\ 0.145)$이다. 따라서 95% 신뢰구간에 0을 포함하므로 민감도에는 차이가 있다고 할 수 없다. 이에 대한 풀이과정은 다음과 같다.

$$Q_1=(a_1+b_1)(c_1+d_1)(a_1+c_1)(b_1+d_1)=(53+4)(1+2)(53+1)(4+2)=55404$$

$$Q_2=a_1d_1-b_1c_1=(53\times 2)-(4\times 1)=102$$

$$Q_3=102-60/2=72$$

$$Q_4=Q_3/\sqrt{Q_1}=72/\sqrt{55404}=0.31$$

10) $T_1=(b_1-c_1)^2/n_1=9/60=0.15$

11) $T_2=(c_2-b_2)^2/n_2=16/100=0.16$

$$Q_5 = (new_{sn} - l_1)^2 - 2Q_4(new_{sn} - l_1)(u_2 - old_{sn}) + (u_2 - old_{sn})^2$$
$$= (0.95 - 0.86)^2 - 2 \times 0.31 \times (0.95 - 0.86)(0.95 - 0.9) + (0.95 - 0.9)^2$$
$$= 0.00754$$

$$Q_6 = (old_{sn} - l_2)^2 - 2Q_4(old_{sn} - l_2)(u_1 - new_{sn}) + (u_1 - new_{sn})^2$$
$$= (0.9 - 0.8)^2 - 2 \times 0.31 \times (0.9 - 0.8)(0.98 - 0.95) + (0.98 - 0.95)^2$$
$$= 0.00904$$

$$(D_{sn} - \sqrt{Q_5}\ ,\ D_{sn} + \sqrt{Q_6}\ ) = (0.05 - \sqrt{0.00754}\ , 0.05 + \sqrt{0.00904})$$
$$= (-0.0368, 0.145)$$

◎ 신규 검사법 민감도의 95% 신뢰구간 구하기

$$Q_1 = 2a + 3.84 = 2 \times 57 + 3.84 = 117.84$$

$$Q_2 = 1.96\sqrt{3.84 + \frac{4ac}{a+c}} = 1.96\sqrt{3.84 + \frac{4 \times 57 \times 3}{57+3}} = 7.65$$

$$Q_3 = 2(a+c) + 7.68 = 127.68$$

$l_1 = lower\ limit\ of\ 95\%\ score\ confidence\ interval\ for\ new_{sn}$

$$= \frac{Q_1 - Q_2}{Q_3} = 0.86$$

$u_1 = upper\ limit\ of\ 95\%\ score\ confidence\ interval\ for\ new_{sn}$

$$= \frac{Q_1 + Q_2}{Q_3} = 0.98$$

◎ 기존검사법 민감도의 95% 신뢰구간 구하기

$$Q_1 = 2a + 3.84 = 2 \times 54 + 3.84 = 111.84$$

$$Q_2 = 1.96\sqrt{3.84 + \frac{4ac}{a+c}} = 1.96\sqrt{3.84 + \frac{4 \times 54 \times 6}{54+6}} = 9.89$$

$$Q_3 = 2(a+c) + 7.68 = 127.68$$

$l_2 = lower\ limit\ of\ 95\%\ score\ confidence\ interval\ for\ old_{sn} = 0.80$

$$u_2 = upper\ limit\ of\ 95\%\ score\ confidence\ interval\ for\ old_{sn} = 0.95$$

예제 13.3 임상정보가 없는 600개의 임상 검체를 이용하여 신규검사법과 기존검사법을 비교하여 [표 13.7]과 같은 자료를 얻었다. 일치율과 kappa 통계량을 구하라.

▶**표 13.7** 임상정보가 불분명한 600개의 환자 검체를 이용하여 신규검사법과 기존검사법을 비교한 자료

		기존검사법		
		양성	음성	총 검체수
신규검사법	양성	130	40	170
	음성	20	410	430
총 검체 수		150	450	

풀이 1) 일치율

일치율은 90%이다[= 100%(540/600)]. 그리고 일치율에 대한 95% 신뢰구간은 식 (13.5)와 같이 $[100\%(Q_1 - Q_2)/Q_3,\ 100\%(Q_1 + Q_2)/Q_3] = [87.34,\ 92.15]$이다. 자세한 풀이과정은 다음과 같다.

$$Q_1 = 2(a+d) + 1.96^2 = 2(a+d) + 3.84 = 2(130+410) + 3.84 = 1083.84$$

$$Q_2 = 1.96\sqrt{1.96^2 + 4(a+d)(b+c)/n} = 1.96\sqrt{3.84 + 4(a+d)(b+c)/n}$$

$$= 1.96\sqrt{3.84 + \frac{4(130+410)(40+20)}{600}} = 29.06$$

$$Q_3 = 2(n + 1.96^2) = 2n + 7.68 = 1207.68$$

$$[100\%(Q_1 - Q_2)/Q_3,\ 100\%(Q_1 + Q_2)/Q_3]$$

$$= [100\%\frac{(1083.84 - 29.06)}{1207.68},\ 100\%\frac{1083.84 + 29.06}{1207.68}] = [87.34,\ 92.15]$$

2) kappa statistic

$$\kappa = \frac{2(ad - bc)}{(a+b)(b+d) + (a+c)(c+d)} = \frac{2(130 \times 410 - 40 \times 20)}{(130+40)(40+410) + (130+20)(20+410)}$$

$$= \frac{105000}{76500 + 64500} = 0.74$$

PART III 기 타

14. 참고범위 설정
15. 비선형 calibration 모델
16. 진단의약품 성능평가에 있어 정보이론의 응용
17. 진단의약품 성능의 메타분석
18. R 통계프로그램 사용법

Chapter 14 참고범위 설정

정량검사의 참고범위(reference interval)를 설정하기 위해서는 reference individual[1])을 선정한 후 참고치(reference value)를 구하고[2]), 참고치들의 분포를 토대로 다양한 통계적 방법을 이용하여 참고범위를 구하는 과정을 밟게 된다. 과거에는 참고범위라는 용어보다는 '정상범위'라는 용어가 주로 사용하였으나, '정상'이라는 단어가 내포하는 의미가 통계적, 역학적, 임상적 측면에 따라 다르고 상대적인 개념이어서[3]) 1980년대 이후부터는 '정상범위' 대신에 '참고범위'라는 용어를 선호하고 있다. 참고범위를 올바로 추정하기 위해서는 프로토콜을 잘 만들고 규정에 따라 연구를 진행해야 한다. 일반적인 개요는 다음과 같다.[4])

(1) 문헌고찰을 통하여 생물학적 변이, 간섭에 대한 영향을 확인하고 나열한다.

(2) 대상 선정기준, 제외기준, 세부그룹화 기준을 결정하고, 대상자들을 기준에 따라

---

1) Population-based reference interval을 구하기 위해서는 reference individuals이 필요하다. Reference individual이란 참고범위 설정을 위해 정해진 기준에 따라 선정된 사람이라는 뜻으로 연구자는 대부분 정상인을 선정하게 되지만 정상이라는 기준이 연구자에 따라 달라질 수 있으므로 reference individual이란 용어가 선호된다. 참고로 population-based reference interval 외에 개인의 과거기록을 토대로 한 subject-based reference interval을 정하여 임상에 적용할 수 있으나 본 장의 범위를 벗어나므로 더 이상의 언급은 하지 않는다.

2) 참고치(reference value)란 reference individual을 대상으로 측정하여 얻은 결과값이며, 이들의 분포를 참고치 분포(reference distribution)라 한다. 참고치 분포로부터 구한 참고범위 상한과 하한을 통칭하여 참고범위 한계(reference limit)라 한다. 참고범위(reference interval)은 두 참고범위 한계(reference limit) 사이의 범위가 된다. 그리고 환자로부터 검사를 통해 얻은 결과 값은 "test value"보다는 "observed value"라는 용어를 사용하는 것이 권장되며, observed value로부터 어떤 임상적 판단을 내리기 위해 reference interval이 필요하다.

3) '정상'이라는 단어가 내포하는 의미는 ① 임상적으로 비정상이 아닌 경우 ② 역학적으로 흔한(common) 경우 ③ 통계학적으로 정규분포를 이루는 경우 등으로 정의할 수 있다.

4) NCCLS C28-A—How to Define and Determine Reference Intervals in the Clinical Laboratory; Approved Guideline-Second Edition (ISBN 1-56238-406-6). Copies of the current edition may be obtained from Clinical and Laboratory Standards Institute, 940 West Valley Road, Suite 1400, Wayne, Pennsylvania 19087-1898, USA., www.clsi.org

구분할 수 있도록 적절한 설문지를 작성한다.

(3) 참고범위 설정 연구에 참여하는 대상자들로부터 문서화된 동의서를 받고, 설문을 시행한다.

(4) 설문지 혹은 건강상태에 대한 점검결과를 근거로 대상자들을 분류한다.

(5) 제외기준에 따라 건강하지 않은 개개인은 표본집단에서 제외한다.

(6) 원하는 신뢰구간을 고려한 적절한 검체수를 산정한다.

(7) 선정된 reference individual을 대상으로 적절하고 일관되게 채혈을 준비한다.

(8) 환자 검체와 동일한 방법으로 검체를 채취, 운송한다.

(9) 잘 정의된 조건에서 환자 검체와 동일하게 검사를 시행하여 참고치를 수집한다.

(10) 참고치 분포를 분석하기 위해 히스토그램을 작성하고, 데이터 오류와 이상치(outlier)를 확인한다.

(11) 참고범위 설정을 위한 통계적 방법을 결정하고 참고범위 및 참고범위 상한과 하한에서 신뢰구간을 구한다.

(12) 상기 모든 과정을 문서화한다.[5)]

14.1 Reference individual의 선정

참고범위를 설정하기 위해서는 참고집단으로부터 reference individual을 추출하여야 하는데, 이를 위해서는 선정기준 및 제외기준을 마련해야 한다. "건강하다"는 정의가 상대적이므로 참고범위의 설정을 위한 '건강'의 정의는 '목적 지향적'이어야 한다. 연구자들마다 건강에 대해 서로 다른 기준을 가질 수 있으므로 이러한 기준은 반드시 연구를 진행하기 전에 설정하고 문서화해야 한다. 문서는 연구에 참여하는 다른 연구자들도 건강상태를 같은 기준에서 판단할 수 있도록 설문지 형태로 기술해 두는 것이 바람직하다.

제외기준은 목적에 따라 달라질 수 있겠지만, 일반적으로 1) 질환이 있는 경우 2) 잘 알려진 질환의 위험 인자를 가지고 있는 경우(비만, 혈압 이상, 환경적, 직업적 요인, 유

---

5) 특히 각 검사실에서 고유하게 참고범위를 설정한 경우에는 설정에 이용된 표본수, 인종/지역적인 특성, 분석 전 단계에서의 세부적인 변수 및 분석단계에서의 관련 자료 등을 분명하게 제시할 수 있도록 문서가 작성되어 있어야 한다.

전적 요인) 3) 약물복용(약물남용 및 중독, 피임약 복용, 흡연, 비타민 남용, 음주) 4) 특별한 생리적인 상태(임신, 과도한 스트레스, 과도한 운동) 등이 제외기준에 포함된다.

참고범위를 세부집단으로 나누어 구해야 할 경우도 있다. 세부집단으로 나누는 가장 흔한 기준은 나이와 성별이다. 그 외에 유전적 요소(혈액형, 민족적 배경, 유전자형 등), 생리적 요소(생리주기, 임신단계, 신체 상태 등), 기타 요소(사회경제적 요인, 환경적 요인 등) 등이 목적에 따라 고려될 수 있다. [표 14.1]은 연령에 따라 total IgE의 참고범위가 변하는 것을 보여주고 있다. Total IgE는 11~14세까지 증가하다가 그 이후에는 감소하는 것으로 알려져 있어 연령에 따른 참고범위가 필요한 검사종목 중 하나이다.

제외기준과 세부구분 기준을 설정한 후, 이를 실제 적용하기 위해서는 설문지를 잘 만들어야 한다.[6] 설문지에 따라 표본을 추출하는 방법은 priori 접근방식과 posteriori 접근방식으로 나눌 수 있다. Priori 접근방식은 reference individual을 선정하여 검사하기 전에 선정기준, 제외기준, 세부구분 기준을 잘 정의해 놓는 것이다. 반면 posteriori 접근방식은 채혈과 검사가 이미 시행되어 있는 많은 수의 대상자들 가운데서 기준을 만

▶표 14.1 연령에 따른 total IgE의 참고범위

Age	Mean (kU/L)	SD (kU/L)
6 weeks	0.6	2.3
3 months	1.0	4.1
6 months	1.8	7.3
9 months	2.6	10
12 months	3.2	13
2 years	5.7	23
3 years	8.0	32
4 years	10	40
5 years	12	48
6 years	14	56
7 years	16	63
8 years	18	71
9 years	20	78
10 years	22	85
* adult	13.2	41

6) 설문지, 서면동의서, 연구 자체에 대한 병원심의위원회 (Internal Review Board) 또는 생명윤리위원회의 심사가 필요할 수 있다.

족하는 것만 골라내는 것이다.[7] 후자의 표본추출 방법은 보고된 문헌이 드물어 사전정보를 얻기 힘들 때 적합한 방법이다. 따라서 생물학적 변이를 파악하고 세부집단을 구분하기 위해 priori 접근방식보다 설문지를 더 자세하게 작성하여야 한다. 둘 중 어느 방법이나 신뢰할 만한 참고범위를 얻을 수 있으나 posteriori 접근방식의 경우는 많은 수의 검체 정보를 가지고 있는 경우에 사용해야 한다.

14.2 채혈 및 검사 전에 고려해야 할 사항

참고범위 설정에 영향을 미칠 수 있는 분석 전·후 단계의 변수들을 최대한 고려하여 이를 잘 통제해야 한다. 즉 피험자 준비가 적절하지 못하면 왜곡된 결과를 야기할 수 있기 때문에 분석 전 단계에 대한 표준화 작업(pre-analytical standardization)이 필요하다. [표 14.2]는 분석 전 단계에서 고려해야 할 주요한 요인들이다.

▶표 14.2 분석 전에 고려해야 할 주요한 요인

피험자 준비	검체 수집	검체 처리
식전	환경적 조건	
금식 vs. 식후	채혈 시간	운송
약물 복용 중단	자세	응고
생체 리듬과 관련된 채혈 시간	채혈 부위	혈청 분리
육체 활동	혈류	보관
채혈전 안정	장비	분석 준비
스트레스	채혈 기술	

7) *Posteriori* 접근방식은 기준을 적용하여 골라낸다는 점에서 *priori* 접근방식과 마찬가지고 직접선정(direct selection) 방법으로 분류된다. 반면 간접선정(indirect selection) 방법이라는 것이 있다. 이는 검사결과들이 대부분 정상인으로부터 얻은 것을 가정하고 분포를 그려보아 대략 정규분포를 따르면 해당 자료를 이용하여 참고범위를 구하는 방법이다. 이는 International Federation of Clinical Chemistry (IFCC)의 권장 방법이 아니다.

14.3 참고범위 설정을 위한 통계적 방법론

참고범위는 참고범위 하한과 참고범위 상한 사이의 범위로 정의되는데, 대부분의 경우 참고범위 하한과 상한은 참고치 분포에서 2.5 percentile과 97.5 percentile로 설정한다. 참고범위 설정에 이용되는 통계적 접근법에는 모수적 방법, 비모수적 방법, 그리고 붓스트랩 (bootstrap) 기법 등이 있다. 모수적 접근법은 측정값들이 정규분포를 따른다는 가정에 부합하여야 한다.[8] 정규성검정을 통해 정규분포를 따른다는 것이 밝혀지면 평균과 표본표준편차를 구하고, 식 (14.1)을 통해서 95% 참고범위를 구할 수 있다. 식 (14.2)를 통해서는 참고범위 상한과 참고범위 하한 각각의 신뢰구간(흔히 90% 신뢰수준)을 구할 수 있다.

$$2.5\,percentile:\ \bar{x} - 1.96 \times s\ ,\ 97.5\,percentile:\ \bar{x} + 1.96 \times s \qquad (14.1)$$

식 (14.1)은 95% 참고범위를 구하는 식으로 여기서 1.96은 $Z_{0.025}$에 해당하는 값이며, s는 표본표준편차이다.

식 (14.1)에 따라 구한 참고범위는 추출된 표본에 의해 결정된 추정값이므로, 다른 연구자가 추출한 표본에서는 다른 참고범위가 설정될 수 있다. 이러한 추정의 변이정도를 참고범위 한계의 신뢰구간으로 표현하게 된다. 보통 90% 또는 95% 신뢰수준에서의 신뢰구간을 구한다. 이러한 신뢰구간은 두 가지 측면에서 유용한데, 우선은 연구자에게 추정에 대한 변이를 상기시켜주며, 그러한 변이에 대한 정량적인 값을 제공한다는 것이다. 두 번째는 검체수가 커질수록 신뢰구간의 폭이 좁아지기 때문에 더 많은 검체수를 이용할 경우 매우 정밀한 신뢰구간을 추정할 수 있다는 점이다. 식 (14.2)는 참고범위 한계에 대해 90% 신뢰수준의 신뢰구간을 구하는 식이다.[9]

$$percentile\ \pm\ 2.81 \times \frac{s}{\sqrt{n}} \qquad (14.2)$$

비모수적 접근법은 측정된 값들의 순서통계량을 이용하는 것으로 매우 간편하고 확

8) 로그 변환 등에 의해 변환된 값들이 정규분포를 이루어도 된다.

9) 2.81은 $Z_{0.025 \times 0.1}$ 즉, $Z_{0.0025}$에 해당하는 값이다.

률분포에 대해 특별한 가정이 없어도 된다는 장점이 있다. 2.5~97.5 percentile에 대한 참고범위를 설정하고자 하는 경우에는 참고범위 하한의 순번(r_1)과 참고범위 상한의 순번(r_2)을 다음과 같은 공식으로 구한다.

$$r_1 = 0.025(n+1), \quad r_2 = 0.975(n+1) \tag{14.3}$$

120개 검체에서 식 (14.3)를 적용한다면 3번째와 118번째 참고값이 참고범위 하한 및 참고범위 상한이 된다. 비모수적 방법은 International Federation of Clinical Chemistry (IFCC)에서 권장하는 방법이다. 하지만, 최근에는 붓스트랩 기법을 이용하여 참고범위를 설정하는 것이 가장 좋은 방법으로 알려져 있다.

14.4 이상치 처리

참고치들은 동질(homogeneous)하게 분포하는 관찰값들의 집합이어야 한다. 이는 하나의 동일한 확률분포를 따르는 것을 의미한다. 따라서 해당 확률분포에서 상당히 벗어난 이상치(outlier)를 찾아내어 교정하는 작업이 참고범위 설정에 앞서 선행되어야 한다. 이상치를 찾아내는 일반적인 방법은 5장의 선형회귀분석에서 다루었다. 이상치를 확인하는 한 방법으로 D/R rule[10]이라는 것이 있다. D는 제일 큰 값과 그 다음으로 큰 값, 혹은 제일 작은 값과 그 다음으로 작은 값 간의 차이이며, R은 관찰된 모든 값들의 범위로서 D/R ≧ 1/3인 경우 이상치로 간주하는 것이다. 이 규칙은 매우 보수적이어서 검체수가 120개 이상인 경우에는 이상치를 찾아내지 못하는 경우가 발생한다. 하지만 비모수적인 방법에서는 이러한 D/R rule이 비교적 적절하다고 여겨지고 있어 NCCLS[11]에서 권장하는 방법이기도 하다. 예를 들어 [표 14.3]의 자료에서 이상치를 찾아보자. 우선 자료의 분포를 그려보면 자료들의 퍼진 형태를 파악할 수 있어 이상치로 의심되는 값을 쉽게 알 수 있다. [그림 14.1]을 살펴보면 양극단에 존재하는 두 값이 이상치로 의심

10) Dixon WJ. Processing data for outliers. Biometrics. 1953;9:74-89.

11) NCCLS (National Committee for Clinical Laboratory Standards)는 1967년에 미국에서 출범한 국제적인 임상검사 표준지침 개발 기구로서 2005년에는 CLSI (Clinical and Laboratory Standards Institue)로 개명되었다.

▶ 표 14.3 이상치 처리를 위한 참고치 자료의 예제 1

ID	1	2	3	4	5	6	7	8	9	10
result	159	162	168	165	170	167	177	163	166	164

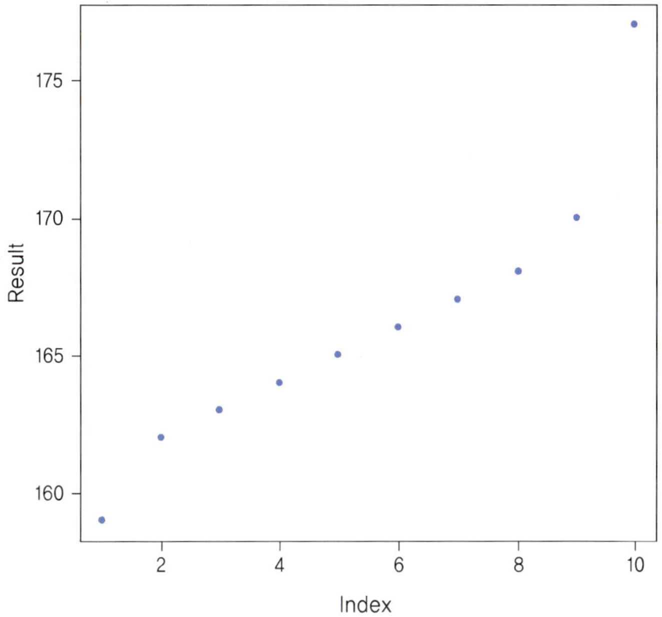

그림 14.1 이상치 처리를 위한 참고치의 산점도 예제 1

되므로 이들에 대해 D/R rule를 적용해 볼 필요가 있다.

여기서 가장 작은 값과 그 다음으로 작은 값의 차이는 $D_1 = 162 - 159 = 3$이고, 가장 큰 값과 그 다음으로 큰 값의 차이는 $D_2 = 177 - 170 = 7$, 자료의 전체 범위는 $R = 177 - 159 = 18$이다. 따라서 가장 작은 값의 경우는 $\frac{D_1}{R} = \frac{1}{6} < \frac{1}{3}$로 이상치가 아닌 것으로 판단되고, 가장 큰 값의 경우는 $\frac{D_2}{R} = \frac{7}{18} > \frac{1}{3}$이므로 이상치라고 판정할 수 있다.

이상치를 찾아내는 또 다른 방법으로 block procedure[12)]가 있다. 이 방법은 2개 혹은 3개의 이상치가 분포의 한쪽에 있을 때 D/R rule을 그 중 가장 안쪽의 관찰 값에 적용하여 그 관찰 값이 이상치이면 그 바깥쪽의 관찰 값 모두를 이상치로 처리하고, 이상치가 아니면 나머지 모두 이상치가 아닌 것으로 처리하는 것이다. 예를 들어 표 [14.4]의

12) Barnett V, Lewis T. *Outliers in Statistical Data. Chichester, England: John Wiley and Sons, Ltd.;* 1978 :68-73.

▶ 표 14.4 이상치 처리를 위한 참고치 자료의 예제 2

ID	1	2	3	4	5	6	7	8	9	10
result	160	162	168	165	169	176	177	163	166	164

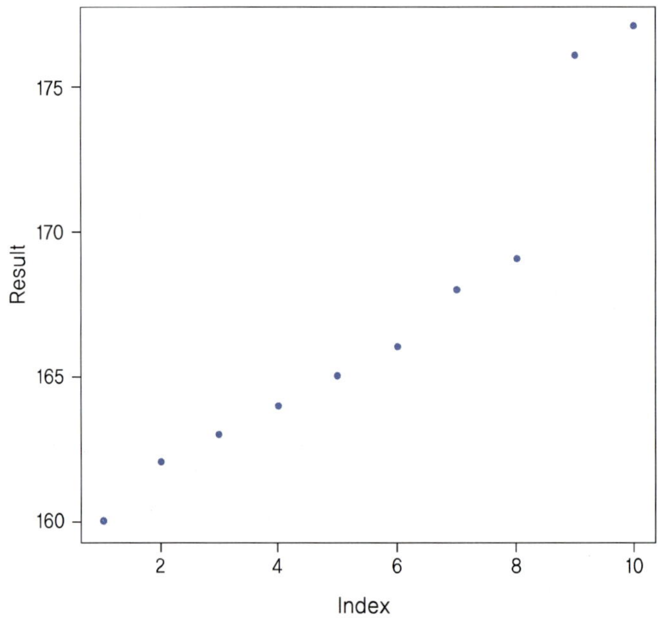

그림 14.2 이상치 처리를 위한 참고치의 산점도 예제 2

자료에서 이상치를 찾아보자. 그림 [14.2]을 살펴보면 값이 가장 큰 값 2개가 이상치일 가능성이 높다. 즉, 두 번째 큰 값이 가장 안쪽에 분포하는 이상치일 가능성이 높다. 세 번째 큰 값과의 차이는 $D=176-169=7$이고 자료에 대한 전체 범위는 $R=177-160=17$이므로 $\frac{D}{R}=\frac{7}{17}>\frac{1}{3}$에 해당하여 두 개의 큰 값은 모두 이상치로 판정할 수 있다.

14.5 참고범위 설정을 위한 최소 검체 수

비모수적 방법을 이용하여 참고범위 설정하기 위해서는 다음과 같은 간단한 공식을 이용하여 필요한 최소 검체수를 산정할 수 있다.

$$n = \left(\frac{100}{P}\right) - 1$$

이 식에서 P는 percentile 간의 간격으로 예를 들어, 10 percentile 간격일 경우 $P = 10$으로서 최소 9명이 필요하다. 똑같은 계산에 따라 $P = 2.5$로 하여 2.5~97.5 percentile을 정하고 싶다면 (100/2.5)−9=39명 즉, 최소 39명이 필요하게 된다. 그러나 너무 적은 수로 참고치를 설정하는 경우에는 치우쳐진 값들에 의해 크게 영향을 받기 때문에 적절하지 않다. Reed 등은 최소 120명을 권장하였다.[13]

14.6 세부집단에서의 참고범위 설정

세부집단 간에 평균의 차이가 통계적으로 유의한 경우에는 각 세부집단별로 참고범위를 설정하는 것이 일반적이다. 그러나 임상적으로는 별로 중요성이 없는데도 검체수를 많이 하여 분석한 경우, 세부집단 간에 유의한 차이가 나올 수 있는 문제가 있다. 따라서 Sinton 등은 두 세부집단 간 평균의 차이가 전체집단의 reference interval range (97.5 percentile − 2.5 percentile)의 25%를 넘는 경우에만 세부집단으로 나누는 것을 제안하였다.[14] Harris 등이[15] 이를 수리적으로 더 전개한 바에 따르면 Sinton이 제안하는 상황이 발생할 확률은 너무 낮은 것이어서[16] Sinton이 제안은 지나치게 보수적이라고 하였다. 그리고 Sinton이 제안한 상황에서 세부집단화 한다면 13% 가량의 표준편차 감소효과가 있다고 하였다.

---

13) Reed AH, Henry RJ, Mason WB. Influence of statistical method used on the resulting estimate of normal range. Clin Chem. 1971;17:275-284. 성별, 연령에 따라 세부집단을 구분하는 경우에도 각 세부집단마다 최소 120명이 권장된다.

14) Sinton TJ, et al. Reference intervals for calcium, phosphate, and alkaline phosphatase as derived on the basis of multichannel-analyzer profiles. Clin Chem. 1986;32:76-9

15) Harris EK, et al. On dividing reference data into subgroups to produce separate reference ranges. Clin Chem. 1990;36:265-70

16) 표준정규분포에서 $z = 8.9$에 해당하는 확률이라고 함.

14.7 참고범위 설정을 위한 붓스트랩 기법

붓스트랩 기법은 모집단에서 추출된 original 표본(original sample)을 모집단으로 간주하고 부표본(subset)인 붓스트랩 표본(bootstrap sample)을 추출하여 통계적 추정치를 구하는 것이다.[17] [그림 14.3]은 붓스트랩 과정을 도식화한 것으로 original 표본에서 하나의 값을 무작위로 추출한 후 이것을 복원(replacement)하고, 또 다시 무작위로 값을 추출하여 original 표본과 동일한 크기로 여러 개의 붓스트랩 표본을 추출하는 것을 보여주고 있다.

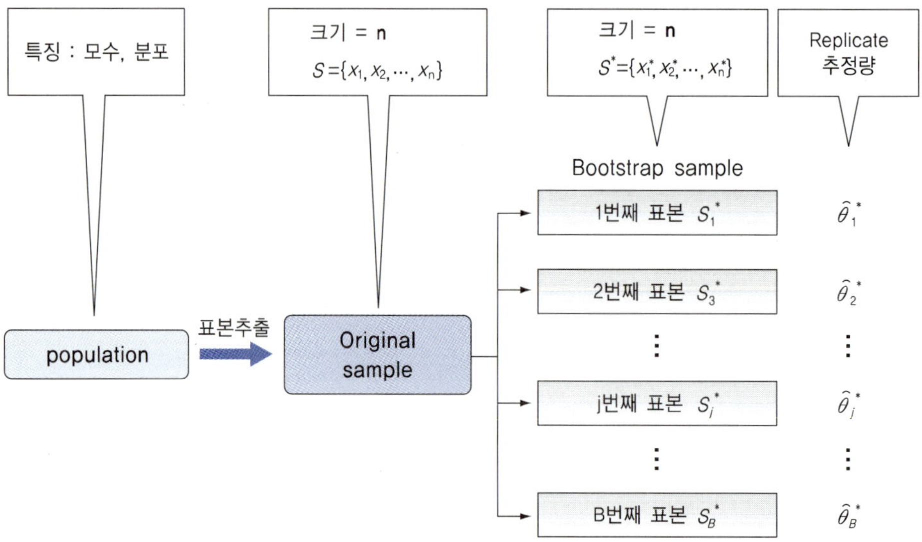

그림 14.3 붓스트랩 방법의 순서도

1. original 표본(original sample)에서 한 개의 값을 추출한다.
2. 붓스트랩 표본에 추출된 값을 포함시킨다.
3. 추출된 값을 original 표본에 복원시킨 후, 1번으로 돌아간다.
4. original 표본의 크기와 동일한 붓스트랩 표본을 추출한다.
5. 1~4번을 반복하여, 원하는 갯수만큼의 붓스트랩 표본을 추출한다.

---

17) 추출된 표본으로부터 표본을 다시 추출하는 기법을 통칭하여 resampling technique이라 하며 여기에는 bootstrap 방법과 Jackknife 방법 등이 있다. Resampling technique은 확률분포에 대한 가정을 하기 어려운 경우에 사용된다.

붓스트랩 표본들에서 붓스트랩 추정량은 다음과 같이 구할 수 있다.

$$\overline{\theta^*} = \frac{1}{B}\sum_{j=1}^{B}\hat{\theta}_j^* \tag{14.4}$$

$$Var_B^*[\hat{\theta}] = \frac{1}{B-1}\sum_{j=1}^{B}\left(\hat{\theta}_j^* - \overline{\theta^*}\right)^2 \tag{14.5}$$

붓스트랩 표본의 크기가 충분히 크다면 중심극한정리를 만족하기 때문에 다음을 만족하게 된다.[18]

$$Var_B^*[\hat{\theta}] \xrightarrow{B \to \infty} Var^*[\hat{\theta}], \quad Var^*[\hat{\theta}] \xrightarrow{n \to \infty} Var[\hat{\theta}]$$

[그림 14.4]는 모평균 4, 분산 5.25인 모집단 $\{1, 2, 3, 4, 5, 6, 7, 8\}$에서 평균 4.5, 분산 4.33인 original 표본이 추출된 사례에서 붓스트랩을 시행한 경우를 보여주고 있다. 여기서 original 표본은 모집단의 특성을 잘 반영하는 집단으로 간주하여 모집단처럼 사

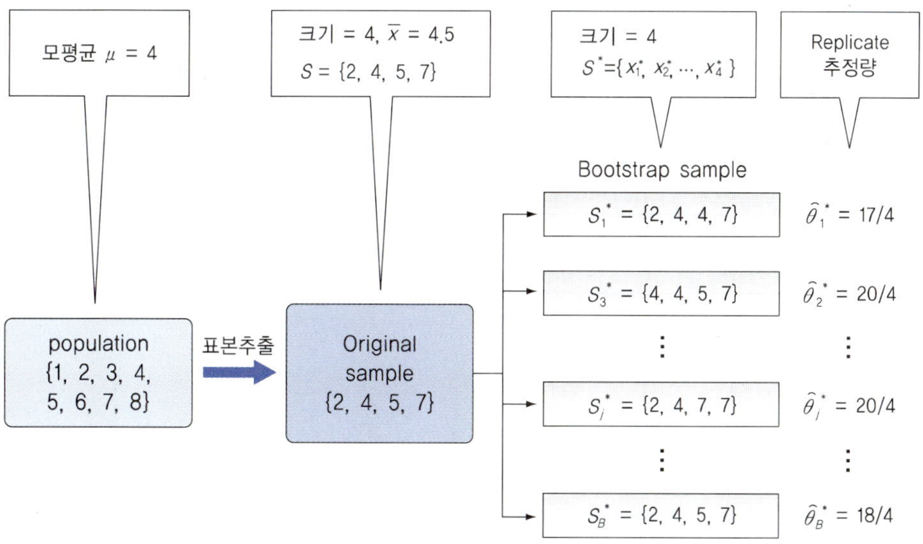

그림 14.4 붓스트랩 표본의 예

18) 중심극한정리(central limit theorem)란 모집단의 평균이 μ이고 분산이 σ^2일 때, 임의 추출된 크기가 n인 표본으로부터 계산된 표본평균 $\overline{X}$는 n의 크기가 큰 경우(보통 30이상) 근사적으로 정규분포를 따른다는 정리임

용한다. original 표본에서는 원하는 추정치가 하나밖에 계산되지 않으므로 정보가 부족하다. 따라서 original 표본에서 하위 표본에 해당하는 붓스트랩 표본을 추출한다. 즉, original 표본을 모집단으로 생각하고 붓스트랩 표본을 추출하는 것이다. 그런데 붓스트랩 표본을 추출할 때는 original 표본의 크기가 작기 때문에 복원 추출을 통해서 표본을 추출한다.

붓스트랩을 이용하여 참고범위를 구하는 경우에는 붓스트랩 표본 각각에 대해서 2.5 percentile과 97.5 percentile 추정치를 구한 후, 붓스트랩 평균과 분산을 식 (14.4)와 식 (14.5)처럼 구하면 된다. 만약 붓스트랩 표본을 500개 추출했다면, 각 붓스트랩 표본에서 2.5 percentile과 97.5 percentile 추정치를 얻은 다음, 구해진 500개의 추정치에 대해 중앙값을 구하면 그 값이 참고범위 한계에 해당한다. 그리고 참고범위 한계의 90% 신뢰구간은 2.5 percentile과 97.5 percentile 추정치 분포에서 5 percentile, 95 percentile을 구하면 된다. 여기서 5 percentile은 붓스트랩에서 구해진 500개의 값들 중에서 25번째로 작은 값에 해당되며 95 percentile은 25번째로 큰 값에 해당된다.

붓스트랩 방법은 모집단에 대한 확률분포를 가정하기 어려운 경우 손쉽게 구할 수 있는 표본을 통해 모수를 추론할 수 있다는 장점이 있다. 그러나 original 표본이 모집단을 제대로 대표하지 못한다면 잘못된 결과를 초래할 수 있고, 프로그램으로 난수를 발생하기 때문에 드물게 왜곡된 붓스트랩 표본이 추출될 수 있는 문제점을 안고 있다.

14.8 참고범위의 전이와 검증

검사실마다 신뢰할 만한 참고범위를 정하는 것은 검사결과를 환자진료에 적용하기 위한 필수적인 작업이지만 비용이 많이 드는 문제가 있다. 따라서 다른 검사실의 참고범위를 적절한 검증을 통해 차용하는 면을 고려하게 된다. 참고범위 전이를 위해 고려해야 할 두 가지 중요한 측면은 분석시스템의 동등성과 대상집단의 동질성이라 할 수 있다. 동일한 검사기관에서 서로 다른 방법이나 기기에 참고범위를 전이하기 위해서는 비슷한 정밀도, 간섭, 동일하거나 동등한 calibrator의 사용, 동일한 보고 단위, NCCLS EP9 가이드라인의 조건[19]을 만족하여야 한다. 서로 동일하거나 유사한 검사방법을 사용하는 다른 기관으로 참고범위를 전이하기 위해서는 대상 집단의 동질성과 검사 전 단계에 있을 수 있는 변이의 원인인 환자의 준비, 검체 채취 및 운송 등이 유사한 과정으로 이루어지는지 평가해야 한다.

참고범위를 전이하는 방법에는 크게 3가지가 있다. 첫째는 검사 전반에 걸쳐 조사하는 것으로서 reference population의 demographics, geographics의 유사성, 검사 전 및 시행 과정, 검사의 성능, 참고범위 선정에 관한 통계적 방법들을 고찰 평가한 후 전이하는 것이다. 전반적인 사항들이 적합하다고 판단되는 경우 추가적인 검증 없이 참고범위를 전이하여 사용할 수 있는데, 간편한 반면 다소 주관적일 수 있다. 둘째는 검증을 하고 싶거나 요구되는 경우에 20명 정도의 적은 수의 표본을 이용하여 평가하는 것이다. 20명 중 2명 이상이 참고범위를 벗어나지 않는다면, 차용하고자 하는 참고범위가 적절한 것으로 판단하는 것이다. 만약 3명 이상의 값이 벗어났다면 추가로 20명의 검체를 확보하여 다시 평가를 시행하고, 또 다시 벗어난다면 원인을 분석하고 가이드라인에 따라 검사실 자체의 참고범위를 설정하는 것이 바람직하다. 셋째로 60명의 검체를 이용하여 검증 후 참고범위를 전이하는 것이다. 즉, 전이하고자 하는 참고범위와 60명을 이용하여 구한 참고범위와의 차이를 비교하여 통계적으로 차이가 없다면 전이하여 사용하는 것이다.

14.9 예 제

예제 14.1 [표 14.5]는 정상 남자 120명, 정상 여자 120명에 대한 AFP[20] 자료이며, [그림 14.5]는 이를 히스토그램으로 나타낸 것이다. 이 자료를 통해서 AFP에 대한 참고범위(reference interval)와 이에 해당하는 한계값들의 신뢰구간을 모수적 방법, 비모수적 방법, 붓스트랩 방법(bootstrap)을 이용하여 구하라.

19) NCCLS EP9-A2—Method Comparison and Bias Estimation Using Patient Sample (ISBN 1-56238-472-4). Copies of the current edition may be obtained from Clinical and Laboratory Standards Institute, 940 West Valley Road, Suite 1400, Wayne, Pennsylvania 19087-1898, USA., www.clsi.org

20) Alpha-fetoprotein의 약어로서 간암의 혈청학적 표지자이다.

▶**표 14.5** 순위대로 나열한 정상 남자 120명, 정상 여자 120명의 AFP 값[21)]

남 자						여 자					
순위	나이	결과 (IU/mL)	순위	나이	결과 (IU/mL)	순위	나이	결과 (IU/mL)	순위	나이	결과 (IU/mL)
1	31세	1.03	101	52세	2.85	1	48세	0.5	101	60세	2.34
2	57세	1.07	102	53세	2.85	2	49세	0.54	102	38세	2.43
3	32세	1.07	103	42세	2.92	3	31세	0.63	103	45세	2.45
4	56세	1.08	104	40세	2.97	4	52세	0.63	104	55세	2.63
5	47세	1.09	105	57세	3.01	5	38세	0.7	105	53세	2.64
6	46세	1.12	106	63세	3.29	6	74세	0.72	106	56세	2.64
7	68세	1.19	107	59세	3.32	7	51세	0.74	107	48세	2.71
8	32세	1.2	108	64세	3.35	8	36세	0.74	108	55세	2.77
9	61세	1.22	109	74세	3.54	9	59세	0.78	109	53세	2.88
10	65세	1.25	110	49세	3.57	10	44세	0.82	110	50세	2.9
11	50세	1.26	111	54세	3.63	11	53세	0.83	111	28세	3.07
12	31세	1.26	112	73세	3.65	12	33세	0.84	112	62세	3.14
13	44세	1.28	113	43세	3.79	13	52세	0.89	113	39세	3.17
			114	44세	3.94				114	40세	3.2
	.		115	48세	3.96		.		115	55세	3.27
	.		116	56세	4.07		.		116	31세	3.5
	.		117	48세	4.1		.		117	59세	3.68
	.		118	46세	4.16		.		118	47세	3.95
	.		119	52세	4.17		.		119	76세	4.41
	.		120	50세	4.39		.		120	50세	4.59

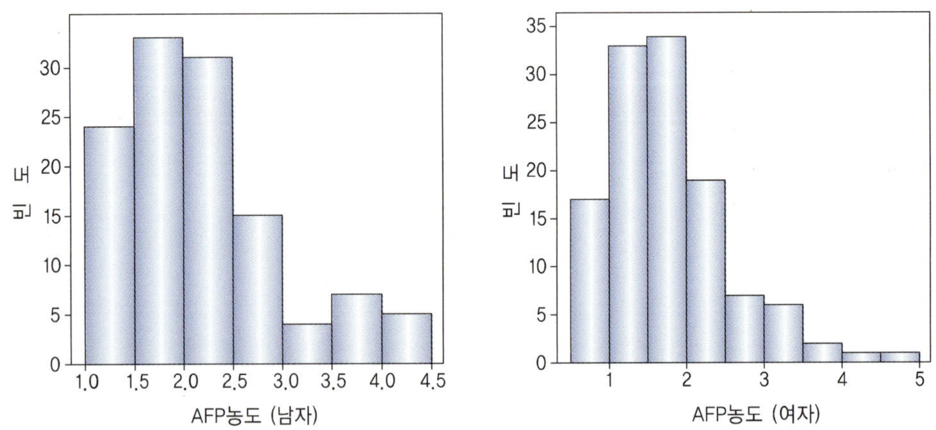

그림 14.5 AFP 자료의 히스토그램, 남자(왼쪽), 여자(오른쪽)

21) 실제 자료는 www.koreanhla.com에 있음.

풀이 1) 모수적 방법(parametric method)

모수적 방법을 적용하려면 우선 각각의 표본이 정규분포를 따르는지 확인해야 한다. [그림 14.6]은 제 2장에서 소개한 정규확률도(normal Q-Q plot)를 그린 것이다. 기준선에 점들이 가까울수록 표본이 정규분포를 따른다고 해석할 수 있는데, 본 예제에서는 남자, 여자 그리고 전체 표본 모두 기준선에서 벗어나 있다. 따라서 정규분포를 따른다고 할 수 없다.

정규확률도는 명확하게 정규성이 벗어나거나 성립하는 경우를 제외하고는 사람에 따라서 다른 판단을 내릴 수 있는 주관적인 척도이다. 따라서 좀 더 객관적인 판단을 하기 위해 샤피로-윌크 정규성검정(Shapiro-Wilk normality test) 시행할 수 있다. 샤피로-윌크 정규성검정의 가설은 다음과 같다.

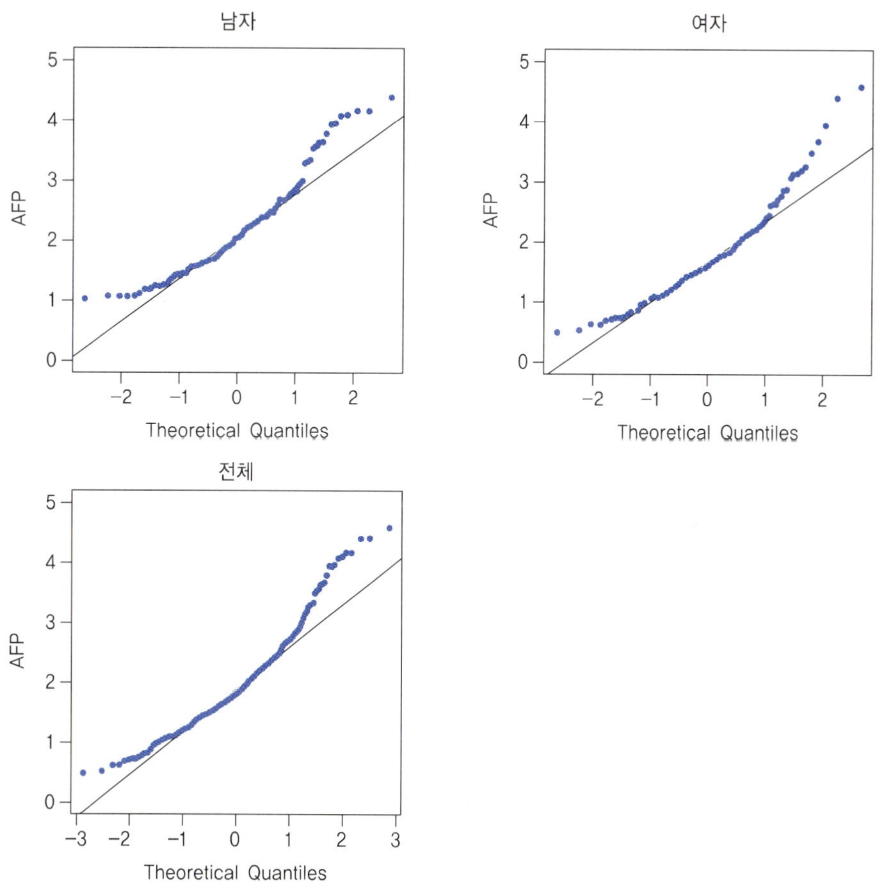

그림 14.6 남자, 여자 및 전체 표본에 대한 정규확률도

▶표 14.6 AFP 표본에 대한 샤피로-윌크 정규성검정

```
> shapiro.test (Men)
> shapiro.test (Women)
> shapiro.test (All)
```

표본(group)	검정통계량	유의확률($p-value$)
여 자	W = 0.9273	0.000006546
남 자	W = 0.9293	0.000009437
전 체	W = 0.9438	0.00000005813

귀무가설 H_0 : 표본은 정규분포를 따른다.

대립가설 H_1 : 표본은 정규분포를 따르지 않는다.

만약 유의확률($p-value$)이 유의수준보다 작으면 표본은 정규분포를 따르지 않으며, 이와 반대의 경우는 표본이 정규분포를 따른다고 판단할 수 있다. 샤피로-윌크 정규성검정을 위한 R 프로그램 방법과 그 결과는 [표 14.6]와 같다. [표 14.6]는 각 표본에 대한 유의확률이 모두 유의수준 5% 보다 작다는 것을 보여주고 있다. 따라서 귀무가설을 기각하게 되므로 모든 표본이 정규분포를 따르지 않는다고 할 수 있다.

원래의 표본이 정규분포를 따르지 않더라도 여러 가지 변환을 통해서 정규분포를 따르는지 알아볼 필요가 있다. 주로 사용하는 변환으로는 $\ln(x)$나 $\sqrt{x}$이 있는데 [그림 14.7]은 $\ln(x)$ 변환 후 정규확률도를 다시 그린 것이다. $\ln(x)$ 변환 후의 각 표본은 정규확률도에서 점들이 기준선과 가깝게 분포하여 정규분포를 따르고 있다. 샤피로-윌크 정규성검정에서도 [표 14.7]에서 보는 것처럼 유의확률이 모두 유의수준 5% 보다 크므로 귀무가설 H_0를 채택하여 정규분포를 따른다고 할 수 있다.

▶표 14.7 변환 후의 AFP 표본에 대한 샤피로-윌크 정규성검정

```
> shapiro.test (log(Men))
> shapiro.test (log(Women))
> shapiro.test (log(All))
```

표본(group)	검정통계량	유의확률($p-value$)
여 자	W = 0.9931	0.8210
남 자	W = 0.9823	0.1208
전 체	W = 0.9918	0.2018

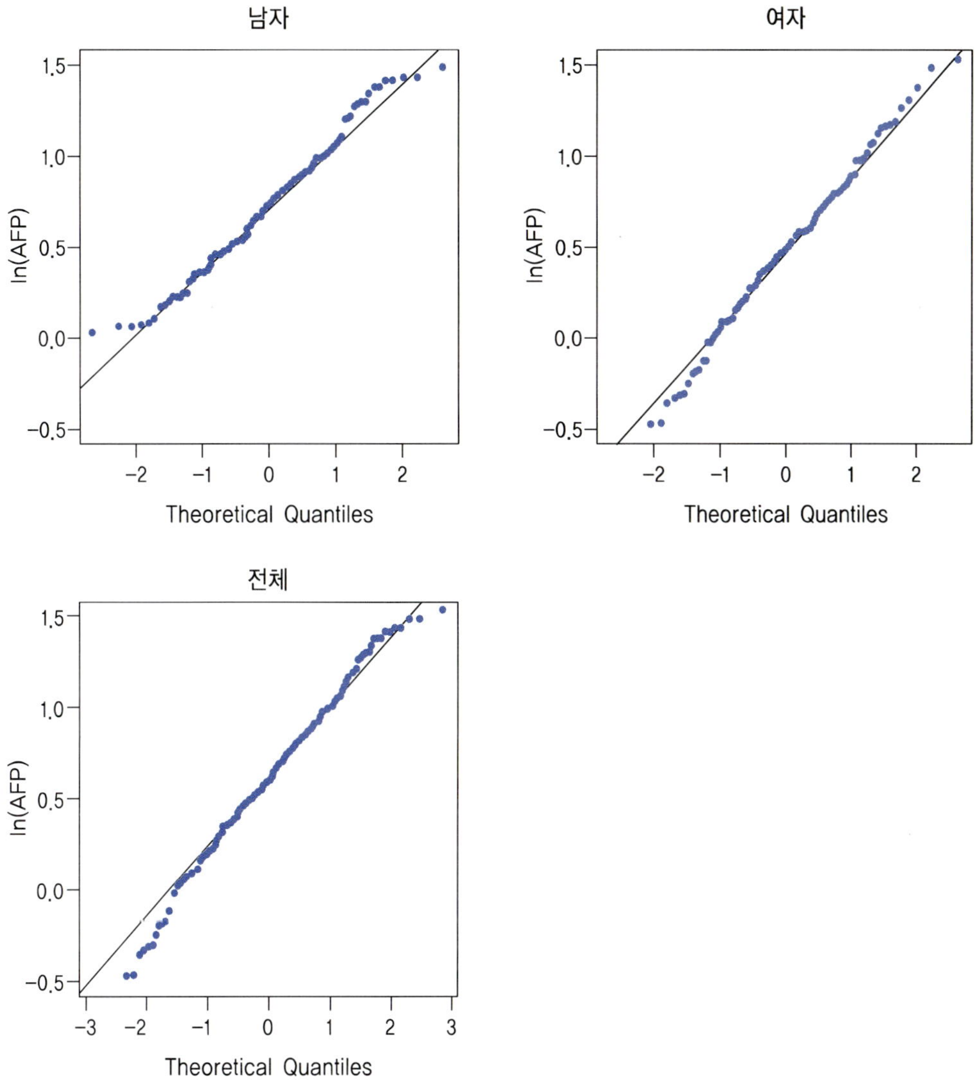

그림 14.7 $\ln(x)$ 변환 후의 남자, 여자 및 전체 AFP 표본에 대한 정규확률도

다음 단계로는 변환을 실시한 표본에 대한 평균(mean)과 표준편차(standard deviation)를 구하여 참고범위 하한(lower reference limit)와 참고범위 상한(upper reference limit) 및 그들의 신뢰구간을 구한다. 변환을 실시한 표본에서의 평균과 표준편차는 [표 14.8]과 같다. [표 14.9]는 $\ln(x)$ 변환 후의 평균과 표준편차를 이용하여 참고범위를 구하고 다시 이를 원래 값으로 변환하는 과정을 보여주고 있다. 각 참고범위 한계에서의 90% 신뢰구간을 구하는 과정은 [표 14.10]과 같다.

▶표 14.8 $\ln(x)$ 변환 후의 AFP 표본에 대한 평균과 표준편차

표본(group)	평균	표준편차	표본 수
여 자	$\overline{x_1}=0.469$	$s_1=0.443$	$n_1=120$
남 자	$\overline{x_2}=0.719$	$s_2=0.351$	$n_2=120$
전 체	$\overline{x}=0.593$	$s=0.418$	$n=240$

▶표 14.9 $\ln(x)$ 변환 후 구한 평균과 표준편차에서 원래값의 참고범위로 변환하는 과정

표본(group)	95% 참고범위	
	2.5 percentile(참고범위 하한)	97.5 percentile(참고범위 상한)
여 자	$0.469-1.96\times0.443=-0.399$ $\Rightarrow \exp(-0.399)=0.671$	$0.469+1.96\times0.443=1.337$ $\Rightarrow \exp(1.337)=3.809$
남 자	$0.719-1.96\times0.351=0.031$ $\Rightarrow \exp(0.031)=1.032$	$0.719+1.96\times0.351=1.407$ $\Rightarrow \exp(1.407)=4.084$
전 체	$0.593-1.96\times0.418=-0.226$ $\Rightarrow \exp(-0.226)=0.792$	$0.593+1.96\times0.418=1.412$ $\Rightarrow \exp(1.412)=4.105$

▶표 14.10 참고범위 한계에서의 90% 신뢰구간

표본(group)	참고치 상 · 하한계의 90% 신뢰구간	
여 자	2.5 percentile (참고범위 하한)	$-0.399\pm2.81\times\frac{0.443}{\sqrt{120}}=(-0.513,\ -0.286)$ $\Rightarrow (\exp(-0.513),\ \exp(-0.286))=(0.599,\ 0.752)$
	97.5 percentile (참고범위 상한)	$1.337\pm2.81\times\frac{0.443}{\sqrt{120}}=(1.224,\ 1.451)$ $\Rightarrow (\exp(1.224),\ \exp(1.451))=(3.400,\ 4.267)$
남 자	2.5 percentile (참고범위 하한)	$0.031\pm2.81\times\frac{0.351}{\sqrt{119}}=(-0.059,\ 0.121)$ $\Rightarrow (\exp(-0.059),\ \exp(0.121))=(0.942, 1.129)$
	97.5 percentile (참고범위 상한)	$1.407\pm2.81\times\frac{0.351}{\sqrt{119}}=(1.317,\ 1.497)$ $\Rightarrow (\exp(1.317),\ \exp(1.497))=(3.731, 4.470)$
전 체	2.5 percentile (참고범위 하한)	$-0.226\pm2.81\times\frac{0.418}{\sqrt{239}}=(-0.302,\ -0.150)$ $\Rightarrow (\exp(-0.302,\ \exp(-0.150))=(0.739, 0.860)$
	97.5 percentile (참고범위 상한)	$1.412\pm2.81\times\frac{0.418}{\sqrt{239}}=(1.336,\ 1.488)$ $\Rightarrow (\exp(1.336,\ \exp(1.488))=(3.805, 4.429)$

2) 비모수적 방법(nonparametric method)

본 예제에서는 120개 검체를 이용하였으므로 3번째와 118번째의 참고값이 각각 참고범위 하한 및 참고범위 상한이 된다. 따라서 95% 참고범위는 [표 14.11]과 같이 구할 수 있다.

▶표 14.11 비모수적 방법을 이용한 경우의 95% 참고범위

표본(group)	95% 참고범위		
	2.5 percentile (참고범위 하한)	97.5 percentile (참고범위 상한)	참고범위 (단위 IU/mL)
여 자 (n=120)	0.025 (120+1)=3.025 3번째=0.63	0.975(120+1)=117.975 118번째=3.95	0.63~3.95
남 자 (n=120)	0.025 (120+1)=3.025 3번째=1.07	0.975(120)=117.975 118번째=4.16	1.07~4.16
전 체 (n=240)	0.025(240+1)=6.025 6번째=0.72	0.975(240+1)=234.975 235번째=4.07	0.72~4.07

비모수적 방법을 이용하여 90% 신뢰수준에서 참고범위 상·하한의 신뢰구간을 추정하는 검체의 순위는 [표 14.12]와 같다.

▶표 14.12 참고범위 하한에 대해 90% 신뢰구간을 결정하기 위한 표본순위

검체수 (표본크기)	순 위	
	하한순위	상한순위
120~131	1	7
132~159	1	8
160~187	1	9
188~189	1	10
190~216	2	10
217~246	2	11
247~251	2	12
252~276	3	12
277~307	3	13
308~310	3	14
311~338	4	14
339~366	4	15
367~369	5	15

▶표 14.13 비모수적 방법에서 구한 95% 참고범위 한계의 90% 신뢰구간

AFP (IU/mL)	참고범위 하한의 90% 신뢰구간	참고범위 상한의 90% 신뢰구간
여자 (n=120)	0.50~0.74	3.20~4.59
남자 (n=120)	1.03~1.19	3.94~4.39
전체 (n=240)	0.54~0.83	3.94~4.59

[표 14.12]를 AFP 참고범위 상·하한의 신뢰구간을 구하는데 적용하면, 남녀 각각 120개 검체이므로, (1번째, 7번째) 검체가 90% 신뢰수준에서의 참고범위 하한의 신뢰구간에 해당하며, (114번째, 120번째) 검체가 90% 신뢰수준에서 참고범위 상한의 신뢰구간에 해당하는 값이다. 전체 표본은 240 검체이므로 (2번째, 11번째) 검체가 90% 신뢰수준에서의 참고범위 하한의 신뢰구간에 해당하며, (230번째, 239번째) 검체가 90% 신뢰수준에서 참고범위 상한의 신뢰구간에 해당하는 값이다.

3) 붓스트랩 방법(bootstrap method)을 이용한 참고범위 설정

붓스트랩 방법은 각각의 original 표본에서 표본을 다시 복원추출하여 참고범위를 설정하는 것이다. 이를 위하여 500개의 붓스트랩 표본을 추출하고, 붓스트랩 표본 각각에서 2.5 percentile과 97.5 percentile을 500개 구하고 각 percentile에서 중앙값과 90% 신뢰구간을 구하여 [예제 14.1]을 풀 수 있다. 90% 신뢰구간은 각 percentile에 대해 5 percentile과 95 percentile 구간을 사용한다. 이를 위해 각 percentile에 대해 붓스트랩 표본으로부터 구한 500개의 값들 중에서 25번째로 작은 값과 25번째로 큰 값을 사용한다.

▶표 14.14 붓스트랩 방법을 이용한 경우의 95% 참고범위

표본(group)	95% 참고범위 (붓스트랩 표본 500개에서의 중앙값)	
	2.5 percentile(참고범위 하한)	97.5 percentile(참고범위 상한)
여 자	0.63	3.69
남 자	1.08	4.10
전 체	0.74	4.07

▶표 14.15 붓스트랩 방법에서 구한 95% 참고범위 상 · 하한계의 90% 신뢰구간

표본(group)	참고한계의 90% 신뢰구간 (각 percentile의 5 percentile과 95 percentile을 사용한다.)	
여 성	2.5 percentile(상위 참고한계)	(5percentile, 95percentile)=(0.543, 0.736)
	97.5 percentile(하위 참고한계)	(5percentile, 95percentile)=(3.173, 4.415)
남 성	2.5 percentile(상위 참고한계)	(5percentile, 95percentile)=(1.068, 1.187)
	97.5 percentile(하위 참고한계)	(5percentile, 95percentile)=(3.797, 4.170)
전 체	2.5 percentile(상위 참고한계)	(5percentile, 95percentile)=(0.631, 0.836)
	97.5 percentile(하위 참고한계)	(5percentile, 95percentile)=(3.693, 4.181)

4) 세 가지 방법의 비교

▶표 14.16 세 가지 방법으로 구한 95% 참고범위와 참고범위 상 · 하한계의 90% 신뢰구간

설정방법	그룹	참고범위	참고범위 하한의 90% 신뢰구간	참고범위 상한의 90% 신뢰구간
모수적 방법	여자	0.67~3.81	(0.60, 0.75)	(3.40, 4.27)
	남자	1.03~4.08	(0.94, 1.13)	(3.73, 4.47)
	전체	0.79~4.11	(0.74, 0.86)	(3.81, 4.43)
비모수적 방법	여자	0.63~3.95	(0.50, 0.74)	(3.20, 4.59)
	남자	1.07~4.16	(1.03, 1.19)	(3.94, 4.39)
	전체	0.72~4.07	(0.54, 0.83)	(3.94, 4.59)
붓스트랩 방법	여자	0.63~3.69	(0.54, 0.74)	(3.17, 4.42)
	남자	1.08~4.10	(1.07, 1.19)	(3.80, 4.17)
	전체	0.74~4.07	(0.63, 0.84)	(3.69, 4.18)

Chapter 15 비선형 calibration 모델

검사결과를 정량으로 보고하기 위해서는 calibration이란 과정이 필요하다. Calibration 이란 calibration 함수를 만드는 과정인데, calibration 함수란 검사시스템의 반응값(signal)과 측정물질(analyte)의 농도간의 관계를 나타내는 함수이다. Calibration 함수는 이미 농도를 알고 있는 물질 즉, calibrator의 농도와 그 calibrator에 대해 검사시스템이 출력한 반응값을 토대로 회귀모형을 이용하여 구한다. Calibration 함수가 구해지면 그 역함수가 measuring 함수가 되어 임의의 검체에 대해 해당 검사시스템이 측정한 반응값으로부터 농도를 계산하게 된다. 전통적으로 정량검사들은 화학반응을 이용한 검사들이었기 때문에 calibration 함수들 거의 대부분은 직선적이었다. 그런데 최근에는 면역반응(immunoassay)[1)]을 이용한 정량검사가 개발·시판되면서 calibration 함수 또한 비선형적인 경우가 많아지고 있다.

[표 15.1]은 8개 calibrator에 대해 immunoassay 원리를 이용한 검사시스템으로 세 번씩($v1$, $v2$, $v3$) 측정한 반응값을 보여주고 있다. [표 15.1]의 자료를 이용하여 회귀식을

▶표 15.1 8종의 calibration에 대한 검사시스템의 반응값 자료[2)]

Row	농도	$v1$	$v2$	$v3$
1	0	0.36	−5.76	−1.29
2	2.5	39.01	31.67	37.91
3	5	85.39	88.71	76.68
4	10	331.19	346.12	337.4
5	25	1147.16	1549.28	1701.69
6	50	3168.63	4239.02	4082.25
7	75	5434.11	5891.64	5665.32
8	100	6543.38	7144.19	6724.54

1) 면역반응검사란 항원-항체의 특이성을 이용한 검사를 의미한다. 가장 흔하게 사용되는 면역반응 검사기법에는 radioimmunoassay(RIA)와 enzyme immunoassay (EIA)가 있다.

구한 결과는 [그림 15.1]과 같다. 그런데 값에 대해 [그림 15.1]의 (a)와 같은 단순회귀직선은 24개 자료의 전체적인 경향을 설명하기에 무리가 있어 보인다. [그림 15.1]의 (b)는 단순회귀직선의 문제점을 보완하기 위해 4차 다항식(polynomial) 회귀곡선을 그려본 것인데 24개 자료의 전체적인 경향을 더 잘 표현해 주는 것을 알 수 있다. 하지만 다항식 회귀곡선은 x의 양 끝단을 벗어나는 경우에 반응값 y가 갑자기 떨어지거나 혹은 높아지는 문제를 가지고 있다.[3] 또한 추정된 고차항 회귀계수의 의미를 해석하기가 어렵다는 단점이 있다. 그래서 일반적으로 면역반응을 이용한 검사기법에서는 four-parameter logistic model이나 five-parameter logistic model을 이용한 비선형 calibration 모델을 사용한다. [그림 15.2]는 각 모델의 차이를 보여주고 있다.

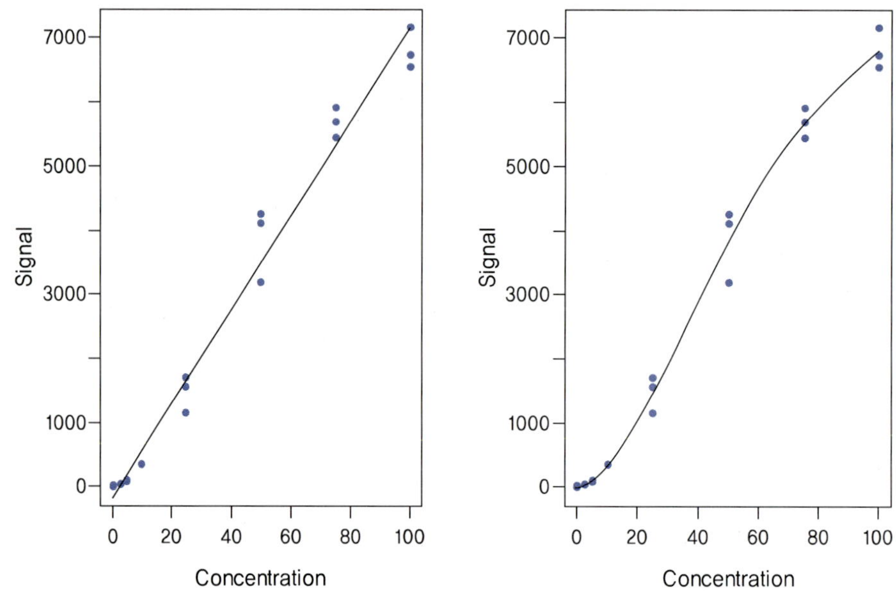

그림 15.1 (a) Calibration 자료의 1차 회귀직선 ($y = 73.264x - 172.33$)
(b) Calibration 자료의 4차 회귀곡선
($y = 0.0001x^4 - 0.0357x^3 + 2.8x^2 + 9.0969x - 7.8019$)

---

2) [표 15.1]의 자료는 다음 참고문헌을 인용하였음: Lee KR, et al. Calibration and LOD/LOQ estimation of a chemiluminescent hybridization assay for residual DNA in recombinant protein drugs expressed in E. coli using a four-parameter logistic model. Drug Dev Ind Pharm. 2000;26:661-9

3) Polynomial 함수에서는 최소점을 지난 다음에 다시 높아지거나 혹은 최대점을 지난 다음에 낮아질 수 있다.

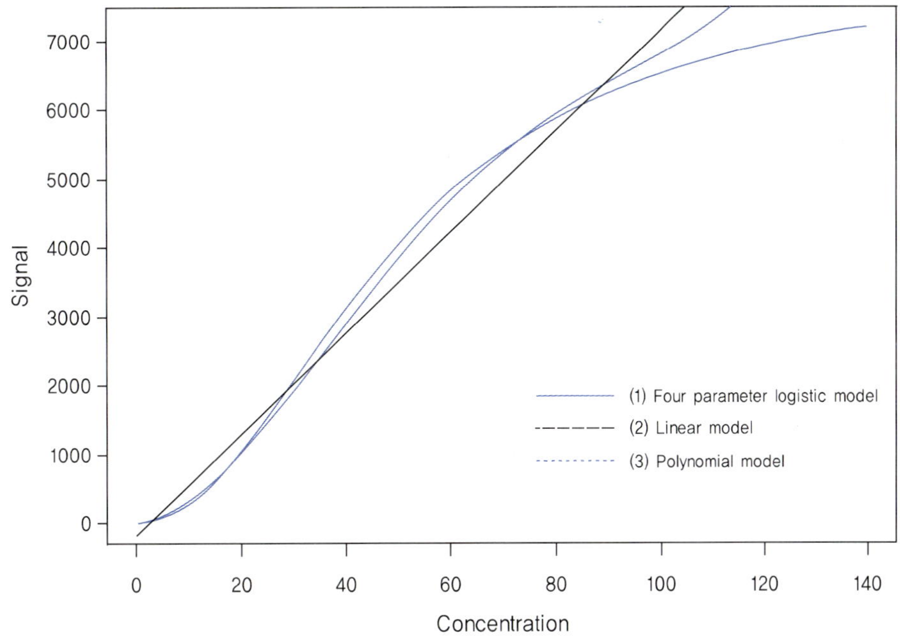

그림 15.2 (a) Four-parameter logistic model ($y = 8000 - \frac{8000}{1 + (x/49.396)^{2.1001}}$) 회귀곡선

(b) 1차 ($y = 73.264x - 172.33$) 회귀곡선

(c) 4차 polynomial ($y = 0.0001x^4 - 0.0357x^3 + 2.8x^2 + 9.0969x - 7.8019$) 회귀곡선

15.1 Four-parameter logistic model

Four-parameter logistic model에서는 독립변수 x와 종속변수 y에 대한 관계를 다음과 같이 정의한다.

$$y = d + \frac{a - d}{1 + (x/c)^b} \tag{15.1}$$

Calibration의 경우라면 x는 calibrator의 농도, y는 검사시스템이 출력한 반응값이 된다. 식 (15.1)에서 보듯이 독립변수와 종속변수를 제외하고 a, b, c, d 4개의 parameter를 알면 calibration 함수가 완성되기 때문에 four-parameter logistic model이라고 한다. 이들 parameter는 calibration에서 얻어지는 자료를 이용하여 추정한다. 그런데, 식 (15.1)

을 보면, 농도가 '0'일때 (즉 $x=0$) 검사시스템의 반응값은 a가 되는 것을 알 수 있고, 농도가 ∞ 일 때 검사시스템의 반응값은 d가 되는 것을 알 수 있다. 즉, a와 d의 추정량은 각각 calibrator 농도가 가상적으로 최소 및 최대일 때 검사시스템이 보이는 최소 혹은 최대반응값이다. 따라서 a와 d는 검사시스템을 제작한 제조사로부터 이미 주어진다. a와 d가 주어진 경우 b와 c를 추정하는 과정은 다음과 같다. 우선 식 (15.1)을 다음과 같이 변화시킨다.[4)]

$$\log\left(\frac{y-a}{d-y}\right)=b\log(x)-b\log(c) \tag{15.2}$$

식 (15.2)는 x에 대해 로그변환, y에 대해 logit 변환을 하면 선형화할 수 있다는 것을 보여주는 것이다.[5)] 따라서 식 (15.2)의 모형을 이용하면 선형회귀식에서 배웠던 최소자승추정량을 이용하여 b와 c를 추정할 수 있다. 식 (15.2)의 y에는 동일 x에 대해 반복 측정된 값의 평균치를 대입하여 b와 c를 구하게 된다.

[표 15.1]의 자료에 따르면 a는 검사시스템의 최소 반응값인 −5.76이며 d는 최대 반응값인 7144.19이 된다. 그런데 반응값의 최소치가 '0' 이상이어야 한다면 a는 '0'으로 대체할 수 있다. 또한 최대 반응값 역시 다수의 calibration 경험을 토대로 최대 '8000'이 된다는 사실을 알고 있다면 d를 '8000'으로 대체할 수 있다.[6)] 그러면 $a=0$, $d=8000$으로 했을 때 [표 15.1]의 자료를 logit-log 모형으로 변환한 후 나머지 모수인 b와 c를 추정할 수 있게 된다. [표 15.1]의 자료를 변환한 결과는 [표 15.2]와 같다.[7)]

식 (15.2)에서 a와 d를 상수로 대체하고, [표 15.2]의 변환값을 토대로 선형회귀식을 그릴 수 있는데, logit-log 모형으로 얻은 회귀직선식은 $y=2.1001x-8.1902$이다([그림 15.3]). 이 직선식으로부터 식 (15.2)의 b값이 2.1001이 됨을 알 수 있다. 그리고 $-b\log(c)$에 해당하는 값이 −8.1902이므로 $b=2.1001$을 대입하면

---

4) 식 (15.1)은 $\frac{y-a}{d-y}=(x/c)^b$가 되며 양변에 로그를 취하면 식 (15.2)와 같이 된다.

5) 이러한 모형을 일반적으로 logit-log 모형이라 한다. $\log\left(\frac{y}{1-y}\right)=\alpha-\beta x$의 형태로 표현되는 회귀식을 logit 모형이라 한다. 그런데 본 예제에서는 x에 대해 log변환을 했기 때문에 logit-log 모형이 된다.

6) Four-parameter logistic model에서는 두 개의 parameter가 이미 주어지고, 나머지 두 개의 parameter를 calibration 과정으로 구하게 된다.

7) 예를 들어 $x=2.5$, $y=36.2$일 때, 농도의 로그 변환값은 $\log(2.5+1)=1.25$가 되고 평균 반응값의 로짓 변환값은 $\log\left(\frac{36.2-0}{8000-36.2}\right)=-5.39$가 된다.

▶ 표 15.2 Calibration 실험 결과와 Logit-Log 모형을 위한 변환 값

농도	농도 x의 로그변환*	y_1	y_2	y_3	y의 평균값	평균 반응값의 로짓변환†
0	0	0.36	−5.76	−1.29	−2.23	−8.18
2.5	1.25	39.01	31.67	37.91	36.2	−5.39
5	1.79	85.39	88.71	76.68	83.59	−4.55
10	2.40	331.19	346.12	337.4	338.24	−3.12
25	3.26	1147.16	1549.28	1701.69	1466.04	−1.49
50	3.93	3168.63	4239.02	4082.25	3829.97	−0.09
75	4.33	5434.11	5891.64	5665.32	5663.69	0.89
100	4.62	6543.38	7144.19	6724.54	6804.04	1.74

* x축 ln(concentration+1)

† y축 logit(average signal volumn)

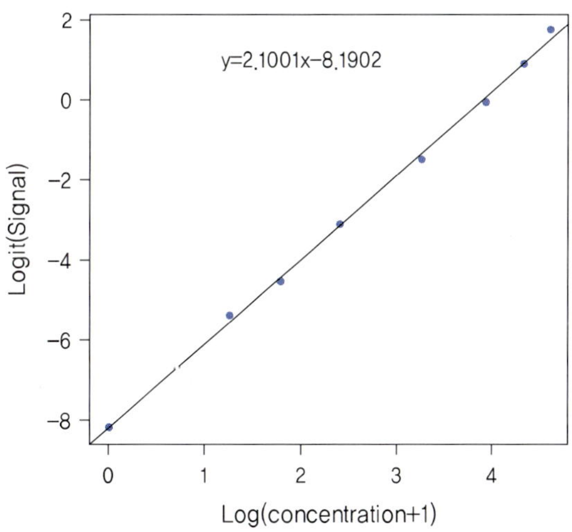

그림 15.3 [표 15.1]에 대한 logit-log 모형 그림

$$c = \exp(8.1902/2.1001) = 49.40$$

이 됨을 알 수 있다.

따라서 logit-log 모형에 의해 추정된 모수값을 정리하면 [표 15.3]과 같으며 이를 토대로 four-parameter logistic model을 그려보면 [그림 15.4]와 같다.

▶표 15.3 [표 15.1]의 모수 추정값

	a	b	c	d
모수 추정값	0	2.1001	49.40	8000

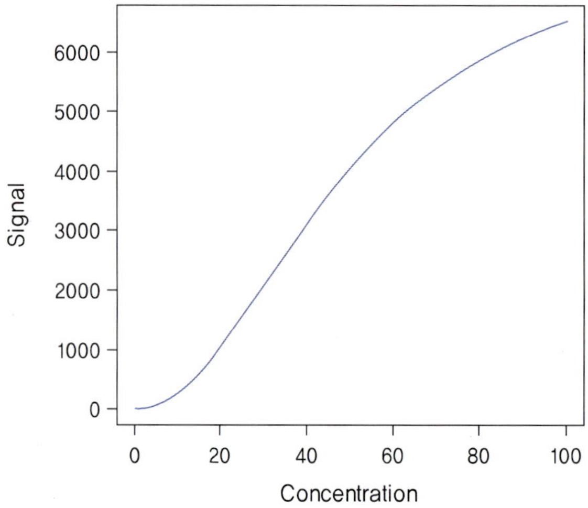

그림 15.4 Four-parameter logistic model에 따라 모수를 추정하여 그린 calibration 함수

아래 그림은 four-parameter logistic model에서 parameter a, b, c, d값의 의미를 보여주고 있다. 즉, a와 d는 각각 y의 최소값과 최대값이다. 그리고 b는 y의 중앙값[8]에서 곡선의 기울기, c는 y의 중앙값에 대응되는 x의 농도인 것이다.

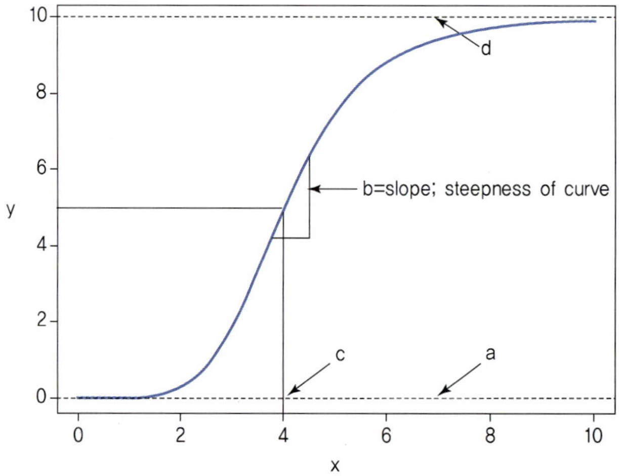

8) 중앙값 $= \dfrac{\text{최대값} + \text{최소값}}{2}$

15.2 Five-parameter logistic model

15.1절의 four-parameter logistic model(4PL model)은 중심점을 기준으로 대칭적인 형태를 취하는 sigmoid dose-response 자료에 적합한 것이다. 만약 중심점을 기준으로 비대칭적인 경우에는 4PL model이 적합하지 않다. 4PL model에 dose-response 곡선의 비대칭 정도를 제어하기 위해 다섯번째 parameter를 추가한 것이 five-parameter logistic model(5PL model)이다.

Five-parameter logistic model에서는 독립변수 x와 종속변수 y에 대한 관계를 다음과 같이 정의한다.

$$y = d + \frac{a-d}{(1+(x/c)^b)^g} \tag{15.3}$$

식 (15.3)에서 $g=1$이면 4PL model이 된다.

[그림 15.5]는 동일한 비대칭적 immunoassay 자료를 4PL model과 5PL model에 fitting 하여 비교한 그림이다.[9] 5PL model이 4PL model에 비해 fitting의 결과가 더 좋다. 즉, 비대칭적 자료에서는 4PL model보다 5PL model이 더 적합함을 보여주고 있다. 또한 적합한 정도를 통계량을 통해서 계산해 보더라도 5PL이 4PL에 비해 sum of squared error (SSE), residual variance가 더 작고, fit probability는 더 높은 것을 보여준다([표 15.4]). 이는 5PL이 4PL에 비해 fitting이 더 잘 되었다는 것을 수치적으로 제시해 주는 것이다. 5PL model은 4PL model보다 좀 더 일반화된 모델로서 4PL model의 단점을 보완한 것이다. 그러나 실제는 4PL model을 더 많이 사용하는데 이는 5PL 모델에 있는 변수 g 때문이다. 일반적으로 5PL model을 적용하기 위해서는 사전에 g에 대한 정보를 가지고 있어야 한다.

9) [그림 15.5]는 다음 참고문헌을 인용하였음; Gottschalk PG, et al. The five-parameter logistic: a characterization and comparison with the four-parameter logistic. Anal Biochem. 2005;343:54-65.

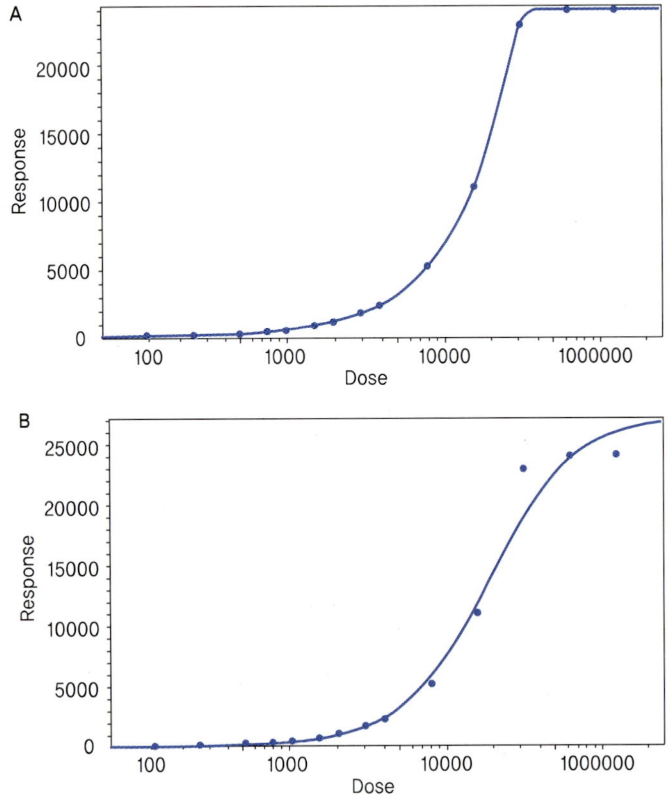

그림 15.5 (A) 비대칭 결과를 보이는 자료에 대한 5PL model
(B) (A)자료에 대한 4PL model 적용 결과

표 15.4 5PL과 4PL 모델을 적용한 경우의 모델 적합성 비교[10)]

통계량	5PL	4PL
자유도(Degrees of freedom)	9	10
Sum of squared error	2.41	120.0
Residual variance	0.269	12.0
Fit probability	0.983	<0.001

10) [표 15.4]는 Gottschalk 등의 논문 자료를 인용한 것이다.

15.3 정량검사와 준정량 검사[11)]

4PL이나 5PL을 사용하는 경우에는 분석측정범위(analytical measuring range, AMR)[12)]에 대한 검증이 linear calibration curve를 사용하는 경우와 달라야 한다. 선형 calibration 모델의 경우에는 직선성이 유지되는 구간을 AMR로 정의하여 직선성을 검증하면 되지만 비선형 모델의 경우는 그렇지 않다. 현재 비선형 calibration model을 사용하는 제품 중 정량보고가 가능한 것들은 AMR에 해당하는 부위에 다수의 calibrator를 사용하여 이 문제를 해결하고 있다([표 15.5]).

그런데 4PL이나 5PL 방법을 사용하는 검사종목 중에는 두 개의 calibrator를 이용하여 4개의 parameter를 추정하는 경우가 있으며, 어떤 검사종목은 두 calibrator 범위가 검사 시스템이 출력해내는 측정범위를 모두 포함하지 못하는 경우도 있다. 특히 calibration curve의 적합성을 검증하지 않는 경우들도 있다. 이런 경우에는 정량결과를 그대로 보

▶ 표 15.5 4PL 및 5PL의 예

검사명	AMR	Calibrator 농도	Calibration 방법
anti-CCP	0-340 (U/mL)	cal1 0, cal2 4 cal3 10, cal4 20 cal5 100, cal6 600	5-parameter logistic model
Total IgE	2-5000 (kU/L)	cal1 2, cal2 10 cal3 50, cal4 200 cal5 1000, cal6 5000	5-parameter logistic model
ECP	2-200 (ug/L)	cal1 2, cal2 5 cal3 15, cal4 100 cal5 200	4-parameter logistic model
Specific IgE	0.35-100 (kUA/L)	cal1 0.35, cal2 0.7 cal3 3.5, cal4 17.5 cal5 50, cal6 100	5-parameter logistic model

cal : calibrator

11) 준정량 검사라는 용어는 본 교재에서만 사용하는 용어임.

12) AMR은 희석이나 농축과 같은 전처리 과정 없이 검체를 직접 측정하여 얻을 수 있는 측정치의 범위를 말한다.

▶표 15.6 준정량 검사의 예

검사명	양성 보고범위	Calibrator 농도	Calibration 방법	정도관리 물질
HBsAg (Architect)[13]	0.05∼250 (IU/mL)	cal1 0.5 cal2 250	4-parameter logistic model	NC 0−0.04 LPC 0.16−0.34 HPC 113.75−236.25
anti-HBs (Architect)[14]	10∼1,000 (IU/L)	cal1 0 cal2 100	4-parameter logistic model	NC 0−2 LPC 10−20 HPC 59.2−100.8

NC : negative control, LPC : low positive control, HPC : high positive control.

고하기가 어렵기 때문에 정량검사와 정성검사의 중간개념에 해당하는 개념을 정립하여 정도관리 및 결과보고 원칙을 정하는 것이 바람직하다. 본 교재에서는 이를 준정량 검사로 분류하는 것을 제안한다. 준정량검사의 경우는 일차적으로 정성결과를 보고하고 정량결과는 참고하라는 의미를 내포하기 위해 정성결과(정량결과) 형태로 보고하는 것이 바람직하다. [표 15.6]의 예에서는 HBsAg, anti-HBsAb 검사 모두 4PL 방법을 사용하는 것인데, 두 개의 calibrator가 양성 보고범위를 모두 포함하고 있지 않음을 알 수 있다. 또한 예시된 Architect 검사시스템의 경우에는 두 개의 calibrator를 이용하여 추정한 4PL calibration curve에 대해 엄밀히 검증하지 않는 것으로 알려져 있다. 단지 정도관리 물질을 검사하여 측정값이 정도관리 범위에 들어가면 보고하여도 무방하도록 시스템이 설계되어 있다. 이런 정도관리 방법은 정성검사에 사용되는 것이다. 따라서 진단검사의학 전문의가 누적된 정도관리결과를 검토하는 경우에는 정량검사의 원칙에 따라야 할지 혹은 정성검사 원칙에 따라야 할지를 신중하게 판단해야 한다.[15]

13) Architect HBsAg (Abbott Diagnostics Division, Wiesbaden, Germany)의 경우 동일한 제품이 유럽에서는 정량검사로 미국에서는 정성검사로 허가를 취득하였다.

14) Architect anti-HBs (Abbott Diagnostics Division, Wiesbaden, Germany) 검사에서 정도관리 물질 또한 0-100 IU/L에 집중되어 있는 것은 10-100 사이의 값에 대한 정량값 신뢰도가 이 검사에서 매우 중요하기 때문이다. Anti-HBs에 대한 minimum protection level은 국가마다 다소 차이가 있으나 국제 표준은 10 IU/L이다. 그리고 한 번 10 IU/L 이상으로 유지되었던 사람이 그 이하로 떨어지는 경우는 추가 예방접종을 하지 않아도 된다. 그러나 HBV 검사의 부정확성 때문에 감염 위험군에서는 100 IU/L 이상을 유지하는 것이 좋고 10 IU/L 이하로 떨어지면 추가 예방접종을 하는 것이 바람직하다.

15) 정성검사의 경우는 정도관리결과가 일정범위에 들어가는 지를 점검하지만 정도관리범위 자체를 변경하지는 않는 것이 일반적이다.

15.5 예 제

예제 15.1 다음은 Abbott ARCHITECT® 면역장비에서 시행된 anti-HBs 검사의 calibration ([그림 15.6]) 결과와 3종류의 정도관리 물질에 대한 Levey-Jennings Report ([그림 15.7], [그림 15.8], [그림 15.9])이다. 한 환자 검체에서 Abbott ARCHITECT® system이 300 IU/L의 결과를 출력하였다면 어떻게 보고하는 것이 바람직한가?

Cal ID	Cal 1 ratio : 0.509 Mean RLU	Cal 2 ratio : 0.725 Rep. 1 RLU	Rep. 2 RLU
Cal 1	1930.5	1938	1923
Cal 2	139608.5	141716	137501

Concentration mIU/mL	Ref. Cal RLU	Fit curve RLU
0.00	3792	1976.8
10.00	21820	15361.3
50.00	91148	68857.2
100.00	192616	133398.3
500.00	761001	554643.2
1000.00	1261279	913725.9

그림 15.6 Calibration 결과지

Levey – Jennings Report

Operator ID: FSE
System serial number: 11715

Assay Name: Anti-HBs
Control name: Anti-HBs
Control level: LOW
Control Lot Number: 19365Q100_1
Control Expiration Date: 10.31.2007

Module: 1
Module Serial Number: iSR02078
Date Range: 01.01.2007 ~ 01.31.2007
Calculation Type: Cumulative and Sample

Date / Time	Results	Reagent Lot Number	Flags
01.12.2007 09:24:43	0.19	43833M100	
01.15.2007 09:11:27	0.07	43833M100	
01.16.2007 09:54:13	0.04	43833M100	10-xxM
01.17.2007 09:36:53	0.06	43833M100	10-xxM
01.18.2007 10:35:02	0.21	43833M100	10-xxM
01.19.2007 09:28:09	0.08	43833M100	10-xxM
01.20.2007 08:50:21	0.00	43833M100	
01.22.2007 09:26:56	0.00	43833M100	
01.23.2007 09:32:20	0.00	43833M100	
01.24.2007 09:13:22	0.00	43833M100	

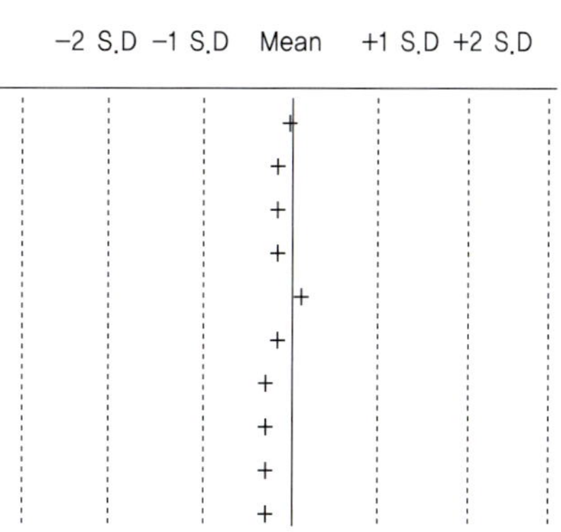

그림 15.7 Levey-Jennings report (Low QC material)

Levey – Jennings Report

Operator ID: FSE
System serial number: 11715

Assay Name: Anti-HBs	Module: 1
Control name: Anti-HBs	Module Serial Number: iSR02078
Control level: MID	Date Range: 01.01.2007 ~ 01.31.2007
Control Lot Number: 19365Q100_1	Calculation Type: Cumulative and Sample
Control Expiration Date: 10.31.2007	

Date / Time	Results	Reagent Lot Number	Flags
01.12.2007 09:24:07	16.07	43833M100	10–x1M
01.15.2007 09:11:09	16.25	43833M100	10–x1M
01.16.2007 09:53:55	16.10	43833M100	10–x1M
01.17.2007 09:36:35	15.97	43833M100	4–1s 1M
01.18.2007 10:34:44	15.28	43833M100	10–x1M
01.19.2007 09:27:51	15.53	43833M100	10–x1M
01.20.2007 08:50:03	15.88	43833M100	10–x1M
01.22.2007 09:26:38	14.95	43833M100	10–x1M
01.23.2007 09:32:02	15.48	43833M100	10–x1M
01.24.2007 09:12:46	15.72	43833M100	10–x1M
01.25.2007 09:43:24	14.57	43833M100	10–x1M

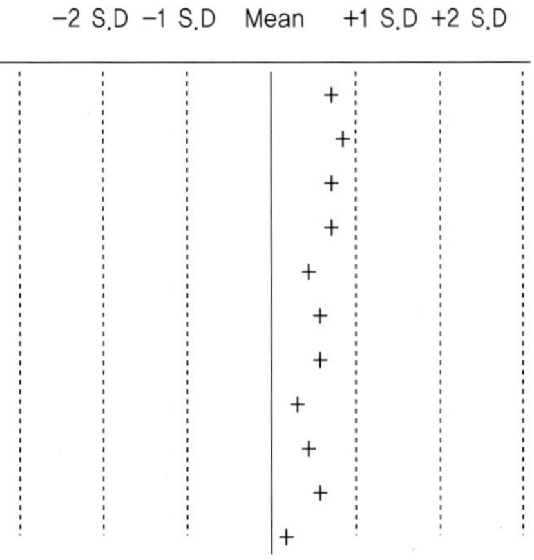

그림 15.8 Levey–Jennings report (Mid QC material)

Levey – Jennings Report

Operator ID: FSE
System serial number: 11715

Assay Name: Anti-HBs	Module: 1
Control name: Anti-HBs	Module Serial Number: iSR02078
Control level: HIG	Date Range: 01.01.2007 ~ 01.31.2007
Control Lot Number: 19365Q100_1	Calculation Type: Cumulative and Sample
Control Expiration Date: 10.31.2007	

Date / Time	Results	Reagent Lot Number	Flags
01.12.2007 09:23:31	90.99	43833M100	10–x1M
01.15.2007 09:10:51	85.09	43833M100	10–x1M
01.16.2007 09:53:37	86.41	43833M100	10–x1M
01.17.2007 09:36:17	86.88	43833M100	10–x1M
01.18.2007 10:34:26	83.40	43833M100	10–x1M
01.19.2007 09:27:33	83.06	43833M100	10–x1M
01.20.2007 08:49:45	82.09	43833M100	10–x1M
01.22.2007 09:26:20	82.46	43833M100	10–x1M
01.23.2007 09:31:44	83.89	43833M100	10–x1M
01.24.2007 09:12:10	84.31	43833M100	10–x1M
01.25.2007 09:43:06	80.80	43833M100	10–x1M

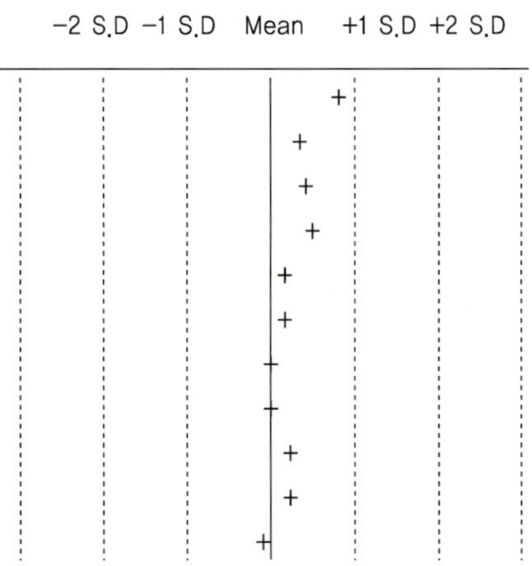

그림 15.9 Levey–Jennings report (High QC material)

풀이 [그림 15.6]에서 Fit curve RLU[16]는 제조사에서 권장하는 Ref Cal RLU에 비해 전체적으로 낮은 값을 보이지만 3개의 정도관리 물질이 모두 정도관리 범위 내에 있다. 따라서 검사 결과는 어느 정도 믿을만 하다고 여겨진다. 그러나 calibration이 0과 100 IU/L에 대해서만 이루어지고 있고, 100 IU/L 이상의 경우에는 AMR 검증이 이루어지지 않았기 때문에 양성(300 IU/L)으로 보고함이 바람직하다. ■

예제 15.2 [표 15.1]의 자료에서 a=0, d=7144.19로 한 경우, a=0, d=8000으로 한 경우, 그리고 a=0, d=9000이라 한 경우, calibration curve가 어떻게 변하는지 알아보시오.

풀이 a, d의 변화에 따라 b, c는 [표 15.5]와 같이 달라진다. 모수에 따라 calibration curve는 [그림 15.10]과 같으며, 이를 한꺼번에 같이 그리면 [그림 15.11]과 같다. d 값이 증가할수록 직선에 가까워짐을 볼 수 있다. ■

▶ 표 15.5 예제 15.2의 모수 추정값

	$a=0, d=7144.19$	$a=0, d=8000$	$a=0, d=9000$
b	2.2576	2.1001	2.0211
c	39.46648	49.4	57.87211

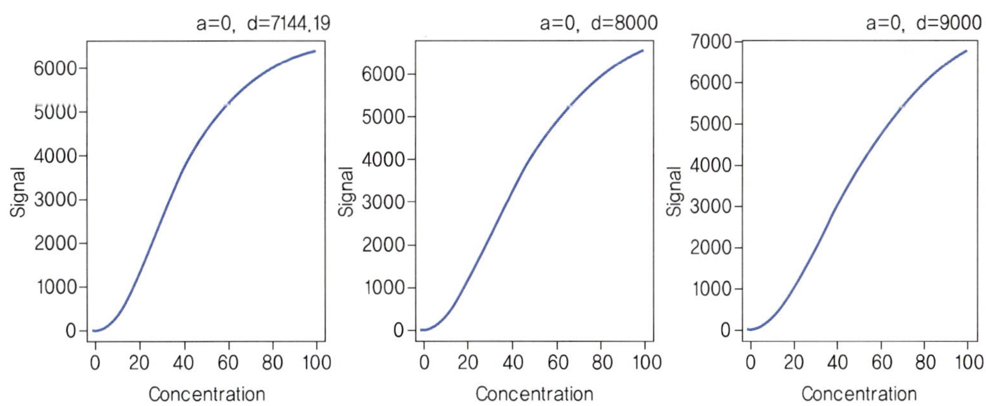

그림 15.10 모수 a, d의 값에 따른 calibration curve의 변화

16) RLU는 relative light units으로 반응값을 나타내는 단위이다. Fit curve RLU에 대한 허용범위가 설정되어 있긴 하지만 사용자에게 공개되어 있지 않다.

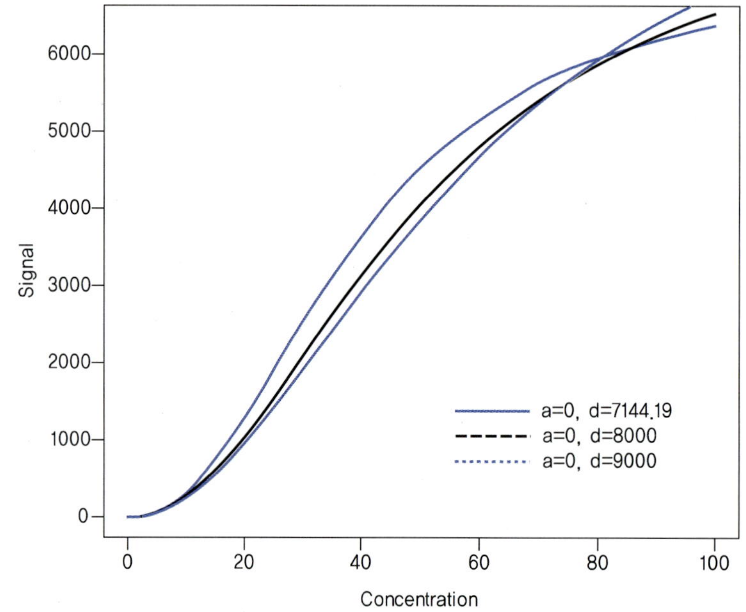

그림 15.11 모수 a, d의 값에 따른 calibration curve의 변화를 한꺼번에 나타낸 경우

예제 15.3 [그림 15.10]의 $a=0$, $b=2.1001$, $c=49.4$, $d=8000$에서 five-parameter calibration model의 g값이 변함에 따라 curve가 어떻게 변하는지 알아보시오. ($g=1,\ 2,\ 3,\ 6$)

풀이 g 값이 커짐에 따라 [그림 15.12]처럼 변하는 것을 볼 수 있다. g가 커질수록 오른쪽 상단에서 농도가 증가하여도 signal에 변화가 없는 현상을 더 잘 설명할 수 있음을 볼 수 있다. 참고로 [그림 15.13]은 g가 증가할수록 곡선의 기울기가 가파라지는 것을 보여주고 있다.

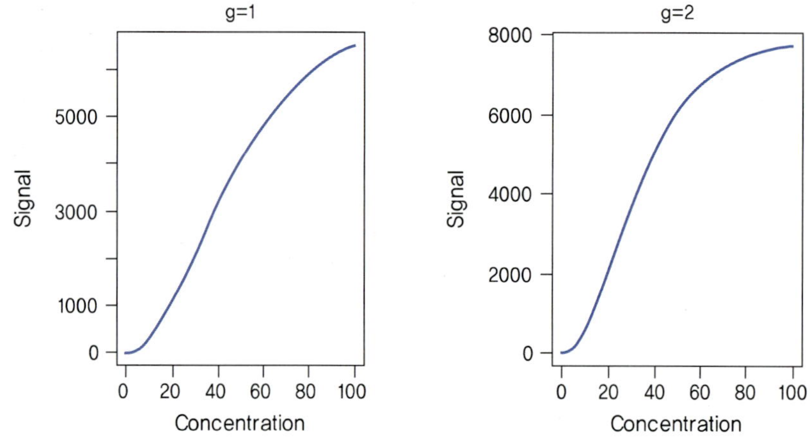

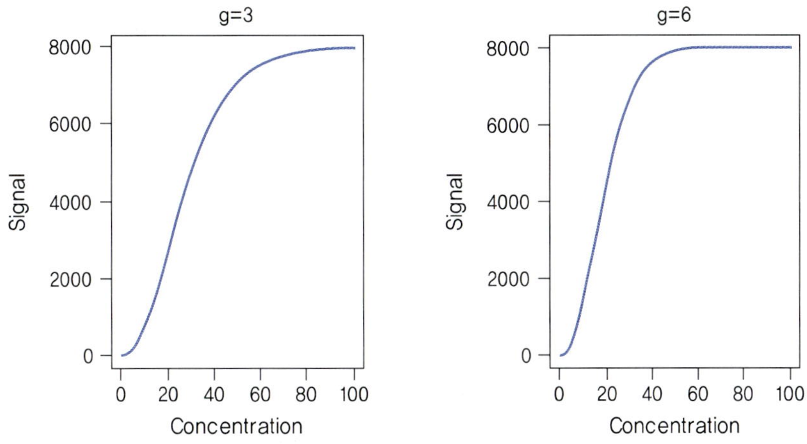

그림 15.12 모수 g값에 따른 5PL model의 변화

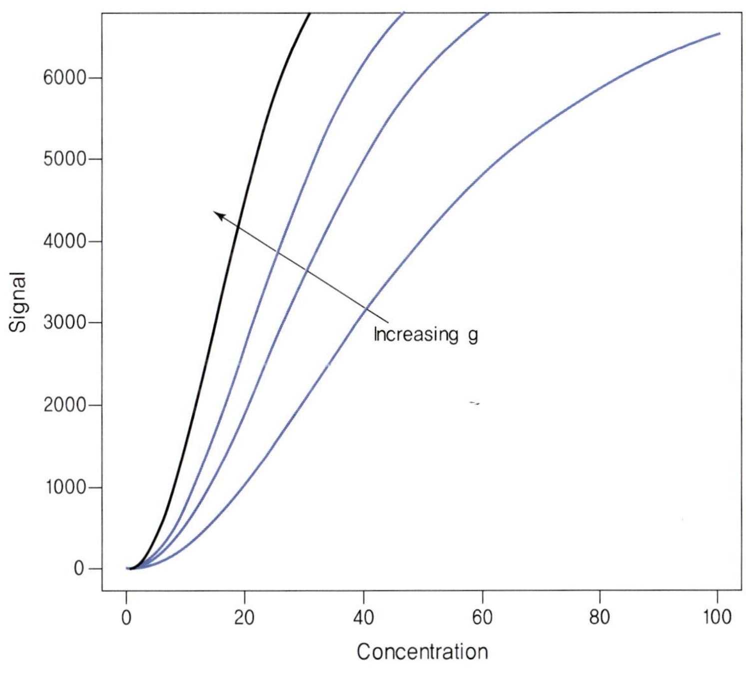

그림 15.13 모수 g값의 증가에 따른 5PL model의 변화

예제 15.4 [예제 15.1]에서 $a=0$이면서, $d=1,261,279$인 경우와 $d=1,500,000$, $d=2,000,000$, $d=3,000,000$인 경우 각각에 대해 calibration curve를 그리고 그 결과를 fit curve RLU와 비교하시오. (단, calibrator 1=0 IU/L, calibrator 2 = 100 IU/L)

Cal ID	Cal 1 ratio : 0.509 Mean RLU	Cal 2 ratio : 0.725 Rep. 1 RLU	Rep. 2 RLU
Cal 1	1930.5	1938	1923
Cal 2	139608.5	141716	137501

Concentration mIU/mL	Ref. Cal RLU	Fit curve RLU
0.00	3792	1976.8
10.00	21820	15361.3
50.00	91148	68857.2
100.00	192616	133398.3
500.00	761001	554643.2
1000.00	1261279	913725.9

그림 15.14 Calibration 결과치

풀이 각 경우의 4개 모수 값은 [표 15.7]과 같다. 그리고 이를 토대로 calibration curve를 그려 보면 [그림 15.15]와 같다. d 값이 증가할수록 직선식에 가까움을 알 수 있다. 추정된 fit curve를 통해 fit curve RLU를 구한 결과는 [표 15.8]과 같다. [표 15.8]을 보면 $d = 3,000,000$ 경우가 시스템이 제시하는 Fit curve RLU와 다소 유사함을 알 수 있다.

▶표 15.7 예제 15.5의 모수 추정값

	$a=0$, $d=1,261,279$	$a=0$, $d=1,500,000$	$a=0$, $d=2,000,000$	$a=0$, $d=3,000,000$
b	0.9527	0.9485	0.9431	0.9378
c	899.960805	1113.76133	1573.47742	2528.17435

▶표 15.8 [예제 15.4]의 예측 signal

농도	모델의 예측 signal ($a=0$의 경우)			
	$d=1,261,279$	$d=1,500,000$	$d=2,000,000$	$d=3,000,000$
10	17103.80	16973.31	16807.6	16647.62
100	138430.7	138409	138397.4	138375.8
1000	662276.8	711710.5	789448.8	885883.3

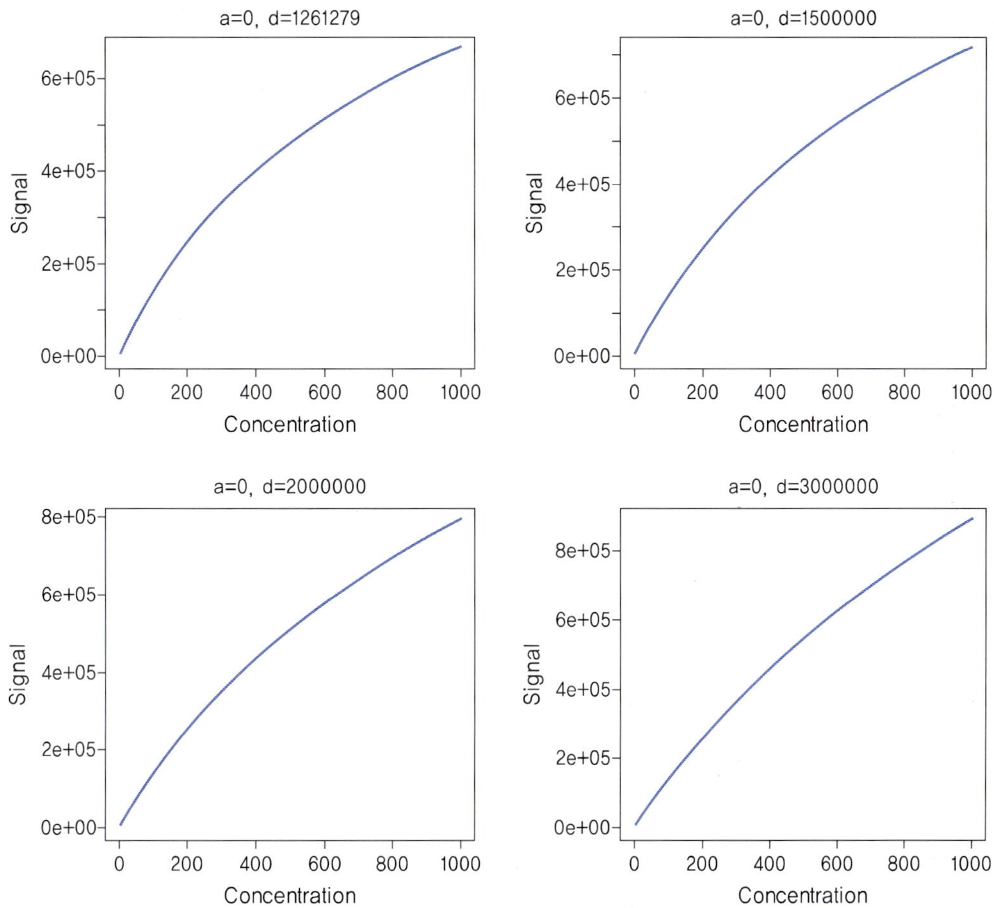

그림 15.15 모수 a, d에 따른 calibration curve의 변화

Chapter 16 진단의약품 성능평가에 있어 정보이론의 응용

정보는 불확실성(uncertainty)을 감소시키는 것이다. 동전던지기에서 앞·뒷면 어느 쪽이 나올지 모르는 경우와 주사위를 던져서 어떤 숫자가 나올지 모르는 경우, 그리고 주사위를 던져서 정확한 숫자는 모르지만 짝수가 나왔다는 정보를 아는 경우를 예로 들어보자. 어떤 경우가 불확실성이 가장 클까? 당연히 주사위를 던져서 어떤 숫자가 나올지 모르는 경우가 불확실성이 가장 크다. 그 다음은 주사위 숫자는 정확히 모르지만 짝수인 것을 아는 경우이며, 그 다음은 동전던지기의 경우이다. 이제 반대로 3가지 경우 각각에 대해 정확한 정보를 전달해 주었다면 어떤 경우가 가장 많은 정보를 얻은 것일까? 당연히 불확실성이 가장 큰 경우가 가장 많은 정보를 얻을 것이다. 정보이론은 이처럼 불확실성의 정도를 감소시키는 정보의 양을 수리적으로 표현한 이론이다.

진단의약품의 성능을 요약하는 전통적인 방법은 검사결과를 정해진 cutoff에 따라 양성과 음성으로 나누어 진단민감도와 진단특이도를 구하는 것이며,[1] 이를 종합적으로 판단하기 위해 ROC curve를 그려보거나 양성예측도(positive predictive value, PPV) 및 음성예측도(negative predictive value, NPV)를 구하는 것이었다. ROC curve는 진단의약품의 민감도와 특이도를 종합하여 그래프로 보여주는 장점이 있지만 그래프에 검사결과 값을 표현하기가 어렵다는 단점이 있다. 한편 양성예측도나 음성예측도는 단일 cutoff에서 민감도, 특이도 및 유병율을 고려하여 검사가 양성일 때 해당 질환을 진단할 수 있는 확률 혹은 검사가 음성일 때 해당 질환이 없을 확률을 하나의 값으로 보여주는 장점이 있다. 그러나 이들 PPV나 NPV는 단일 cutoff를 기준으로 제시된 값이기 때문에 cutoff 이상의 값에 대해서는 적절한 판단을 내릴 수 없다는 단점이 있다. 본 장에서는 정보이론을 이용하여 엔트로피(S) 개념을 정의하고, 양성예측도를 질환에 대한 "진단정확도($1-S$)"라는 척도로 변환하는 과정을 알아보겠다. 그리고 "진단정확도($1-S$)"가 cutoff 설정에 따라 어떻게 변하는지 하는 것과, 더 나아가 검사결과에 따라 어떤 함수

1) 진단민감도와 진단특이도를 약하여 본 교재에서는 각각 민감도와 특이도라 하겠다.

모양을 보이는지 2차원 평면에 그래프로 그려보고 이를 해석하는 방법에 대해 알아보겠다.

16.1 정보이론과 엔트로피

정보이론(information theory)은 '통신시스템에서 전송되는 정보'를 대상으로 기본 개념이 형성되었기 때문에 정보전송에 사용되는 2진법 신호형태에 적합한 단위를 사용하는 것이 기본이다.[2] 정보이론에서는 어떤 메세지(message)의 정보량(information content)을 엔트로피(entropy, S)라고 정의하는데 수리적으로는 다음과 같이 표현된다.[3]

$$S = -\sum_x p(x)\log_2 p(x) = E\left(\log_2 \frac{1}{p(X)}\right) \tag{16.1}$$

식 (16.1)을 이용하면 주사위를 던져 6개의 숫자가 모두 동일한 확률로 나오는 경우 엔트로피가 $\log_2 6$이 되는 것을 알 수 있다. 이는 주사위 던지기를 한 번 시행한 결과를 전송하려면 대략 2.58 bit가 필요하다는 것을 의미한다.

$$S = -\sum_x p(x)\log_2 p(x) = -6\left(\frac{1}{6}\right)\left(\log_2 \frac{1}{6}\right) = \log_2 6 \simeq 2.58$$

마찬가지로 동전던지기에서는 앞면 혹은 뒷면이라는 결과만 전달하면 되므로 1 bit에 0 혹은 1값을 넣어서 전달하면 된다. 이는 식 (16.1)의 엔트로피 계산에서도 1의 값을 보이는 것과 동일한 의미이다.

$$S = -\sum_x p(x)\log_2 p(x) = -2\left(\frac{1}{2}\right)\left(\log_2 \frac{1}{2}\right) = \log_2 2 = 1$$

---

2) 정보통신을 위한 기본정도단위는 bit로서 0이나 1의 신호값을 갖는다.

3) 수식에서도 볼 수 있듯이 entropy는 expected information content라 할 수 있다.

16.2 두 가지 결과만을 가지는 경우의 엔트로피

의학에서는 질병의 유무에 대한 확률에 관심이 많다. 따라서 식 (16.1)을 두 가지 확률을 가지는 경우로만 한정하면 다음과 같은 특수한 형태가 되어 의학에 적용하기가 용이해진다.

$$S = -p\log_2 p - (1-p)\log_2(1-p) \tag{16.2}$$

식 (16.2)의 경우에는 확률 p가 0과 1사이의 값을 지니므로 엔트로피의 범위도 0과 1 사이의 값을 가진다.

$$p = 0 \text{ or } 1 \text{ 인 경우} : S_{\min} = -1 \times \log_2(1) - 0 \times \log_2(0) = 0$$

$$p = 1/2 \text{ 인 경우} : S_{\max} = -1/2 \times \log_2(1/2) - 1/2 \times \log_2(1/2) = 1$$

엔트로피는 어떤 사상(event)[4]에 대한 불확실한 정도를 표현하는 것이다. 하지만 현실적으로 우리는 어떤 사상에 대한 불확실한 정도를 원하는 것이 아니라 확실한 정도

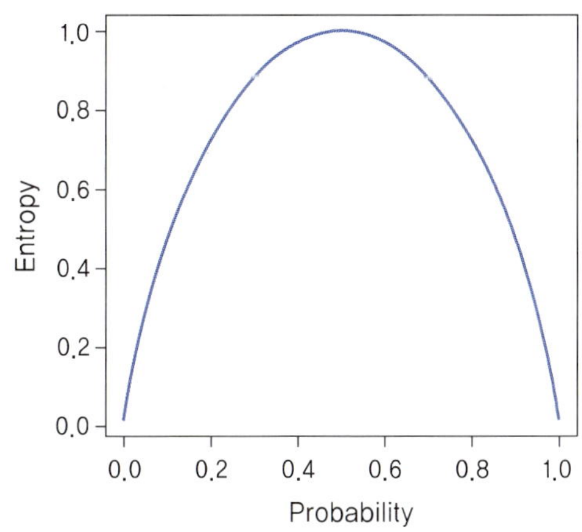

그림 16.1 두 가지 확률만을 가지는 경우에서의 엔트로피(entropy) 변화

4) 통계학에서 사상(event)이라 함은 어떤 실험에서 나올 수 있는 모든 결과들의 모음(collection)을 의미한다.

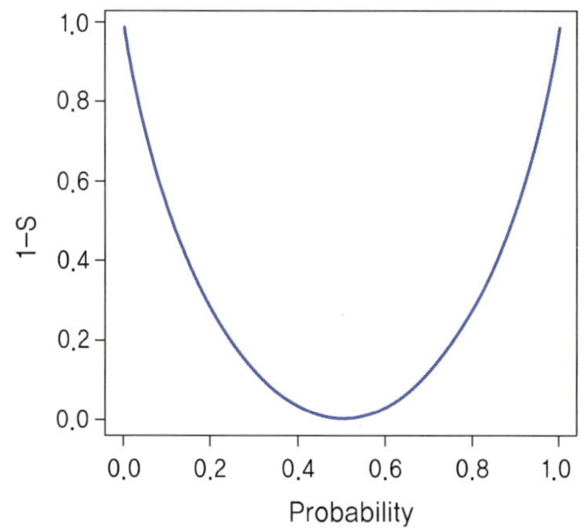

그림 16.2 정상과 비정상이라는 두 가지 진단만을 할 수 있는 경우에서 진단확률과 진단정확도($1-S$)의 관계

(certainty)를 원한다.[5] 두 개의 결과만을 가지는 경우에서는 확실한 정도를 ($1-S$)라는 척도로 표현할 수 있다. 진단확률(probability)과 진단정확도(certainty)는 [그림 16.2]와 같은 관계가 있다.

16.3 검사결과의 정성적 해석에 있어 정보이론의 적용

결과를 양성과 음성으로만 구분하여 보고하는 검사를 정성검사라고 한다. 13장에서 다루었듯이 정성검사의 성능은 일반적으로 민감도와 특이도로 요약된다. 민감도란 질병이 있을 때 검사에서 양성일 확률이며, 특이도란 질병이 없을 때 검사에서 음성일 확률로서 실험의 결과를 [표 16.1]와 같은 2×2 테이블로 요약한다면 각각은 다음과 같은 수식으로 구할 수 있다.

$$\text{민감도} = P(Test+|Disease+) = a/(a+c)$$

$$\text{특이도} = P(Test-|Disease-) = d/(b+d)$$

성능이 우수한 검사법은 민감도와 특이도가 높은 것인데 두 척도는 어느 한쪽을 좋

5) 본 교재에서는 ($1-S$)를 "진단정확도"라 명명하겠다.

▶표 16.1 질병의 유무와 검사의 음양성 결과를 요약한 2×2 테이블

		질병 (disease)	
		유	무
검사 (test)	양성	*a* (True Positive)	*b* (False Positive)
	음성	*c* (False Negative)	*d* (True Negative)

게 하면 다른 한쪽은 나빠지는 관계에 있기 때문에 성능이 우수한 정도를 쉽게 비교하려면 둘 모두를 다 같이 고려한 척도가 필요하다. 전통적으로 민감도와 특이도를 다 같이 고려하는 방법으로 [그림 16.3]과 같은 ROC curve가 사용되었다. [그림 16.3]을 보면 ROC curve가 왼쪽 상단으로 치우칠수록 curve의 내적이 커지는 것을 알 수 있는데, 그럴수록 더 좋은 성능의 검사법으로 판정하게 된다. 그런데 ROC curve의 x축은 (1－특이도), y축은 민감도이기 때문에 ROC curve에 cutoff를 표현할 수 없다는 단점이 있다. ROC curve를 따라가면서 cutoff를 써 줄 수는 있지만 제한적일 수 밖에 없다.

민감도와 특이도를 다 같이 고려할 수 있는 또 다른 방법으로 양성예측도(PPV)와 음성예측도(NPV)가 있다. 임상의사의 입장에서는 검사결과가 양성일 때 해당 질병을 진단할 확률 혹은 음성일 때 해당 질병이 없다고 할 확률에 더 큰 관심이 있으므로 PPV

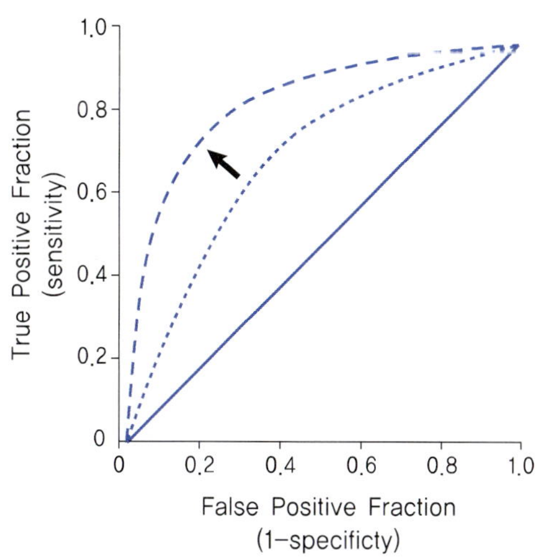

그림 16.3 진단의약품의 성능에 따른 ROC curve의 변화

와 NPV는 매우 중요한 척도이다. PPV와 NPV를 Bayes' rule에 따라 전개하면 다음과 같다.

$$\begin{aligned} PPV &= P(D+|T+) \\ &= \frac{P(D+)P(T+|D+)}{P(T+)} \\ &= \frac{P(D+)P(T+|D+)}{P(T+\cap D+)+P(T+\cap D-)} \\ &= \frac{P(D+)P(T+|D+)}{P(D+)P(T+|D+)+P(D-)P(T+|D-)} \\ &= \frac{Prevalence \times Sensitivity}{Prevalence \times Sensitivity + (1-Prevalence)\times(1-Specificity)} \end{aligned}$$

$$\begin{aligned} NPV &= P(D-|T-) \\ &= \frac{P(D-)P(T-|D-)}{P(T-)} \\ &= \frac{P(D-)P(T-|D-)}{P(T-\cap D+)+P(T-\cap D-)} \\ &= \frac{P(D-)P(T-|D-)}{P(D+)P(T-|D+)+P(D-)P(T-|D-)} \\ &= \frac{(1-Prevalence) \times Specificity}{Prevalence \times (1-Sensitivity) + (1-Prevalence)\times(specificity)} \end{aligned}$$

예를 들어, 질병의 유병율이 0.008, 민감도 0.98, 특이도 0.97의 경우 양성예측도는 0.21이 된다.

$$\begin{aligned} PPV &= \frac{Prevalence \times Sensitivity}{Prevalence \times Sensitivity + (1-Prevalence)\times(1-Specificity)} \\ &= \frac{0.008 \times 0.98}{0.008 \times 0.98 + (1-0.008)\times(1-0.97)} \\ &= \frac{0.00784}{0.0376} = 0.21 \end{aligned}$$

상기의 PPV는 검사결과를 정해진 cutoff에 따라 양성과 음성으로 나누어 민감도와 특이도를 구한 후에 계산하는 것이다. 이런 방법에서는 cutoff 이상의 값들이 가지는 진단적 의미의 차이점을 알 수 없다는 단점이 있다. 예를 들어 cutoff 20 ng/mL인 경우, 100 ng/mL와 200 ng/mL의 결과가 진단을 내리는데 있어 어떤 차이가 있는지를 알 수 없다는 것이다. 이를 위해서는 cutoff를 100 ng/mL인 경우와 200 ng/mL인 경우로 재조정한 후 다시 PPV를 구해야 한다. 전통적인 진단의약품 평가에서는 cutoff에 따른 양성예측도 추이에 관심이 없었다. 이는 cutoff가 증가할수록 당연히 양성예측도가 증가한다는 점과 양성예측도의 증가 추세가 ROC curve에서 얻을 수 있는 시각적 정보 이상을 제공하지 못하기 때문이었다. 그러나 정보이론을 이용하면 [그림 16.4]에서처럼 양성예측도의 변화를 "진단정확도($1-S$)"라는 척도로 변환시킬 수 있고, 이를 통해 새로운 형태의 그래프를 그릴 수 있어 검사결과를 새로운 시각으로 해석할 수 있다.

양성예측도가 0.21인 경우를 예로 들어보자. 식 (16.2)에 대입하면 $S=0.74$가 되어, $1-S=0.26$이 된다.

$$\begin{aligned} S &= -p\log_2 p-(1-p)\log_2(1-p) \\ &= -0.21\log_2 0.21-(1-0.21)\log_2(1-0.21) \\ &\simeq 0.74 \end{aligned}$$

동일한 계산에 따라 다양한 cutoff에서 양성예측도를 구할 수 있다면 이를 토대로 상

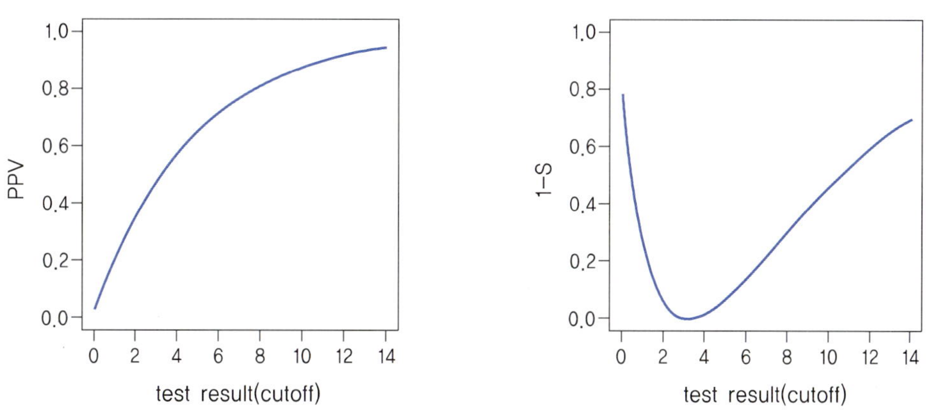

그림 16.4 검사결과의 양성예측도(PPV) (왼쪽) 및 진단정확도($1-S$) (오른쪽)

기 식에 대입하여 $(1-S)$를 계산할 수 있기 때문에 [그림 16.4]와 같은 그래프를 그릴 수 있다.

[그림 16.4]의 왼쪽 그림은 cutoff가 증가할수록 PPV가 증가하는 양상을 보여주고 있으며, 오른쪽 그림은 cutoff에 따른 진단정확도$(1-S)$의 변화를 보여주고 있다. 오른쪽 그림에서는 검사결과 값이 3 이하의 경우 진단정확도가 급격히 감소하는 반면, 3 이상의 경우 진단정확도가 서서히 증가하고 있는 것을 볼 수 있다. [그림 16.4]의 오른쪽 그림은 검사결과 값이 3인 경우 진단정확도가 가장 작다는 것을 보여주는 것으로 cutoff를 3으로 하는 것이 적절하다는 정보를 제공하고 있다.

그런데 동일 검사항목에 대해 다른 시약으로 검사를 시행하고 PPV와 $(1-S)$를 계산한 결과가 [그림 16.4]와 같다고 해보자. [그림 16.5]의 PPV는 [그림 16.4]의 PPV에 비해 더 가파르게 상승하고 있는 것을 알 수 있다. 그러면 [그림 16.5]의 시약은 [그림 16.4]의 시약 보다 성능이 우수하다고 판단할 수 있다. 한편 [그림 16.5]의 오른쪽 그림에서도 [그림 16.4]에 비해 $(1-S)$ 곡선이 더 가파르게 하강했다가 가파르게 상승하는 것을 볼 수 있다. 일반적으로 $(1-S)$ 그래프에서는 $(1-S)$ 곡선이 완만하게 펴져 있는 것 보다 가파르게 하강했다가 가파르게 상승하는 경우 시약성능이 더 우수한 경우이다.6) 이 외에도 [그림 16.5]에서는 cutoff를 2로 선택하는 것이 바람직하다는 정보까지 제공하고 있다. 이는 $(1-S)$ 그래프의 추가적인 장점이라 할 수 있다. [그림 16.6]에서는 [그림 16.4]와 [그림 16.5]를 함께 그려 두 검사법의 성능 차이를 확연히 보여주고 있다.

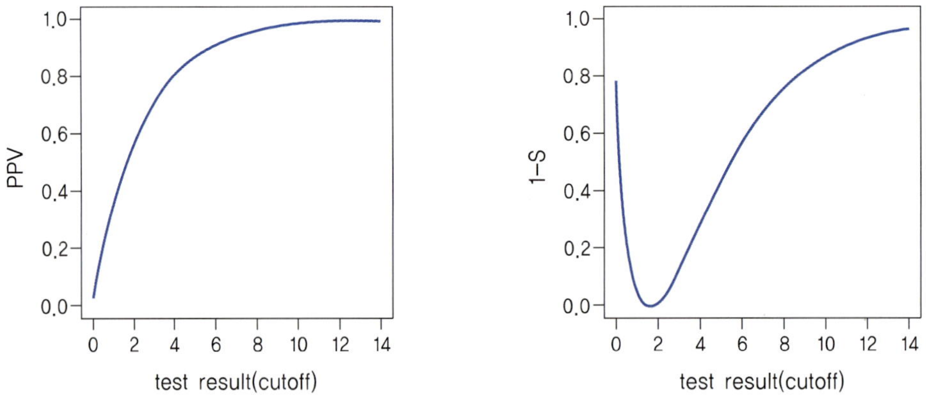

그림 16.5 다른 검사법의 경우 검사결과의 양성예측도(PPV) 및 진단정확도 $(1-S)$

6) $(1-S)$ plot을 이용하여 두 시약의 성능을 비교하려면 x축의 단위가 두 시약에서 동일해야 한다.

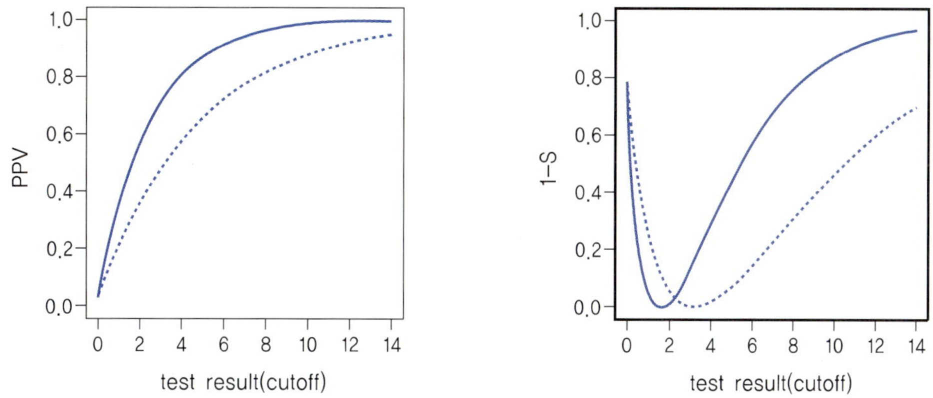

그림 16.6 [그림 16.4 : 점선]와 [그림 16.5 : 실선]을 함께 그린 것

16.4 정량검사에서 정보이론의 적용

혈액을 이용한 암표지자 검사는 간단하고 저렴하여 일차 선별검사로 널리 이용되고 있다. 그러나 양성결과에 대해서는 고가의 다른 검사 혹은 조직검사 등의 확인검사가 뒤따르기 때문에 해석에 주의를 요한다. 혈액을 이용한 암표지자 검사들은 주로 면역반응(immunassay) 원리를 이용하고 있다. 검사를 위한 면역반응에서 암표지자를 포획하는 항체에 대한 표준화 작업이 많이 진행되어 있고, 정교한 비선형 calibration model을 이용한 calibration 기법이 도입되면서 암표지자의 정량값은 그 신뢰도가 점점 커지고 있다. 따라서 정량적 암표지자 검사결과에 대해 일정한 cutoff를 정해놓고 정성적으로만 해석하는 것은 검사정보를 충분히 활용하지 못하는 것이라 할 수 있다.

정량결과 값이 높으면 낮은 경우보다 암에 대한 진단가능성은 당연히 높아질 것이다. 그러나 어떤 함수형태로 높아질지는 알 수 없다. 따라서 이에 대해 수리적 접근이 필요한데, 여기에 정보이론을 적용할 수 있다. 본 절에서는 암표지자 중 조직특이성이 높은 prostate specific antigen(PSA)과 전립선암(prostate cancer)에 대한 자료를 예로 들어 정보이론을 적용해 보겠다. 우선 정량검사에 양성예측도 개념을 적용해보자. 양성예측도라는 개념은 민감도와 특이도를 통합하는 척도이므로 그 기본 개념에는 검사결과에 대한 정성적 판단을 전제하고 있다. 따라서 정량검사에 양성예측도 개념을 적용하려면 cutoff(x)를 설정하고 이를 기준으로 양성과 구분하는 과정이 필요하다. 정량검사에 대해 Bayes' rule을 이용하여 PPV를 구하는 수식은 다음과 같이 전개할 수 있다.

$$P(Ca \mid PSA > x) = \frac{P(Ca, PSA > x)}{P(PSA > x)} = \frac{P(Ca, PSA > x)}{P(Ca, PSA > x) + P(noCa, PSA > x)}$$

$$= \frac{P(PSA > x \mid Ca) \times P(Ca)}{P(PSA > x \mid Ca) \times P(Ca) + P(PSA > x \mid noCa) \times P(noCa)}$$

$$= \frac{1}{1 + \frac{FP \times (1 - P(Ca))}{sensitivity \times P(Ca)}} \quad (16.3)$$

$where,\ P(PSA > x \mid Ca): sensitivity$

$P(PSA > x \mid noCa): false\ \ positive(FP) = 1 - specificity$

$P(Ca): prostate\ \ cancer$의 유병율

$P(noCa) = 1 - P(Ca)$

그런데 식 (16.3)이 연속함수 형태가 되려면 FP (=1−specificity)와 민감도(sensitivity)가 cut-off(x)에 대해 연속함수 형태로 모델화되어야 한다. 일반적으로 cutoff를 올리면 특이도는 증가하고 민감도는 감소한다는 사실을 상기해 보자. 이를 연속함수라는 개념에 적용해 보면, (1−특이도)와 민감도는 cutoff(x)가 증가함에 따라 감소하는 함수 형태가 될 것을 짐작할 수 있다. 그런데 전립선암이 음성인 집단에서는 높은 검사 결과 값들이 급감하는 형태를 취하는 반면, 전립선암이 양성인 집단에서는 서서히 감소하다가 급감하고 다시 서서히 감소하는 형태를 취하게 될 것이다. 이런 검사결과의 분포에서 FP 즉, (1−특이도)는 직관적으로 cutoff(x)가 커질수록 지수함수 형태로 급감하는 모델이 적합할 것으로 예상할 수 있다. 따라서 FP는 지수분포를 사용하여 다음과 같이 표현할 수 있다.

$$FP = \exp(-\alpha x), \quad (\alpha \text{ : 지수함수의 모수, } x : cutoff) \quad (16.4)$$

반면 민감도는 감마분포와 지수분포의 mixture model을 고려할 수 있다.

$$Sensitivity = \gamma \times (1 - Fg) + (1 - \gamma) \times \exp(-\theta \times x) \quad (16.5)$$

▶표 16.2 PSA 암표지자에서 cutoff에 따른 sensitivity 및 FP 예제

Cutoff	Sensitivity	FP	Cutoff	Sensitivity	FP
0.322	1.000	0.848	5.114	0.747	0.092
0.881	0.997	0.643	5.352	0.698	0.087
1.090	0.993	0.570	5.468	0.686	0.075
1.129	0.986	0.567	6.246	0.588	0.062
1.375	0.972	0.497	7.388	0.445	0.047
1.602	0.971	0.452	7.860	0.422	0.044
1.920	0.967	0.384	9.491	0.273	0.025
2.052	0.955	0.359	10.343	0.226	0.022
2.415	0.949	0.293	10.350	0.207	0.019
3.413	0.913	0.188	12.243	0.138	0.019
3.690	0.909	0.170	13.193	0.130	0.014
3.705	0.896	0.168	13.612	0.129	0.013
3.737	0.889	0.161	13.915	0.111	0.011
3.768	0.874	0.154	14.158	0.108	0.011
4.105	0.848	0.142	14.851	0.107	0.010
4.186	0.830	0.138	15.262	0.102	0.009
4.212	0.829	0.137	17.824	0.083	0.007
4.356	0.829	0.129	18.465	0.056	0.006
4.436	0.826	0.121	26.449	0.048	0.003
4.590	0.806	0.120	28.318	0.033	0.002

$$where,\ Fg = \int \frac{(\lambda)^n}{\Gamma(n)}(x)^{n-1}\exp(-\lambda \times x)dx$$

$$x : cutoff, \qquad \gamma = coefficient,\ 0 < \gamma < 1$$

[표 16.2]는 식 (16.4)와 식 (16.5)의 모형을 적합시키기 위해 환자 및 대조군의 PSA 자료로부터 민감도와 FP를 cutoff에 따라 보여주는 것이다.[7)]

7) 전립선암 양성과 정상군에서 PSA 자료는 www.koreanhla.com에 있음. 이는 실제 임상자료가 아니며 가상적인 자료임.

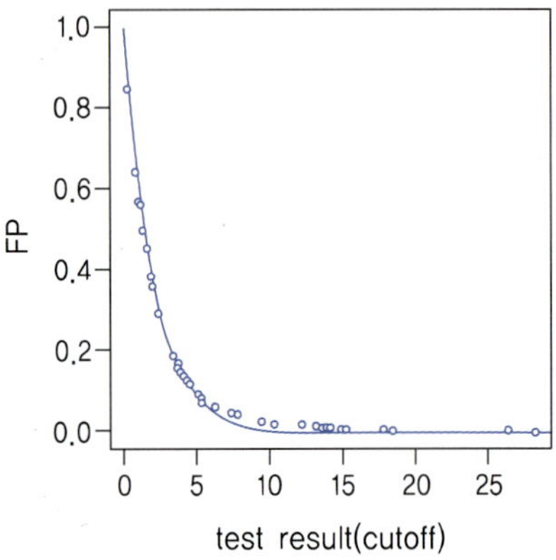

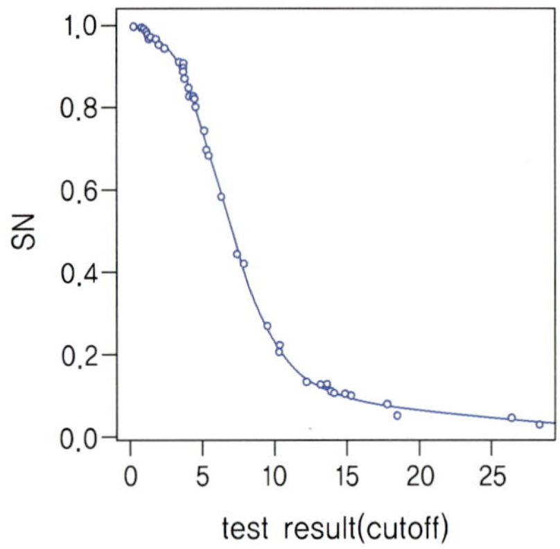

그림 16.7 [표 16.2]의 경우 cutoff에 따른 FP와 민감도(SN)의 함수 모양

[표 16.2]로부터 식 (16.4)와 식 (16.5)의 모형을 적합시킨 결과는 다음과 같다.

$$FP = \exp(-0.489x)$$

$$Sensitivity = 0.766 \times (1 - Fg) + (1 - 0.766) \times \exp(-0.062 \times x)$$

$$\text{where, } Fg = \int \frac{(0.932)^{6.575}}{\Gamma(6.575)}(x)^{6.575-1}\exp(-0.932 \times x)dx$$

$$x : cutoff$$

[그림 16.7]은 추정된 함수의 그래프로서 cutoff에 따라 FP와 민감도(SN)가 어떻게 변하는지를 보여주고 있다. [그림 16.7]과 같이 FP와 민감도에 대해 연속함수 모델이 만들어지면 식 (16.3)을 이용하여 [그림 16.8] 왼쪽 그림과 같이 다양한 cutoff에서 전립선암의 양성예측도를 구할 수 있고, 다시 이를 토대로 [그림 16.8]의 오른쪽 그림과 같이 진단정확도($1-S$) 그래프를 그릴 수 있다.

[그림 16.6]의 왼쪽 그림은 PSA 농도가 증가할수록 전립선암에 대한 PPV가 서서히 증가하다가 10~15 ng/mL부터 급격히 증가하는 양상을 보여주고 있다. 반면 오른쪽 그림은 13 ng/mL에서 진단정확도가 가장 낮다는 것을 명확히 보여주고 있다. 즉, 13 ng/mL을 cutoff로 하는 것이 바람직하다는 정보를 제공하고 있는 것이다.

그런데 [그림 16.8]은 양성예측도 및 전립선암 진단정확도를 cutoff에 따라서만 보여준다는 한계가 있다. 실제 임상의들은 cutoff를 기준으로 한 PPV보다는 해당 검사결과가

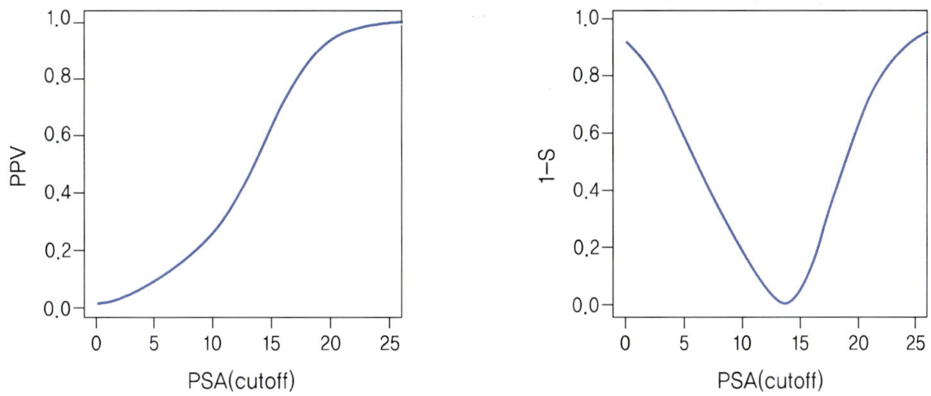

그림 16.8 [표 16.2]의 경우 PSA cutoff에 따른 PPV 및 전립선 암에 대한 진단 확신

가지는 임상적 의의에 더 관심이 있다. 이를 위해 PSA가 특정 구간값을 가질 때 전립선 암을 진단할 수 있는 확률을 구할 필요가 있다. Bayes' rule을 이용하여 다음과 같이 이를 전개할 수 있다.

$$P(Ca|PSA\ in\ I) = \frac{P(PSA\ in\ I|Ca)\times P(Ca)}{P(PSA\ in\ I|Ca)\times P(Ca) + P(PSA\ in\ I|noCa)\times P(noCa)}$$

$$= \frac{1}{1+\dfrac{(FP(x_1)-FP(x_2))\times(1-P(Ca))}{(Sensitivity(x_1)-Sensitivity(x_2))\times P(Ca)}} \tag{16.6}$$

$$\text{where, } I = x_1 < PSA < x_2$$

식 (16.6)은 PSA 특정구간에서 전립선 암을 진단할 확률로서 기존의 PPV와는 다른 개념이다.[8)] 그런데 식 (16.6)에서 구간을 매우 좁히면 결국 특정 PSA 농도에 따른 전립선 암의 진단확률을 구할 수 있게 된다. 식 (16.4)와 식 (16.5)를 이용하면 x_1 과 x_2값 사이에서의 구간 확률을 구할 수 있다. 그러면 이를 토대로 $(1-S)$ 그래프를 [그림 16.9]와 같이 그릴 수 있다.[9)] [그림 16.8]의 오른쪽 그림은 PSA 각 검사 결과값을 cutoff로 했을 경우의 진단정확도의 추이라고 한다면 [그림 16.9]는 PSA 각 농도에서의 진단정확도라는 점이 다르다.

8) 연속확률함수에서 한 지점의 확률값은 0이다. 따라서 구간 확률값을 구해야 한다.

9) x_1과 x_2간격 변화에 따른 전체적인 그래프 모양의 변화는 관찰되지 않는다.

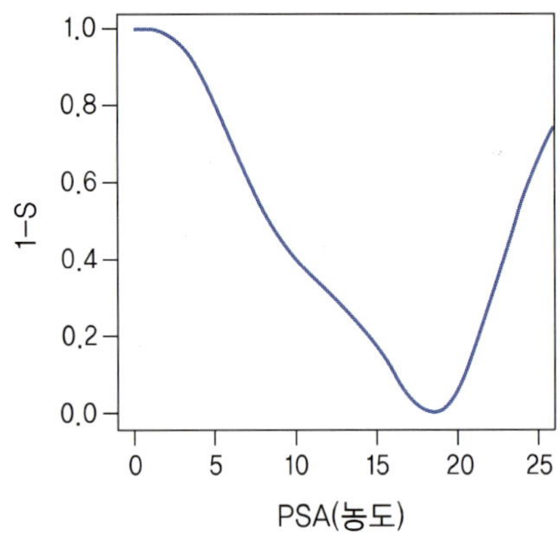

그림 16.9 PSA 각 농도에 따른 전립선암의 진단정확도$(1-S)$

16.5 예 제

예제 16.1 주사위 던지기 결과 중 짝수라는 사실을 이미 알고 있는 사람에게 그 최종 결과를 알려 주려면 얼마의 정보가 더 전달되어야 하는가?

풀이 주사위 던지기 결과를 전혀 모르는 경우의 entropy는 $\log_2 6$이다. 짝수라는 사실이 이미 전달된 것은 1 bit의 정보가 이미 전달된 것이다. 따라서 추가로 더 전달해 주어야 할 정보는 $\log_2 3$ bit이다.

$$\log_2 6 - \log_2 2 = \log_2 3$$

Chapter 17 진단의약품 성능의 메타분석

메타분석(meta-analysis)이란 동일한 연구가설에 대한 다양한 연구결과들을 객관적인 방법으로 통합하고 요약하는 통계적 분석방법이다. 다양한 연구결과들이 발표되었음에도 자신의 연구결과와 유사한 논문만을 인용하여 일반화된 결론을 내리는 것은 위험한 일이다. 메타분석은 신뢰할만한 다수의 연구결과를 선택하여 통합하고 요약하는 것이기 때문에 개인의 연구결론 보다는 좀 더 비편향된 결론(unbiased conclusion)을 얻을 수 있다. 또한 다수의 상반된 연구결과들이 있는 경우에 이들을 객관적으로 통합하여 일반화된 결론을 내릴 수 있다는 장점이 있다. 예를 들어 음주가 간암에 미치는 영향을 살펴본 세 개의 연구가 있다고 하자. 첫 연구는 음주로 인해 간암 발병율이 10% 증가한다는 결과를, 두 번째 연구는 25% 감소한다는 결과를, 세 번째 연구는 15% 증가한다는 결과를 냈다면 어떻게 결론을 내려야 할까? 두 번의 연구에서 간암 발병율이 증가한다고 했기 때문에 증가한다고 결론을 내려야 할까? 아니면 감소한다는 보고는 25%인 반면, 증가한다는 것은 10%나 15%로 미미하기 때문에 감소한다고 해야 할까? 혹은 10% 증가한다는 연구의 규모가 가장 컸기 때문에 증가한다고 결론을 내려야 할까? 이런 경우 세 가지 연구결과를 객관적으로 통합하여 적절한 결론을 내리도록 해주는 방법이 메타분석이다.

다양한 연구결과들을 객관적으로 통합하기 위해 메타분석은 1) 모수를 정의하고, 2) 자료를 검색·추출한 후, 3) 통계 분석하는 단계로 나눌 수 있다. 메타분석의 첫 단계는 연구주제를 대표하는 모수를 정의하는 것이다. 모수의 추정량을 효과크기(effect size)[1] 라고 하는데, 흔히 논문을 통해 발표된 표본평균, odds ratio 등이 이에 해당된다. 모수가 정의되면 문헌을 선택하게 되는데 가능한 많은 수의 논문을 검색하고, 각 연구논문

1) 효과크기란 각 연구에서 대조군과 치료군(혹은 환자군)을 비교했을 때 얼마나 차이가 있다고 보고했는가? 혹은 얼마나 (치료)효과가 있다고 보고했는가?를 나타내는 용어이다. 메타분석을 위해서는 각 연구결과를 공통척도로 표준화하는 작업이 선행되어야 한다.

의 질을 평가한 후 적절한 논문을 선택하는 과정이 필요하다.[2)]

진단의약품 성능에 대한 메타분석은 검체 확보가 어려워 소수의 검체를 이용한 연구 결과들만 발표된 경우 이를 통합하여 종합적인 성능을 파악하는데 활용할 수 있다. 또한 메타분석으로 얻어진 통합민감도 및 통합특이도는 기존검사법의 성능 수준이라 할 수 있기 때문에, 새로운 검사키트의 인허가에 있어 검체 수 산정 및 성능의 동등성 여부를 판정하는 기본 정보로 활용될 수 있다.

17.1 모수효과 모형

수집한 여러 논문의 연구결과인 효과크기를 이용하여 모수 θ를 추정하는 것이 메타분석의 목적이다. 예를 들어, k개의 논문을 수집하였고 논문 i의 효과크기 추정량을 $\hat{\theta}_i$라고 하자. 만일 각 논문의 결과가 동질하다면 $\hat{\theta}_i$들의 가중평균을 θ의 추정량($\hat{\theta}$)으로 간주하는 것은 타당하다고 할 수 있다. 따라서 $\hat{\theta}$를 구하기 위해서는 먼저 $\hat{\theta}_i$들의 동질성 검정이 선행되어야 한다.

논문 i의 효과크기인 $\hat{\theta}_i$들에 관한 동질성 검정 및 θ의 추정량 $\hat{\theta}$을 구하기 위해 $\hat{\theta}_i$의 분포는 다음과 같이 정규분포를 따른다고 가정한다.

$$\hat{\theta}_i \sim N\left(\theta_i, \frac{s^2}{n_i}\right) \text{ 혹은 } \hat{\theta}_i \sim N(\theta_i, w_i^{-1})$$

여기서 θ_i는 논문 i의 효과크기 모수이고 w_i^{-1}는 $\frac{s^2}{n_i}$이다.[3)] 신생아 체중 분포에 관한 연구논문을 예로 들어보자. 논문 i에서 n_i명의 신생아들 중 j번째 신생아의 체중을 X_{ij}

2) 논문 검색은 두 명의 조사자가 각각 수행해야 논문 선택에 있어 발생할 수 있는 편차(bias)를 줄일 수 있다. 또한 검색된 문헌에 대한 연구의 질 평가에 대해서도 두 명의 조사자가 독립적으로 시행하는 것이 권장된다. 연구의 질 평가 기준으로는 STARD (Standards for reporting of diagnostic accuracy studies) 점검표를 사용할 수 있다(Bossuyt PM et al. Clin Chem 2003;49:1-6). STARD는 진단검사법의 정확도에 대해 연구자가 방법론적으로 올바른 평가를 시행하고, 평가보고서의 질을 높일 수 있도록 한 것으로 25개 항목에 대한 점검표가 제시되어 있다.

3) $\frac{s^2}{n_i}$를 w_i^{-1}로 표현한 것은 수식전개를 편하게 하기 위한 것임.

라 하면 해당 논문에서 신생아 체중의 평균($\hat{\theta}_i$)과 표본분산(s^2)은 다음과 같다.

$$\hat{\theta}_i = \frac{1}{n_i}\sum_{j=1}^{n_i} X_{ij}$$

$$s^2 = \frac{1}{(n_i - 1)}\sum_{j=1}^{n_i}(X_{ij} - \hat{\theta}_i)$$

k개의 논문에 대한 동질성 검정의 귀무가설은 $H_0 : \theta_1 = \cdots = \theta_k$이다. 귀무가설 하에서 $\hat{\theta}_i$들의 분포는 $\hat{\theta}_i \sim N(\theta, w_i^{-1})$라 할 수 있다. 이 경우 θ의 추정량은 최대우도추정량인

$$\hat{\theta} = \sum_{i=1}^{k} w_i \hat{\theta}_i \bigg/ \sum_{i=1}^{k} w_i \tag{17.1}$$

이고, 정규분포의 분포적 특성을 고려하면 통계량 $\sum_{i=1}^{k}(\hat{\theta}_i - \theta)^2 w_i$은 자유도가 k인 χ^2분포 즉, $\chi^2(k)$을 따른다.[4] 따라서 동질성 검정의 검정통계량으로써 다음 식을 생각할 수 있다.

$$Q = \sum_{i=1}^{k}(\hat{\theta}_i - \theta)^2 w_i$$

그러나 효과크기 θ는 모르는 모수이므로 θ의 최대우도추정량 $\hat{\theta}$을 식 (17.1)으로 구하여 다음과 같은 검정통계량 Q를 계산한 후 동질성 검정을 실시한다.[5]

$$Q = \sum_{i=1}^{k}(\hat{\theta}_i - \hat{\theta})^2 w_i \tag{17.2}$$

검정통계량 Q의 분포는 θ대신 $\hat{\theta}_i$를 사용함으로 인해 자유도가 1 감소한 $k-1$인 χ^2분포를 따른다. 따라서 유의수준 α에서 임계치 $\chi^2_\alpha(k-1)$보다 Q 값이 작으면 귀무가설을 채택하여 k개의 논문들이 동질하다고 인정하게 된다. 각 연구논문 결과들이

4) $(\hat{\theta}_i - \theta)\sqrt{w_i}$는 표준정규분포를 따르므로 이것의 제곱은 자유도 1인 χ^2분포를 따른다. 더 나아가 Q는 k개의 자유도 1인 χ^2분포의 합이므로 자유도가 k인 χ^2분포를 따르게 된다.

5) Cochran WG. The combination of estimates from different experiments. Biometrics 1954;10:101-29.

동질하다고 하는 것은 효과크기 θ의 추정량으로 $\hat{\theta}=\sum_{i=1}^{k} w_i\hat{\theta}_i \Big/ \sum_{i=1}^{k} w_i$을 사용하는 것이 통계적으로 타당하다는 근거가 된다. 그런데 동질성 검정을 위한 유의수준은 대부분의 가설검정에서 사용되는 0.05 또는 0.01보다 큰 0.1 을 선택하는 것이 일반적이다. 그 이유는 Q를 이용한 동질성 검정의 검정력(power)이 낮기 때문인데, 1종오류 α를 다소 크게 정하여 낮은 검정력을 높여주기 위함이다.[6)]

최근에는 Q를 이용한 I^2 index를 사용하여 각 논문의 효과크기 $\hat{\theta}_i$의 이질성(heterogeneity) 정도를 판별하기도 한다. I^2 index는

$$I^2=\max\left(0,\ 100\cdot\frac{Q-k+1}{Q}\right)=\max\left(0,\ 100\left(1-\frac{k-1}{Q}\right)\right) \tag{17.3}$$

으로 정의된다. I^2의 단위는 %로서 0%부터 100%까지의 범위를 가진다. I^2값이 클수록 이질성이 더 크다고 해석할 수 있는데, 25% 미만인 경우 low heterogeneity로, 25%이상 75%미만인 경우 moderate heterogeneity, 75%이상인 경우 high heterogeneity로 해석한다.

k개의 논문들이 동질하다고 인정되어 효과크기 θ의 추정량으로 $\hat{\theta}=\sum_{i=1}^{k} w_i\hat{\theta}_i \Big/ \sum_{i=1}^{k} w_i$을 사용하게 되면, θ의 신뢰구간을 구하여 θ가 '0'인지 여부를 확인한다.[7)] 만일 신뢰구간이 '0'을 포함하고 있다면 메타분석 결과 치료효과가 없다고 결론을 내리게 된다.

17.2 랜덤효과 모형

모수효과 모형에서는 효과크기를 추정하기에 앞서 동질성 검정을 시행하였다. 동질성 검정에서 귀무가설이 채택되면 효과크기의 추정량은 $\hat{\theta}=\sum_{i=1}^{k} w_i\hat{\theta}_i \Big/ \sum_{i=1}^{k} w_i$이었고, 정규분포 성질을 이용하여 95% 신뢰구간을 구할 수 있었다. 그러면 동질성 검정에서 동질성이 채택되지 않고 기각된 경우에는 어떻게 할 것인가? 동질성 검정이 기각이 되었

6) 1종 오류를 크게 하면 2종 오류는 작아지게 된다. 따라서 1종 오류를 크게 하면 검정력은 높아지게 된다 (11장의 [그림 11.1]을 참고하기 바람).

7) θ의 95% 신뢰구간은 정규분포 성질을 이용하여 $\hat{\theta}\pm z_{0.025}\left[\sum_{i=1}^{k} w_i\right]^{-1/2}$으로 추정할 수 있다.

다는 것은 각 논문의 $\hat{\theta}_i$들이 서로 상이하다는 것이다. 이러한 경우 랜덤효과 모형을 이용하여 θ를 추정하는 또 다른 방법이 있다. 랜덤효과 모형에서는 $\hat{\theta}_i$들이 동질하지 않았던 원인으로 실험환경의 불일치 등과 같은 구체적으로 설명할 수 없는 noise 때문이라고 생각한다. 즉, 이질성의 원인을 제공한 noise를 랜덤효과로 간주하여 분석을 실시하는 것이다.[8] 랜덤효과 모형에서도 $\hat{\theta}_i$는 정규분포를 따른다고 가정한다. 하지만 정규분포의 기대값과 분산은 다르게 정의되어

$$\hat{\theta}_i \sim N(\theta,\ w_i^{-1} + \tau^2)$$

이 된다. 모수효과 모형과의 차이점을 살펴보면 우선 기대값은 θ_i에서 θ로, 분산은 w_i^{-1}에서 $w_i^{-1} + \tau^2 \equiv (w_i^*)^{-1}$로 바뀌져 있다. 모수효과 모형에서는 논문들 간의 효과 차이를 기대값의 차이로 인식하는 반면 랜덤효과 모형에서는 효과들의 차이를 noise의 차이로 인식한다. 즉, noise로 인해 분산이 증가된 것을 $w_i^{-1} + \tau^2$으로 표현하여 τ^2을 분산추정량에 추가한 것이 크게 다른 점이다. θ의 추정량은 최대우도추정량인

$$\hat{\theta}_r \equiv \sum_{i=1}^{k} w_i^* \hat{\theta}_i \Big/ \sum_{i=1}^{k} w_i^* \tag{17.4}$$

로 정의할 수 있다. 여기서 w_i^*의 값을 구하기 위해 w_i와 τ^2를 알아야 한다. w_i는 모수효과 모형에서와 동일하게 각 논문의 결과인 $\hat{\theta}_i$의 표본분산의 역수가 된다. 그리고 τ^2는 적률법(method of moments)에 의한 추정량인

$$\hat{\tau}^2 = \frac{Q - (k-1)}{\sum_{i=1}^{k} w_i - \left(\sum_{i=1}^{k} w_i^2 \Big/ \sum_{i=1}^{k} w_i \right)} \tag{17.5}$$

로 대체한다.[9] 주의할 사항 중의 하나는 추정량 $\hat{\tau}^2$가 음수가 된다면 랜덤효과 모형이 적절하지 않은 경우이므로 랜덤효과 모형에 의한 메타분석을 실시할 수 없다.

$\hat{\theta}_r \equiv \sum_{i=1}^{k} w_i^* \hat{\theta}_i \Big/ \sum_{i=1}^{k} w_i^*$는 랜덤효과 모형으로 θ를 추정하는 방법이다. 모수효과 모형에

8) 랜덤효과 모형에서는 noise의 유무만 의미가 있고 noise의 크기에 대해서는 큰 의미를 부여하지 않는다.

9) 모수를 추정하는 방법으로 흔히 최대우도추정법과 적률법이 고려된다. 적률법은 각 k에 대해 $E(X^k)$와 $\frac{1}{n}\sum_{i=1}^{n} X_i^k$가 동일하다는 가정 하에 모수의 추정량을 구하는 방법이다.

서는 추정된 $\hat{\theta}$을 사용하기에 앞서 동질성 검정을 실시하여, 동질성이 보장된 경우에만 $\hat{\theta}$이 θ의 추정량으로 사용할 수 있었다. 이와 유사하게 랜덤효과 모형에서도 통계적 검정을 통해 $\hat{\theta}_r$을 사용할 수 있는지 먼저 결정해야 한다. 랜덤효과 모형의 분포적 가정은 앞에서 $\hat{\theta}_i \sim N(\theta,\ w_i^{-1}+\tau^2)$임을 밝혔다. 그런데 효과크기 θ가 '0'이라면 $\hat{\theta}_r$과 같은 추정량으로 θ를 추정할 이유는 없다. 이는 $\hat{\theta}_r$의 필요성은 θ가 '0'이 아니라는 전제가 있을 때에만 의미가 있기 때문이다. 따라서 $H_0 : \theta = 0$에 대한 가설검정을 시행해야 한다. 정규분포의 분포적 특성을 고려하면 $\sum_{i=1}^{k}\hat{\theta}_i w_i^*$은 또 다른 정규분포 $N\left(\theta\sum_{i=1}^{k} w_i^*,\ \sum_{i=1}^{k} w_i^*\right)$를 따르는 것을 알 수 있다.[10] 따라서 귀무가설 H_0하에서 $\sum_{i=1}^{k}\hat{\theta}_i w_i^* \sim N\left(0,\ \sum_{i=1}^{k} w_i^*\right)$이 되고 이를 표준화한 후 제곱한 통계량

$$U^* = \frac{\left(\sum_{i=1}^{k} w_i^* \hat{\theta}_i\right)^2}{\sum_{i=1}^{k} w_i^*} \tag{17.6}$$

은 자유도 1인 χ^2분포를 따른다. U^*가 유의수준 α에서의 임계값 $\chi^2_\alpha(1)$보다 크면 귀무가설을 기각하여 효과크기 θ를 추정하는 것이 통계적으로 타당하다는 근거가 된다. 귀무가설이 기각될 경우 랜덤효과 모형에서의 효과크기 추정량은 $\hat{\theta}_r = \sum_{i=1}^{k} w_i^* \hat{\theta}_i \Big/ \sum_{i=1}^{k} w_i^*$이 된다. 또한 θ의 95% 신뢰구간은 정규분포를 이용하여 $\hat{\theta_r} \pm z_{0.025}\left[\sum_{i=1}^{k} w_i^*\right]^{-1/2}$이 된다.

[표 17.1]은 모수효과 모형에 대한 동질성 검정에서 귀무가설이 채택되지 않아 랜덤효과 모형을 사용한 사례에 대해 통계프로그램을 수행한 결과이다. 표를 자세히 보면 오른쪽 하단의 "Test of heterogeneity" 부분에서 18편의 연구논문들에 대한 동질성 검정의 결과 자유도 17, $Q = 55.68$이고 $p-value$가 <0.0001이므로 귀무가설이 기각된 것을 알 수 있다. 이는 모수효과 모형을 사용할 수 없고 랜덤효과 모형을 사용해야 함을 나

10) $\hat{\theta}_i \sim N(\theta,\ (w_i^*)^{-1})$이기에 $\sum_{i=1}^{k}\hat{\theta}_i w_i^*$는 정규분포의 선형결합물로 생각할 수 있다. 그렇기 때문에 $\sum_{i=1}^{k}\hat{\theta}_i w_i^*$는 평균은 $\theta\sum_{i=1}^{k} w_i^*$이고 분산은 $\sum_{i=1}^{k} w_i^*$인 정규분포를 따른다.

▶표 17.1 프로그램 R을 이용하여 계산된 예제 17.2의 결과물

	OR	95%-CI	%W (fixed)	%W[11] (random)
1	5.1130	[3.6647; 7.1337]	12.06	8.53
2	5.6559	[2.8628; 11.1738]	2.62	5.96
3	2.4419	[1.7437; 3.4198]	13.55	8.51
4	6.6043	[3.1176; 13.9904]	1.97	5.49
5	1.8780	[0.3344; 10.5473]	0.68	1.89
6	9.4095	[3.5535; 24.9164]	1.01	4.21
7	2.1429	[1.1816; 3.8862]	5.13	6.57
8	5.8868	[2.9544; 11.7295]	2.40	5.90
9	4.6667	[2.0613; 10.5652]	1.93	5.07
10	6.0288	[3.4378; 10.5726]	3.16	6.82
11	1.9375	[0.5291; 7.0943]	1.18	2.92
12	5.8868	[2.9544; 11.7295]	2.40	5.90
13	2.4383	[1.9646; 3.0261]	36.98	9.26
14	1.6630	[0.9548; 2.8966]	6.56	6.88
15	5.0625	[1.5992; 16.0260]	1.03	3.43
16	4.2636	[2.3942; 7.5926]	4.07	6.71
17	0.5833	[0.1689; 2.0143]	2.26	3.11
18	3.1111	[0.8246; 11.7381]	1.01	2.82

Number of trials combined : 18

	OR	95%-CI	p.value
Fixed effects model	3.3111	[2.9312; 3.7403]	< 0.0001
Random effects model	3.6460	[2.7999; 4.7478]	< 0.0001

Quantifying heterogeneity:
tau^2 = 0.1841;
H = 1.81 [1.42; 2.3];
I^2 = 69.5% [50.5%; 81.2%]

Test of heterogeneity :

Q	d.f.	p.value
55.68	17	< 0.0001

타내는 것이다. 랜덤효과 모형에서 효과크기 추정량은 $\widehat{OR}_{DL} = 3.6460$이며 유의성 검정에서 $p < 0.0001$이므로 효과크기 추정량을 유의한 값으로 볼 수 있다. 따라서 메타분석에 따른 효과크기를 3.6460로 보고할 수 있다.

지금까지 메타분석에 사용되는 모수효과 모형과 랜덤효과 모형 그리고 각종 검정들에 대해 알아보았다. 여러 검정들을 사용함에 있어서 생각해 볼 수 있는 절차들을 간단히 표현해 보면 [그림 17.1]과 같이 나타낼 수 있다.

11) [표 17.1]의 %W(random)값은 $\left(w_i^* \middle/ \sum_{i=1}^{18} w_i^*\right) \times 100$을 의미하며, tau·2는 $\hat{\tau}^2$에 해당한다.

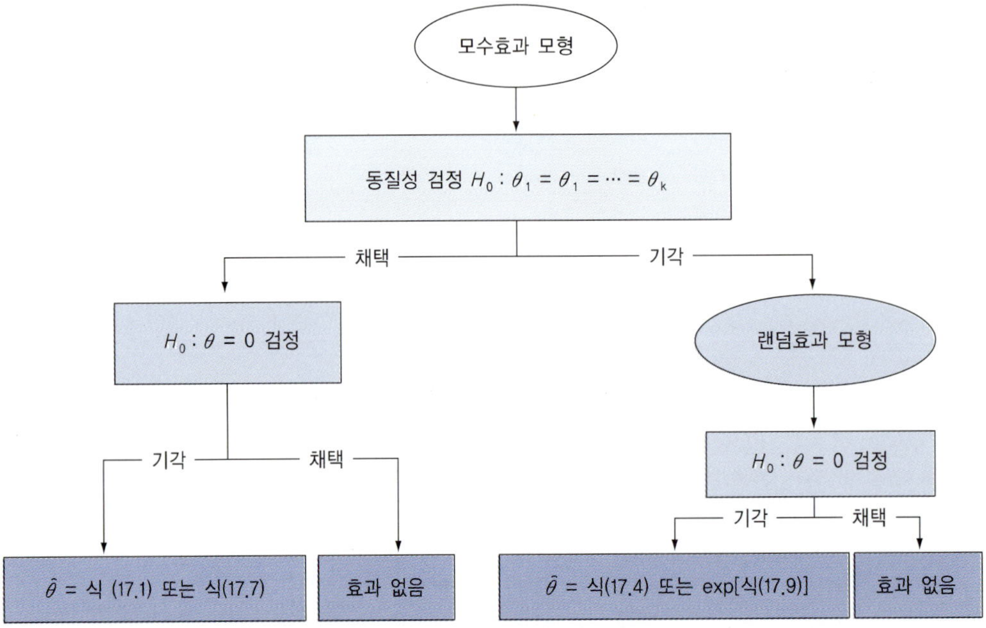

그림 17.1 모형 선택 및 검정 과정

17.3 범주형 자료에 대한 메타분석법

의학연구에서는 2×2 분할표로 그 결과가 정리되는 환자(혹은 치료)－대조군 연구가 많다. 2×2 분할표 결과를 토대로 메타분석을 시행하는 경우에는 효과크기 척도로써 odds ratio, relative risk, rate difference 등을 사용한다. 여기에서는 의학연구에서 일반적으로 많이 사용되는 odds ratio를 이용한 메타분석법에 대해 소개하도록 한다.

앞에서 설명했듯이, 메타분석의 모형은 크게 모수효과 모형과 랜덤효과 모형으로 구분할 수 있다. 모수효과 모형을 기반으로 한 odds ratio 추정방법으로 Mantel-Haenszel 방법이 있다. 예를 들어, 간암에 음주가 미치는 영향을 살펴 본 k편의 연구가 있을 때 i번째 연구의 결과가 [표 17.2]와 같다고 하자.

[표 17.2]의 기본 자료를 토대로 i번째 연구결과에서 구한 환자군의 음주 odds ratio는 다음과 같다.

▶표 17.2 i번째 연구결과에서 집단에 따른 음주 여부

	예	아니오	합계
환자군(간암)	A_i	B_i	A_i+B_i
대조군	C_i	D_i	C_i+D_i
합 계	A_i+C_i	B_i+D_i	N_i

$$\widehat{OR}_i = \frac{A_i/B_i}{C_i/D_i} = \frac{A_i \cdot D_i}{B_i \cdot C_i}$$

따라서 각 연구논문의 odds ratio의 추정량인 $\widehat{OR}_i$을 사용하여 메타분석을 시행할 경우 다음과 같은 odds ratio의 추정량을 구할 수 있다.[12)]

$$\widehat{OR}_{MH} = \frac{1}{\sum_{i=1}^{k} m_i} \sum_{i=1}^{k} m_i \widehat{OR}_i \tag{17.7}$$

여기서 $m_i = \dfrac{B_i \cdot C_i}{N_i}$는 일종의 가중치이다. 따라서 식 (17.7)의 $\widehat{OR}_{MH}$는 $\widehat{OR}_i$의 가중평균임을 쉽게 알 수 있다.

앞에서 서술한 것처럼 효과크기를 추정하기 위해서는 각 연구논문의 효과크기 OR_i들이 동질한지 우선 확인해야 한다. 즉, OR_i들에 대한 동질성 검정을 시행하여 동질하다고 인정된 경우에만 식 (17.7)의 $\widehat{OR}_{MH}$를 효과크기의 추정량으로 사용한다. 동질성 검정을 위한 검정통계량은

$$Q = \sum_{i=1}^{k} (\ln \widehat{OR}_i - \ln \widehat{OR}_{MH})^2 \Big/ \left(\frac{1}{A_i} + \frac{1}{B_i} + \frac{1}{C_i} + \frac{1}{D_i} \right) \tag{17.8}$$

이 되고 분포는 자유도 $k-1$인 χ^2를 따른다.[13)] Q가 유의수준 α에서 $\chi^2_\alpha(k-1)$보다 작은 경우 동질성이 확보되고 따라서 효과크기의 추정량인 식 (17.7) $\widehat{OR}_{MH}$가 유효한 의미를 지닌다. 이때 효과크기 OR의 95% 신뢰구간은 $\exp[\ln \widehat{OR}_{MH} \pm z_{0.025}$

12) Mantel N and Haenszel W. Statistical aspects of the analysis of data from retrospective studies of disease. Journal of National Cancer institute 1959;22:719-748.

13) Liu Q and Pierce DA. Heterogeneity in Mantel-Haenszel-type models. Biometrika 1993;80(3):543-556.

$SE(\ln \widehat{OR}_{MH})]$이 된다.[14] 만일 OR의 95% 신뢰구간이 '1'을 포함한다면 효과크기가 유의하지 않다는 것으로 해석하고 OR의 추정량 $\widehat{OR}_{MH}$에 의미를 부여하지 못한다.

메타분석의 또 다른 모형인 랜덤효과 모형은 동질성 검정에서 연구논문 간에 동질성이 만족되지 않았을 때 선택할 수 있는 모형이다. 범주형 자료의 경우 대표적인 방법으로는 DerSimonian-Laird 방법이 있는데, $\hat{\theta}_i = \ln \widehat{OR}_i$라 정의하면 효과크기 θ의 추정량으로 식 (17.9)를 사용할 수 있다.

$$\ln \widehat{OR}_{DL} = \frac{\sum_{i=1}^{k}(w_i^* \cdot \ln \widehat{OR}_i)}{\sum_{i=1}^{k} w_i^*} \tag{17.9}$$

여기서 w_i^*는 $(w_i^{-1} + \hat{\tau}^2)^{-1}$이고 $\hat{\tau}^2$은 식 (17.5)에 의해 구할 수 있다. 주의할 것은 w_i^*와 $\hat{\tau}^2$를 계산할 때 요구되는 w_i와 Q는 각각 $\left(\frac{1}{A_i}+\frac{1}{B_i}+\frac{1}{C_i}+\frac{1}{D_i}\right)^{-1}$와 식(17.8)로 대체되어야 한다는 것이다. 범주형 자료에 대해서도 식 (17.6)의 U^*를 이용하여 $\ln OR$의 '0' 여부 즉, OR의 '1'인지를 검정하도록 한다. 즉 귀무가설이 기각이 되어야 OR의 추정량으로 $\widehat{OR}_{DL}$을 사용하는 것이 타당하다.

17.4 Publication bias

문헌으로 이미 발표된 연구결과들을 통합분석하고 요약하는 메타분석에서는 publication bias를 반드시 고려해야 한다. 이는 통계적으로 유의한 결과를 보인 것만 논문으로 발표된 경우 발표된 연구결과가 실제로 시행된 모든 연구결과들을 대표하지 못하기 때문이다. 따라서 메타분석의 결과가 통계적으로 유의하다면 publication bias 유무를 반드시 확인해야 한다. Publication bias를 확인하는 방법에는 도표를 이용하는 방법과 통계적 검정을 시행하는 방법 등이 있다. 도표를 이용하는 방법에는 funnel plot이

14) Robbins J, Breslow N, Greenland S. Estimators of the Mantel-Haenszel variance consistent in both sparce data and large-strata limiting models. Biometrics 1986;42:311-323.

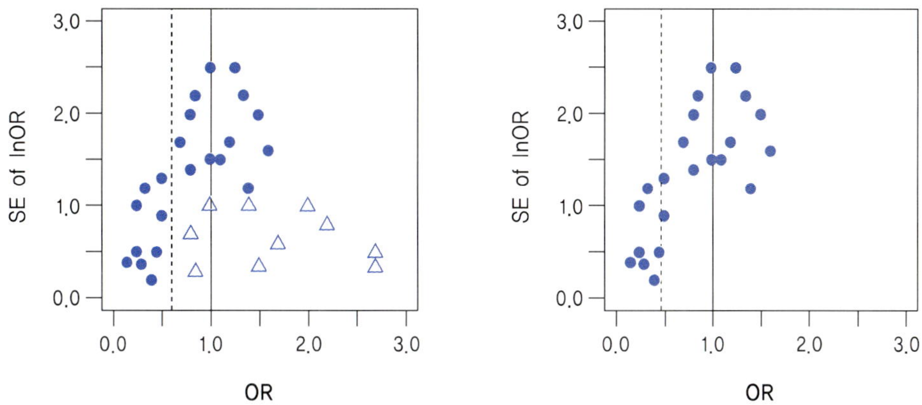

그림 17.2 Funnel plot. (왼쪽) Publication bias가 존재하지 않을 때의 plot, (오른쪽) Publication bias가 존재할 때의 plot. (왼쪽)의 경우는 •와 △로 표시된 논문 모두 포함되어 publication bias가 없고, (오른쪽)의 경우는 △ 논문들이 제외되어 publication bias가 있는 경우이다. 수직 점선은 메타분석에 의해 추정된 $\widehat{OR}$ 값이다.

있는데, funnel plot에서는 x축에 논문 각각에서 얻어지는 효과크기 $\hat{\theta}_i$를, y축에 논문 각각의 표본 크기, 정밀도(precision, $1/SE$) 등을 위치시켜 그래프를 그리게 된다.

예를 들어 [그림 17.2]와 같은 2개의 funnel plot을 생각해 보자. x축에는 odd ratio ($\widehat{OR}_i$), y축에는 $\ln\widehat{OR}_i$의 표준오차 값인 $SE(\ln\widehat{OR}_i)$을 위치시켰다.[15] 메타분석에 의해 추정된 $\widehat{OR}$ 값은 [그림 17.2]에 수직 점선으로 표현되어 있다. [그림 17.2]에서 두 그래프이 차이점은 일부 결과(△)들의 포함여부이다. 즉 (왼쪽)의 경우는 모든 결과들이 포함된 경우로서 $\widehat{OR}$ 값인 0.6을 중심으로 대칭적인 모습을 보인다. 반면에 (오른쪽)은 일부 논문(△)의 결여로 인해 $\widehat{OR}$의 값이 더 작게 추정되었으며 비대칭적인 모습을 보이고 있다. 일반적으로 대칭적인 모습을 보이면 publication bias가 없는 것으로 해석한다.

Funnel plot을 그릴 때 보통 x축은 각 연구논문의 효과크기, y축은 표본 크기(sample size), 표본오차(standard error, SE), 정밀도(precision, $1/SE$), 표본분산(sample variance), 분산의 역(inverse variance)등 선택된다. 그래서 동일한 자료의 funnel plot의 경우라도 y축을 어떻게 선택하였느냐에 따라 funnel plot의 모양이 달라질 수 있다([그림 17.3]).

15) $\ln\widehat{OR}_i$의 표준오차 값인 $SE(\ln\widehat{OR}_i)$는 논문간의 $\ln\widehat{OR}_i$의 변화량을 의미한다.

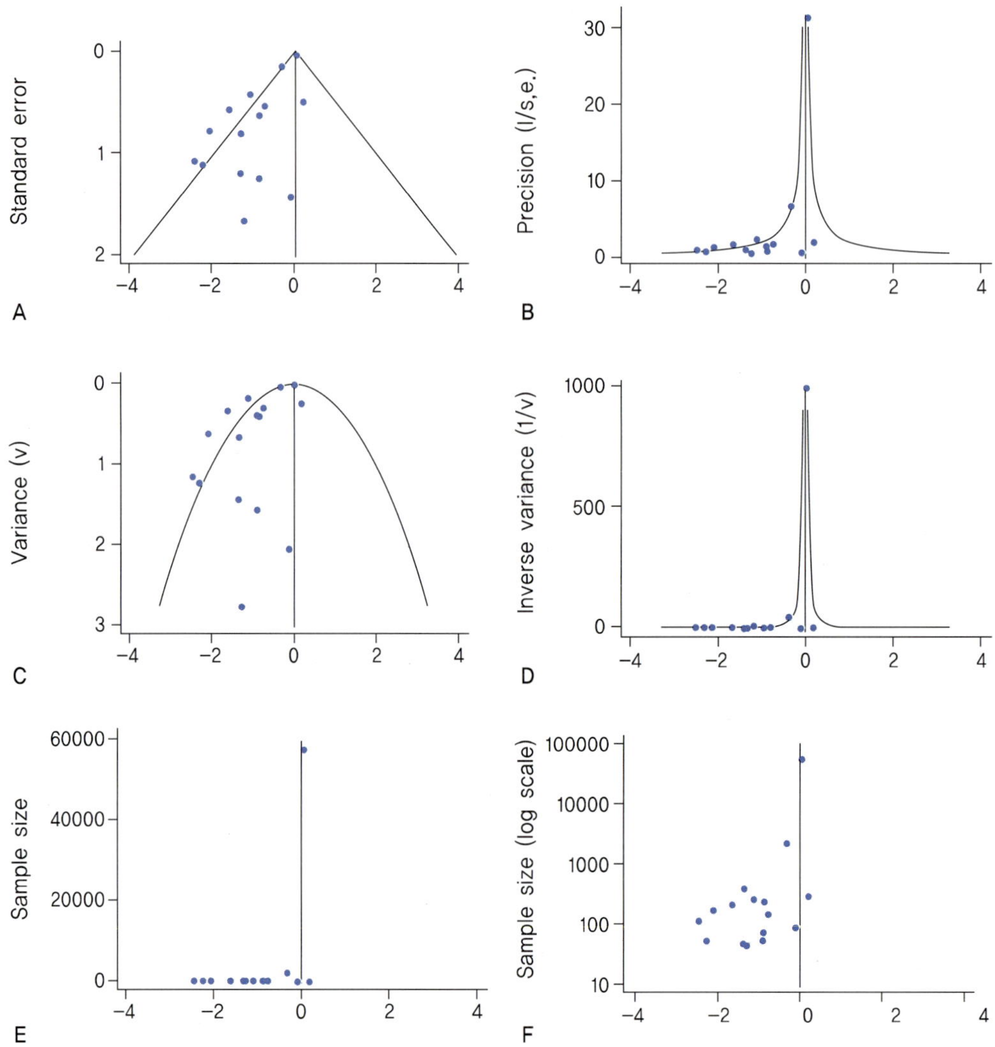

그림 17.3 동일 자료에서 y축의 변화에 따른 funnel plot의 차이

Funnel plot은 전체 자료를 한 눈에 볼 수 있다는 장점이 있지만 해석이 주관적일 수 있다는 단점이 있다. 따라서 이를 보완하기 위해 funnel plot의 비대칭 정도를 검정하는 통계기법이 있다. 많이 사용되는 검정기법에는 Begg와 Mazumdar의 순위상관(rank correlation)방법과 Egger의 선형회귀방법(linear regression method) 등이 있다.

[표 17.3]은 R에서 metabias를 이용한 publication bias 검정방법이다. 기본적으로 publication bias를 검정하는 함수는 metabias이며, 이 함수의 method 옵션을 "rank"와

▶ 표 17.3 R 프로그램에서 metabias 함수를 이용한 publication bias 검정 프로그램

```
meta2 <- metabias(meta1, seTE, TE.fixed, seTE.fixed, method="rank",
              plotit=FALSE, correct=FALSE)    # Begg and Mazumdar method

meta3 <- metabias(meta1, seTE, TE.fixed, seTE.fixed, method="linreg",
              plotit=FALSE, correct=FALSE)    # Egger linear regression method
```

"linreg"를 선택하면 각각 Begg와 Mazumdar의 순위상관(rank correlation)방법과 Egger의 선형회귀방법으로 publication bias를 검정할 수 있다.

17.5 Anti-HCV 효소면역검사(enzyme immunoassay, EIA)의 성능평가 자료에 대한 메타분석의 예[16)]

3세대 anti-HCV EIA의[17)] 성능평가 연구문헌을 선택하고 문헌에서 자료를 추출하여 [표 17.4]와 같은 자료를 얻었다. 1989년 이후[18)] PubMed에 등록된 자료를 대상으로 "hepatitis C", "mass screening", "hepatitis C antibodies", "sensitivity" "specificity", "diagnostic accuracy", "HCV EIA" 등의 용어를 사용하여 검색하였다. 검색된 연구문헌과 해당 문헌에 기술된 참고문헌도 함께 검토하여 메타분석 자료에 포함시켰다. 각 문헌은 2명의 검토자가 독립적으로 문헌의 질을 평가하였다. 평가기준은 [표 17.5]와 같이 STARD를 변형시킨 점검표를 사용하였다. 해당 문헌에 평가항목이 잘 기술되어 있으면 1점, 잘 기술되어 있지 않으면 0점으로 점수화 하였다. 검토자간 의견차이가 있었던 항목에 대해서는 토론을 통하여 의견일치를 이루는 과정을 거쳤다.

16) 김솔잎 등. STARD를 이용한 진단검사법 성능평가 연구의 질 평가와 메타분석을 통한 3세대 HCV 효소면역 항체검사의 통합민감도와 특이도 분석. 대한진단검사의학회지 2006; 26: 307-315.

17) Anti-HCV EIA 항체검사는 검사키트에 사용된 항원의 종류에 따라 3개의 세대로 분류한다. 1세대 항-HCV EIA는 NS4부위의 c100-3를 사용하였으나 민감도와 특이도가 낮아, 곧 NS3 부위의 c33c와 core 부위의 c22-3 항원을 추가한 2세대 시약으로 대치되었다. 3세대 시약은 1993년부터 쓰이기 시작했고 core, NS3, NS4, NS5 구역을 모두 검출할 수 있는 재조합 단백질이나 합성 펩타이드 등을 사용하여 감염원에 노출된 후 6-8주에 항체를 검출할 수 있도록 성능이 향상되었다.

18) C형 간염 바이러스(hepatitis C virus, HCV)는 1989년 처음 cloning 되었고, 1990년부터 항체검사법이 헌혈자 선별검사로 도입되었다.

STARD 평균 점수가 높은 총 28개의 연구문헌이 선정되었다.[19] 이들 문헌의 동질성을 평가하기 위해 표준검사법에 따라 하위집단 분석을 시행하였는데, 표준검사법으로 중합효소연쇄반응(polymerase chain reaction, PCR)을 이용한 경우 민감도들은 Q 통계량 2.30으로 $p-value$가 1.0이었으며, 특이도들은 $Q=5.34$, $p-value=1.0$으로 동질성을 보였다. 반면 표준검사법으로 immunoblot 검사법을 이용한 경우는 이질성을 보여 다시 세부그룹별로 동질성 평가를 시행하였는데, core 영역에서 반응성을 높인 것으로 알려진 검사법에서만[20] 민감도들에서 $Q=1.70$, $p-value=0.79$로 동질성을 보였고 특이도들은 $Q=12.64$, $p-value<0.05$로 이질성을 보였다. 동질성을 만족하는 연구들에서 통합민감도(pooled sensitivity)와 통합특이도(pooled specificity)를 다음과 같은 식으로 구했는데,

$$\text{Pooled sensitivity} = \sum_{i=1}^{n} TP_i / \sum_{i=1}^{n} (TP_i + FN_i)$$

$$\text{Pooled specificity} = \sum_{i=1}^{n} TN_i / \sum_{i=1}^{n} (TN_i + FP_i)$$

$i=$연구문헌, $TP=$진양성, $FN=$위음성, $TN=$진음성, $FP=$위양성

PCR 표준검사법을 사용한 경우는 통합민감도 99.92% (CI 99.77-100.07%), 통합특이도 99.66% (CI 99.45-99.86%)이었다. Immunoblot 방법을 표준검사법으로 사용한 경우는 core 영역에서 반응성을 높인 검사법의 경우 통합민감도 99.78% (CI 99.53-100.03%)이었다.

---

19) 연구의 질이 높고 낮음을 나눌 수 있는 기준은 없다. 한가지 방법으로 질평가 결과를 토대로 히스토그램을 그려 두 부류로 나누는 것을 고려할 수 있다.

20) Innotest Anti-HCV III®, Roche Cobas Core Anti-HCV EIA®, Murex Anti-HCV VK 47®.

▶표 17.4 Anti-HCV 효소면역검사 성능에 대한 메타분석을 위해 추출한 연구자료 (일부)

Studies	Spectrum of patients	Reference standard	Test Assay	TP	FN	FP	TN	Sensitivity	Specificity
Vrielink (1)	403 Blood donors, 212 non-A, non-B hepatitis patients, 253 multi-transfused patients and 1055 blood donors	PCR	Abbott HCV EIA 3.0	398	0	3	1051	100.0	99.7
Vrielink (2)			Murex anti HCV VK 47	397	1	7	1047	99.7	99.3
Vrielink (3)			Ortho HCV 3.0	398	0	1	1053	100.0	99.9
Abdel-Hamid	Community-based longitudinal sample	Chiron RIBA 3.0 SIA	Abbott HCV EIA 3.0	97	1	2	1023	99.0	99.8
Ismail	Suspicious hepatitis patients	Chiron RIBA 3.0 SIA and chart review	Ortho/ECi	175	0	6	311	100.0	98.1
Huber	Suspicious hepatitis patients	PCR	Roche Cobas Core anti-HCV EIA	107	7	30	946	93.9	96.9
Prince (1)	Blood donor (ALT >100 IU/L)	Chiron RIBA 2 or Abbott Matrix HCV 2.0 or PCR	Abbott HCV EIA 3.0	54	0	2	245	100.0	99.2
Prince (2)			Ortho HCV 3.0	54	0	8	239	100.0	96.8
Kodama	298 HCV patients and 302 normal people	RIBA, PCR and chart review	Ortho HCV 3.0	284	0	1	315	100.0	99.7
Stuyver	Hemodialysed patients	PCR	Ortho HCV 3.0	23	0	0	45	100.0	100.0
Lavanchy (1)	400 HCV patients, 2000 routine samples and 134 tricky panels	INNO-LIA HCV Ab III	Roche Cobas Core anti-HCV EIA	506	2	6	2028	99.6	99.7
Lavanchy (2)	400 HCV patients, 2000 blood donors, 100 tricky panels	Abbott Matrix HCV	Roche Cobas Core anti-HCV EIA	401	0	0	2099	100.0	100.0
Lavanchy (3)		INNO-LIA HCV Ab III	Ortho HCV 3.0	506	6	6	2022	98.8	99.7
Lavanchy (4)			Murex anti-HCV	499	9	1	2033	98.2	100.0
Marcellin	Blood donors (increased ALT)	Ortho RIBA 3 and PCR	Ortho HCV 3.0	12	0	0	33	100.0	100.0

▶표 17.5 진단의약품 성능평가 보고서의 질을 평가하기 위한 STARD 점검표

구분과 주제	항목 #	설 명	점수
제목/초록/중심단어	1	진단검사법 정확도에 대한 논문이라는 점을 명시 (MeSH 제목으로는 '민감도와 특이도'가 추천됨)	
서 론	2	연구의 논점이나 목적을 명시 (예, 진담검사법의 정확도를 측정 또는 실험간과 참여자 그룹간의 정확도를 비교)	
방 법			
연구대상군	3-5	대상 집단에 대한 설명 (포함기준, 제외기준, 자료수집의 시기와 장소, 참여자 모집과 자료 추출과정 등)	
	6	자료수집 과정에 대한 설명 (전향적 연구인가 혹은 후향적 연구인가)	
표준검사법	7	표준검사법에 대한 설명 (표준검사법의 이름과 이론적 배경)	
검사방법	8	검사방법에 대한 설명 (방법을 상세히 설명하거나 검사방법에 대한 참고문헌이나 제조사의 설명지 제시)	
	9	단위, cutoff 값, 결과해석에 대한 설명	
	10	연구를 수행하고 결과를 해석하는 전문가가 몇 명 참여하였는지 설명	
	11	맹검(blindness) 여부에 대한 설명	
통계학적 모형	12	정확도를 계산하고 비교하는 방법과 불확실도를 측정하기 위해 쓰인 통계법 설명 (예, 95% confidence intervals)	
	13	검사의 재현성을 계산한 방법에 대한 설명	
결 과			
연구대상군	14	언제 연구가 완성되었는지에 대한 설명 (모집을 시작한 날과 끝난 날짜를 포함)	
	15	연구대상군의 임상적, 인구학적 특성 (예. 나이, 성별, 증상의 범위, 동반질환, 현재의 치료법, 모집기관 등)	
	16	포함기준을 만족시킨 연구대상군 중 몇 명이 index test와 표준검사를 시행했는지 혹은 시행하지 못했는지와 그 이유에 대한 설명 (순서도를 사용을 추천)	
검사결과	17	Index test와 표준검사간의 시간 차이와 그 사이의 치료에 대한 설명	
	18	평가검사에서 양성을 보이는 환자에 대해 병의 중증도 분포를 설명 (평가검사에서 음성을 보이는 연구대상군은 다른 진단명을 기술)	
	19	결과를 표로 작성	

구분과 주제	항목 #	설 명	점수
	20	서로 다른 결과, 애매한 결과, 없어진 결과, outlier 등을 어떻게 처리하였는가에 대한 설명	
평 가	21	연구과정 동안 생긴 adverse effect	
	22	진단검사법의 정확도와 통계적 불확실도를 계산 (예, 95% confidence intervals)	
	23	연구대상군의 하위집단, 해석자, 모집 기관 간 정확도의 변이정도를 계산	
	24	검사의 재현성을 추정	
고 찰	25	연구결과의 임상적 적용에 대한 토의	

17.5 예 제

예제 17.1 Asian-Mongoloid population에서 류마티스 관절염(rhematoid arthritis, RA)과 HLA-DRB1 allele간의 연관성을 알아보기 위하여 1987년 1월에서 2006년 7월까지 출판된 연구논문을 수집하였다. HLA-DRB1*0101과 류마티스 관절염과의 연관성 문헌을 검색한 결과 표 [17.6]과 같이 8개의 자료를 읻을 수 있있다. 메타분식을 시헹하시오.

▶**표 17.6** RA와 HLA-DRB1*0101 연관성에 관한 8편의 연구논문 결과

연구 #	환자군 총수 (n)	대조군 총수 (n)	HLA-DRB1*0101 양성자 수		효과크기 추정량($\hat{\theta}_i$) OR_i
			환자군	대조군	
1	574	392	89	54	1.1486
2	175	898	21	87	1.271
3	70	80	1	2	0.5652
4	95	118	9	9	1.2674
5	852	652	123	55	1.8314
6	82	150	13	17	1.4740
7	75	85	8	5	1.9104
8	66	45	3	0	5.0157

풀이 8편의 연구논문 각각의 효과크기 추정량($\hat{\theta}_i$)은 [표 17.5]의 오른쪽 열과 같다. 예를 들면, $\widehat{OR}_1$의 경우는 다음과 같이 구한다.

$$\widehat{OR}_1 = \frac{89 \cdot 338}{485 \cdot 54} \approx 1.1486$$

그런데 8번 연구의 경우는 cell 중에 0이 포함되어 있어 직접 계산이 되지 않기 때문에 각 cell에 0.5를 더하여 보정을 해 준 후 계산해야 한다.

$$\widehat{OR}_8 = \frac{3.5 \cdot 45.5}{63.5 \cdot 0.5} \approx 5.0157$$

$\hat{\theta}_i$들의 가중평균을 θ의 추정량 즉, $\hat{\theta}$로 정의하기 위해 먼저 $\hat{\theta}_i$들의 동질성 검정을 시행해야 한다. 동질성 검정의 귀무가설은 $H_0 : \theta_1 = \cdots = \theta_8$이고 귀무가설 하에서 $\hat{\theta}_i$들의 분포는 $\hat{\theta}_i \sim N(\theta, w_i^{-1})$이다. 식 (17.1)을 이용하여 θ의 추정량을 구할 수 있는데, 추정량을 구하기 위해서는 우선 가중치 m_i를 구해야 한다. m_i는 $\dfrac{B_i \cdot C_i}{N_i}$로 대체할 수 있으므로 [표 17.7]과 같이 m_i를 구할 수 있다.

모수추정량 $\hat{\theta}$는 식 (17.7)에 의해,

$$\widehat{OR}_{MH} = \frac{1}{\sum_{i=1}^{8} m_i} \sum_{i=1}^{8} m_i \widehat{OR}_i = 113.8244/78.24176 = 1.4548$$

▶표 17.7 8편의 연구논문의 가중치 m_i

$m_1 = \dfrac{485 \cdot 54}{966} \approx 27.1118$
$m_2 = \dfrac{154 \cdot 87}{1073} \approx 12.4865$
$m_3 = \dfrac{69 \cdot 2}{150} \approx 0.92$
$m_4 = \dfrac{86 \cdot 9}{213} \approx 3.6338$
$m_5 = \dfrac{729 \cdot 55}{1504} \approx 26.6589$
$m_6 = \dfrac{69 \cdot 17}{232} \approx 5.0560$
$m_7 = \dfrac{67 \cdot 5}{160} \approx 2.0938$
$m_8 = \dfrac{63.5 \cdot 0.5}{113} \approx 0.2810$

이 된다. 효과크기를 추정하기 위해서는 각 연구논문의 효과크기 OR_i들이 동질한지 확인해야 한다. 동질성 검정을 위한 검정통계량은 식 (17.8)에 의해,

$$Q=(\ln 1.1486-\ln 1.4548)^2 \Big/ \left(\frac{1}{89}+\frac{1}{485}+\frac{1}{54}+\frac{1}{338}\right)+\cdots$$

$$+(\ln 5.0157-\ln 1.4548)^2 \Big/ \left(\frac{1}{3.5}+\frac{1}{63.5}+\frac{1}{0.5}+\frac{1}{45.5}\right)$$

$$=5.22$$

이 된다. 이 경우 자유도는 7이고 유의확률은 0.6333이므로 귀무가설을 채택할 수 있다. 즉, OR_i들이 동질하여 $\widehat{OR}_{MH}$를 효과크기의 추정량으로 사용할 수 있다는 것이다. 또한 각 논문의 효과크기 $\hat{\theta}_i$의 이질성(heterogeneity) 정도를 판별하기 위한 식 (17.3)의 I^2 index를 계산한 경우에도

$$\max\left(0,\ 100 \cdot \frac{5.22-8+1}{5.22}\right)=\max(0,\ -34.1\%)=0\%$$

로 나오는 것을 확인할 수 있어 동질하다고 해석할 수 있다.

효과크기 OR의 95% 신뢰구간은 다음과 같이 구할 수 있다.

$$CI(95\%)=\exp[\ln\widehat{OR} \pm 1.96\, SE(\ln\widehat{OR})] \tag{17.10}$$

식 (17.10)에서 $SE(\ln\widehat{OR})$은 $\ln\widehat{OR}$의 표준오차(standard error)를 의미하며 다음과 같이 구할 수 있다.

$$SE[\ln\widehat{OR}]=\sqrt{\frac{1}{2}\left(\frac{E}{R^2}+\frac{F+G}{R\times S}+\frac{H}{S^2}\right)} \tag{17.11}$$

그리고 [표 17.2]의 표기에 따르면, R, S, E, F, G, H는 다음과 같이 구한다.

$$R=\sum\frac{A_iD_i}{N_i},\ S=\sum\frac{B_iC_i}{N_i},\ E=\sum\frac{(A_i+D_i)A_iD_i}{N_i^2},$$

$$F=\sum\frac{(A_i+D_i)B_iC_i}{N_i^2},\ G=\sum\frac{(B_i+C_i)A_iD_i}{N_i^2},\ H=\sum\frac{(B_i+C_i)B_iC_i}{N_i^2}$$

따라서 [표 17.5]의 실제 값을 대입하여,

$$E=\frac{(89+338)\times 89\times 338}{966^2}+\cdots+\frac{(3.5+45.5)\times 3.5\times 45.5}{113^2}=59.77201$$

$$R = \frac{89 \times 338}{966} + \cdots + \frac{3.5 \times 45.5}{113} = 113.8244$$

$$F = \left(\frac{(89+338) \times 485 \times 54}{966^2} \right) + \cdots + \left(\frac{(3.5+45.5) \times 63.5 \times 0.5}{113^2} \right) = 41.38126$$

$$G = \left(\frac{(485+54) \times 89 \times 338}{966^2} \right) + \cdots + \left(\frac{(63.5+0.5) \times 3.5 \times 45.5}{113^2} \right) = 54.05242$$

$$S = \frac{485 \times 54}{966} + \cdots + \frac{63.5 \times 0.5}{113} = 78.24176$$

$$H = \left(\frac{(485+54) \times 485 \times 54}{966^2} \right) + \cdots + \left(\frac{(63.5+0.5) \times 63.5 \times 0.5}{113^2} \right) = 36.8605$$

의 값을 얻을 수 있으며, 이를 이용하여 $\ln \widehat{OR}$의 표준오차를 구하는 식 (17.11)에 대입하면,

$$SE[\ln \widehat{OR}] = \sqrt{\frac{1}{2}\left(\frac{E}{R^2} + \frac{F+G}{R \times S} + \frac{H}{S^2} \right)} = 0.10332122$$

값을 얻는다. 그리고 다시 식 (17.10)에 이를 대입하여 효과크기 OR의 95% 신뢰구간을 구하면 (1.1881, 1.7813)이 된다.

$$\begin{aligned} CI(95\%) &= \exp[\ln \widehat{OR} \pm 1.96 SE(\ln \widehat{OR})] = \exp[\ln 1.4548 \pm 1.96 \times 0.10332122)] \\ &= (1.1881, 1.7813) \end{aligned}$$

따라서 OR의 95% 신뢰구간에 '1'이 포함되지 않았기 때문에 RA와 DRB1* 0101은 연관이 있다고 할 수 있다. 지금까지의 과정을 R 프로그램으로 구해보면 [표 17.8]과 같다.

▶표 17.8 프로그램 R을 이용하여 계산된 예제 17.1의 결과물

	OR	95% CI	%W(fixed)	%W(random)
1	1.1486	[0.7970; 1.6554]	34.65	31.20
2	1.2712	[0.7658; 2.1099]	15.96	16.23
3	0.5652	[0.0501; 6.3704]	1.18	0.71
4	1.2674	[0.4823; 3.3308]	4.64	4.47
5	1.8314	[1.3090; 2.5623]	34.07	36.96
6	1.4740	[0.6767; 3.2106]	6.46	6.88
7	1.9104	[0.5968; 6.1158]	2.68	3.08
8	5.0157	[0.2529; 99.4966]	0.36	0.47

```
Number of trials combined: 8
                          OR        95%-CI              z        p.value
Fixed effects model     1.4548   [1.1881; 1.7813]    3.6280    0.0003
Random effects model    1.4427   [1.1763; 1.7695]    3.5184    0.0004

Quantifying heterogeneity:
tau^2 = 0; H = 1 [1; 1.52]; I^2 = 0%    [0%; 56.5%]

Test of heterogeneity:
   Q     d.f.   p.value
  5.22    7     0.6333
```

[표 17.8]의 하단에는 8편의 연구논문들의 동질성 검정결과가 제시되어 있다. 자유도 7에 $Q=5.22$이고 $p-value$가 0.6333으로 귀무가설이 인정되어 모수효과 모형을 사용할 수 있음을 보여주고 있다. 또한 모수효과 모형의 가중치 해당하는 %W(fixed)값이 제시되어 있는데, 이는 $\left(w_i \middle/ \sum_{i=1}^{8} w_i\right) \times 100$로 계산하는 것으로 w_i는 식 (17.7)의 m_i를 구하는 방법과 동일하게 구할 수 있다. 예를 들어 8번째 연구논문의 %W(fixed)를 계산하면,

$$\% W_8(fixed) = \left(w_i \middle/ \sum_{i=1}^{8} w_i\right) \times 100 = (0.2810/78.24176) \times 100 = 0.36$$

이 되고 R 프로그램에서 제시하는 결과와 동일함을 알 수 있다.
모수효과 모형에서의 효과크기 추정량은 중간쯤에 있는 "Fixed effects model"로 표현된 부분의 값 $\widehat{OR}_{MH} = 1.4548$이다. 그리고 이 값의 유의성 검정은 유의확률 0.0003으로 계산되었으므로 효과크기 추정량은 유의한 값으로 볼 수 있다. 또한 95% 신뢰구간이 (1.1881, 1.7813)으로 제시되어 있어 신뢰구간에 '1'이 포함되지 않았으므로 효과크기 추정량을 유의하다고 판단할 수 있다. ■

예제 17.2 HLA-DRB1*0405과 류마티스 관절염과의 연관성 문헌을 검색한 결과 표 [17.9]와 같이 18개의 자료를 얻을 수 있었다. 메타분석을 시행하시오.

풀이 18편의 연구논문에 대한 각각의 효과크기인 OR_i 추정량과 연구논문의 가중치 $m_i = \dfrac{B_i \cdot C_i}{N_i}$는 [표 17.7]의 오른쪽 두 열과 같다. 따라서, 식 (17.7)의 추정량 $\widehat{OR}_{MH}$는

▶표 17.9 18편의 HLA-DRB1*0405과 관련된 연구논문의 데이터

No	환자 총수 (n)	대조군 총수 (n)	양성자 수		효과크기 추정량($\hat{\theta}_i$) OR_i	연구논문의 가중치 (m_i)
			환자군	대조군		
1	574	392	255	53	5.113	17.502
2	120	140	44	13	5.656	3.800
3	175	898	75	211	2.442	19.664
4	90	106	39	11	6.604	2.862
5	86	79	4	2	1.878	0.994
6	61	82	26	6	9.410	1.469
7	96	96	45	28	2.143	7.438
8	95	118	42	14	5.887	3.484
9	70	80	28	10	4.667	2.800
10	105	235	45	26	6.029	4.588
11	40	35	8	4	1.938	1.707
12	95	118	42	14	5.887	3.484
13	852	652	425	189	2.438	53.659
14	82	150	36	48	1.663	9.517
15	75	85	15	4	5.063	1.500
16	144	154	56	20	4.264	5.906
17	23	21	7	9	0.583	3.273
18	66	45	12	3	3.111	1.459

$$\widehat{OR_{MH}} = \frac{1}{\sum_{i=1}^{18} m_i} \sum_{i=1}^{18} m_i \widehat{OR_i} = 3.3111$$

이 된다. 이렇게 계산된 $\widehat{OR}_{MH}$가 통계적으로 의미있는지 확인하기 위해서는 동질성 검정과 OR의 신뢰구간이 1을 포함하는지 확인해야 한다.

동질성 검정을 위하여 식 (17.8)을 적용해보면,

$$Q = (\ln 5.1130 - \ln 3.3111)^2 \bigg/ \left(\frac{1}{255} + \frac{1}{319} + \frac{1}{53} + \frac{1}{339}\right) + \cdots$$

$$+ (\ln 3.111 - \ln 3.3111)^2 \bigg/ \left(\frac{1}{12} + \frac{1}{54} + \frac{1}{3} + \frac{1}{42}\right)$$

$$= 55.68$$

이 된다. 이 경우 자유도는 17이 되고 유의확률은 <.0001이 되어 귀무가설이 기각된다. 즉 OR_i들이 동질하지 않아 $\widehat{OR}_{MH}$를 효과크기 추정량으로 사용할 수 없다는 것이다. 연구논문 간에 동질성이 만족되지 않았기에 랜덤효과 모형을 사용해야 한다. 따라서 식 (17.9)를 이용하여 효과크기의 추정량을 계산할 수 있는데 그러기 위해서는 $w_i^* = (w_i^{-1} + \hat{\tau}^2)^{-1}$를 계산하여야 한다. [표 17.10]은 그 결과를 보여주고 있다.

▶표 17.10 HLA-DRB1*0405과 관련된 18편 연구논문의 결과 요약

No	총 연구 대상자 수 (n)		DRB1*0405 양성자 (n)		w_i	w_i^*
	환자	대조군	환자	대조군		
1	574	392	255	53	34.63	4.70
2	120	140	44	13	8.29	3.28
3	175	898	75	211	33.87	4.68
4	90	106	39	11	6.82	3.02
5	86	79	4	2	1.29	1.04
6	61	82	26	6	4.05	2.32
7	96	96	45	28	10.84	3.62
8	95	118	42	14	8.08	3.25
9	70	80	28	10	5.75	2.79
10	105	235	45	26	12.18	3.76
11	40	35	8	4	2.28	1.61
12	95	118	42	14	8.08	3.25
13	852	652	425	189	82.33	5.10
14	82	150	36	48	12.48	3.78
15	75	85	15	4	2.89	1.89
16	144	154	56	20	11.54	3.69
17	23	21	7	9	2.50	1.71
18	66	45	12	3	2.18	1.55
					$\sum_{i=1}^{k} w_i = 250.08$ $\sum_{i=1}^{k} w_i^2 = 10001.20$	

예를 들어 첫 번째 연구논문의 w_i를 계산해 보면,

$$w_i = \left(\frac{1}{A_i} + \frac{1}{B_i} + \frac{1}{C_i} + \frac{1}{D_i}\right)^{-1} = \left(\frac{1}{255} + \frac{1}{319} + \frac{1}{53} + \frac{1}{339}\right)^{-1}$$

$$= 34.63$$

이다. 이렇게 구한 w_i값을 토대로 식 (17.5)을 적용해 보면 $\hat{\tau}^2 = 0.1841$ 이 된다.

$$\hat{\tau}^2 = \frac{Q-(k-1)}{\sum_{i=1}^{k} w_i - \left(\sum_{i=1}^{k} w_i^2 \Big/ \sum_{i=1}^{k} w_i\right)}$$

$$= \frac{55.68 - 17}{250.08 - (10001.20/250.08)}$$

$$= 0.1841$$

따라서 $\hat{\tau}^2$값을 이용하여 w_i^*를 계산하면 [표 17.9]의 오른쪽 열에 있는 값들이 계산된다. 첫 번째 연구논문의 w_i^*를 예를 들어 계산해 보면,

$$w_i^* = (w_i^{-1} + \hat{\tau}^2)^{-1} = (34.63^{-1} + 0.1841)^{-1} = 4.70$$

이 된다.

각 논문의 OR_i, w_i^*가 구해지면 최종적으로 식 (17.9)을 이용하여 추정량을 구할 수 있다.

$$\ln \widehat{OR}_{DL} = \frac{\sum_{i=1}^{k} (w_i^* \cdot \ln \widehat{OR}_i)}{\sum_{i=1}^{k} w_i^*}$$

$$= \frac{71.21}{55.04} = 1.29$$

$\ln \widehat{OR}_{DL} = 1.29$이기 때문에 $\widehat{OR}_{DL} = \exp(\ln \widehat{OR}_{DL}) = 3.646$이다. 그리고 효과크기 OR의 95% 신뢰구간은 (2.800, 4.749)이 된다. 따라서 OR의 95% 신뢰구간이 '1'을 포함하지 않기 때문에 DRB1*0405와 RA는 연관성이 있다고 결론지을 수 있다. 지금까지의 과정을 R 프로그램으로 구해보면 [표 17.11]과 같다.

▶표 17.11 R 프로그램을 이용하여 계산된 예제 17.2의 결과물

	OR	95%-CI	%W(fixed)	%W(random)
1	5.1130	[3.6647; 7.1337]	12.06	8.53
2	5.6559	[2.8628; 11.1738]	2.62	5.96
3	2.4419	[1.7437; 3.4198]	13.55	8.51
4	6.6043	[3.1176; 13.9904]	1.97	5.49
5	1.8780	[0.3344; 10.5473]	0.68	1.89
6	9.4095	[3.5535; 24.9164]	1.01	4.21
7	2.1429	[1.1816; 3.8862]	5.13	6.57
8	5.8868	[2.9544; 11.7295]	2.40	5.90
9	4.6667	[2.0613; 10.5652]	1.93	5.07
10	6.0288	[3.4378; 10.5726]	3.16	6.82
11	1.9375	[0.5291; 7.0943]	1.18	2.92
12	5.8868	[2.9544; 11.7295]	2.40	5.90
13	2.4383	[1.9646; 3.0261]	36.98	9.26
14	1.6630	[0.9548; 2.8966]	6.56	6.88
15	5.0625	[1.5992; 16.0260]	1.03	3.43
16	4.2636	[2.3942; 7.5926]	4.07	6.71
17	0.5833	[0.1689; 2.0143]	2.26	3.11
18	3.1111	[0.8246; 11.7381]	1.01	2.82

Number of trials combined : 18

	OR	95%-CI	z	p.value
Fixed effects model	3.3111	[2.9312; 3.7403]	19.2531	⟨0.0001
Random effects model	3.6460	[2.7999; 4.7478]	9.6027	⟨0.0001

Quantifying heterogeneity :

tau·2 = 0.1841 ; H = 1.81 [1.42; 2.3] ; I·2 = 69.5% [50.5%; 81.2%]

Test of heterogeneity :

Q	d.f.	p.value
55.68	17	⟨ 0.0001

위 결과에서 "Test of heterogeneity" 부분을 보면 18편 연구논문들의 동질성 검정결과는 자유도 17, $Q=55.68$이고 $p-value$가 <0.0001이므로 모수효과 모형(fixed effect model)

은 사용할 수 없음을 보여주고 있다. 랜덤효과 모형에서의 효과크기 추정량은 $\widehat{OR}_{DL}=$ 3.6460이다. 그리고 이 값의 유의성 검정에서 유의확률은 <0.0001로 계산되었다. 그러므로 효과크기 추정량은 유의한 값으로 볼 수 있고 메타분석 결과 효과크기는 3.6460이다.[21)] ■

예제 17.3 [예제 17.1]과 [예제 17.2]에서 HLA-DRB1*0101, HLA-DRB1*0405에 대한 연구자료에 publication bias가 존재하는지 funnel plot과 통계적 검정방법을 통해 확인하시오.

풀이 HLA-DRB1*0101, HLA-DRB1*0405의 메타분석을 위해 선택된 연구논문들이 publication bias가 존재하는지 funnel plot을 그려보면 아래의 [그림 17.4]와 [그림 17.5]와 같다. 각 그림은 x축에 각 연구논문의 odds ratio, y축에 표본크기(study size), 표본오차(standard error)를 위치시켜 funnel plot을 그린 것이다. 여기서 점선은 $\widehat{OR}_{MH}$값을 표현한 것이다. [그림 17.4], [그림 17.5]의 Funnel plot은 대체로 대칭을 이룬다. 따라서 publication bias는 없다고 여겨진다.

또한 통계적 검정방법을 통해서도 publication bias의 유무를 검정할 수 있다. 계산과정에 대한 설명을 생략하고 R 통계프로그램의 결과만을 [표 17.12], [표 17.13]에 제시하였다. 귀무가설(H_0)은 "publication bias가 존재하지 않는다"이므로 유의확률 $p-value$가 유의수준보다 높은 경우에 "publication bias가 존재하지 않는다"라고 결론내린다. HLA-DRB1*0101

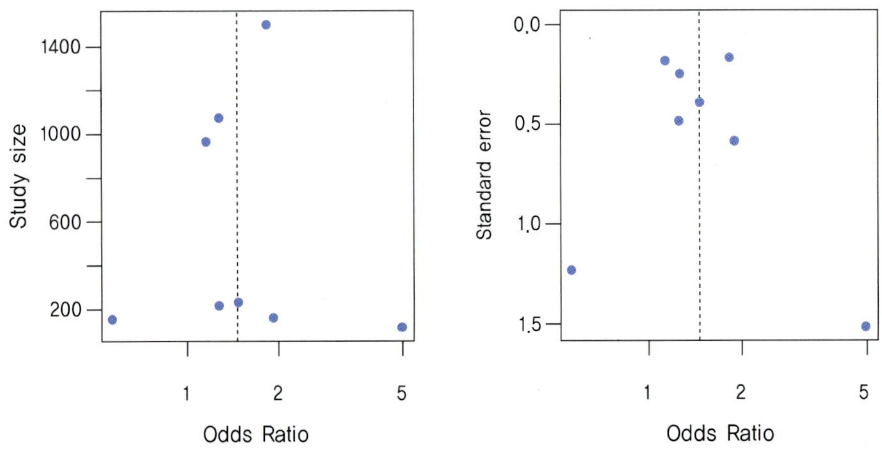

그림 17.4 HLA-DRB1*0101의 메타분석을 위해 선택된 연구논문에 대한 funnel plot

21) [표 17.11]에서 %W(random)값은 $\left(w_i^* \Big/ \sum_{i=1}^{18} w_i^*\right)\times 100$를 의미한다. 그리고 "Quantifying heterogeneity"의 tau^2는 $\hat{\tau}^2$를 의미한다.

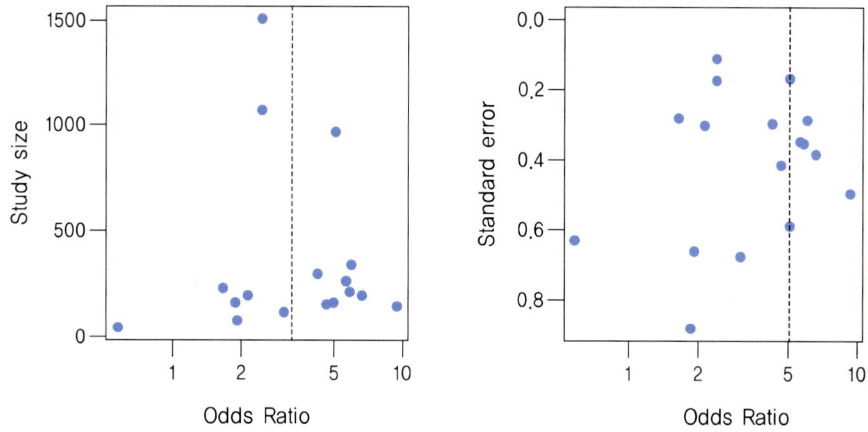

그림 17.5 HLA-DRB1*0405의 메타분석을 위해 선택된 연구논문에 대한 funnel plot

의 경우에는 rank correlation test와 linear regression test 각각 $p-value=0.6207$과 $p-value=0.9979$이므로 유의수준 $\alpha=0.05$에서 "publication bias가 존재하지 않는다"라고 할 수 있다. HLA-DRB1*0405의 경우에도 각각 $p-value=0.82$와 $p-value=0.3258$이므로 유의수준 $\alpha=0.05$에서 "publication bias가 존재하지 않는다"라고 결론내릴 수 있다.

▶ **표 17.12** HLA-DRB1*0101 메타분석 자료의 publication bias 검정을 위한 rank correlation test와 linear regression test

Rank correlation test of funnel plot asymmetry	Linear regression test of funnel plot asymmetry
data : meta1 z=0.4949, p-value = 0.6207 alternative hypothesis : true is 0 sample estimates : ks se.ks 4.000000 8.082904	data : meta1 t = 0.0028, df = 6, p-value = 0.9979 alternative hypothesis : true is 0 sample estimates : bias se.bias slope 0.001670057 0.604437384 0.366100010

▶표 17.13 HLA-DRB1*0405 메타분석 자료의 publication bias 검정결과

Rank correlation test of funnel plot asymmetry	Linear regression test of funnel plot asymmetry
data : meta1	data : meta1
z=−0.2276, p-value = 0.82	t = 1.0138, df = 16, p-value = 0.3258
alternative hypothesis : true is 0	alternative hypothesis : true is 0
sample estimates :	sample estimates :
ks se.ks	bias se.bias slope
−6.00000 26.36298	0.8372588 0.8258813 0.9884202

Chapter 18 R 통계프로그램 사용법

R 통계프로그램은 이미 많이 알려진 SAS, SPSS, Minitab 등과 같은 상용 통계프로그램과 달리 전 세계 통계학자들의 자발적인 연구로 만들어진 무료 소프트웨어(free software)이다. 따라서 금전적 부담 없이 R의 홈페이지인 http://www.r-project.org에서 자유롭게 최신 버전을 다운받아 사용할 수 있다. 뿐만 아니라, R 프로그램은 여러 종류의 운영체제에서 사용할 수 있도록 준비되어 있어 일반 PC, Mac, 그리고 Linux에 설치하여 사용할 수 있다. R은 특정 연구를 위해 설계된 프로그램이 아니고 여러 연구목적에 사용할 수 있는 통계프로그램이다. 더구나 통계학자들이 R에서 사용할 수 있는 함수를 지속적으로 개발하고 있기 때문에 상용 통계프로그램에 뒤지지 않는 분석결과를 얻을 수 있다.

18.1 R 프로그램의 설치

R 프로그램의 설치를 위해서 [그림 18.1]과 같이 R 홈페이지에 접속한 후, 화면 좌측의 Download 밑에 보이는 "CRAN"을 클릭하여 CRAN mirror sites 중 하나를 선택하도록 한다. 사용자가 위치하는 지역에서 가까운 곳을 선택하는 것이 다운로드 받는데 시간을 절약할 수 있다. 한국에서 다운로드를 시도한다면 Korea mirror site가 최선이다. 그러면 [그림 18.2]의 왼쪽 화면을 볼 수 있다. [그림 18.2]의 왼쪽 화면에서 "Windows (95 and later)"를 클릭하면 [그림 18.2]의 오른쪽과 같은 화면이 나오는데, 해당 화면에서 "base"를 클릭하면 [그림 18.3] 화면이 나온다.

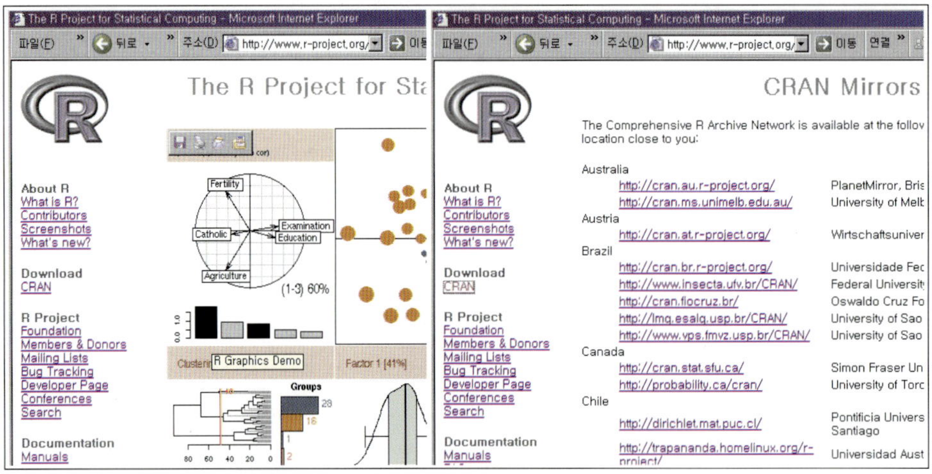

그림 18.1 R 프로그램의 홈페이지와 mirror sites

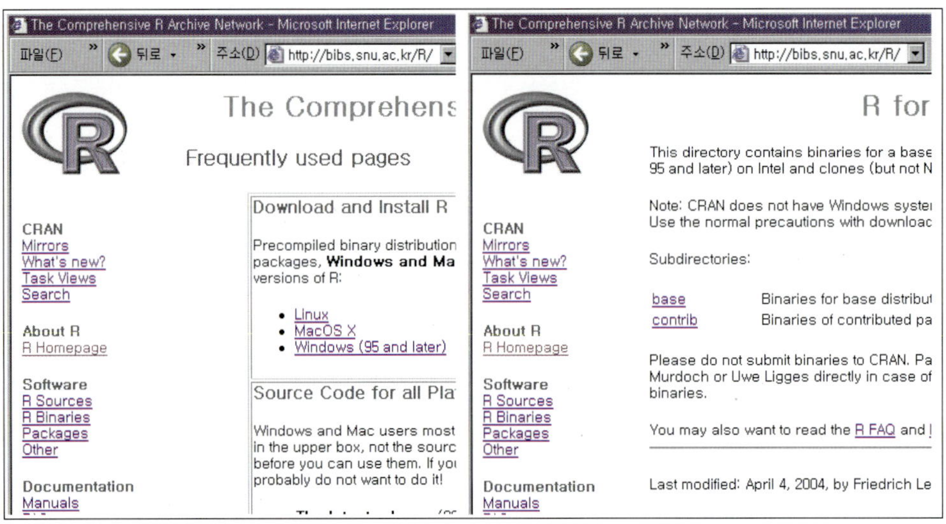

그림 18.2 R 프로그램 설치 과정 1

[그림 18.3]의 화면에 있는 여러 파일들 중에 R-2.4.1-win32.exe를 클릭하여 프로그램을 다운로드 받고 실행시키면 R을 설치할 수 있다. 파일 이름 중간의 2.4.1은 R의 버전 번호이다. 따라서 R이 버전업되면 다른 번호로 대체되어 있을 수 있다. 설치된 R을 실행하여 나온 초기화면은 [그림 18.4]와 같다.

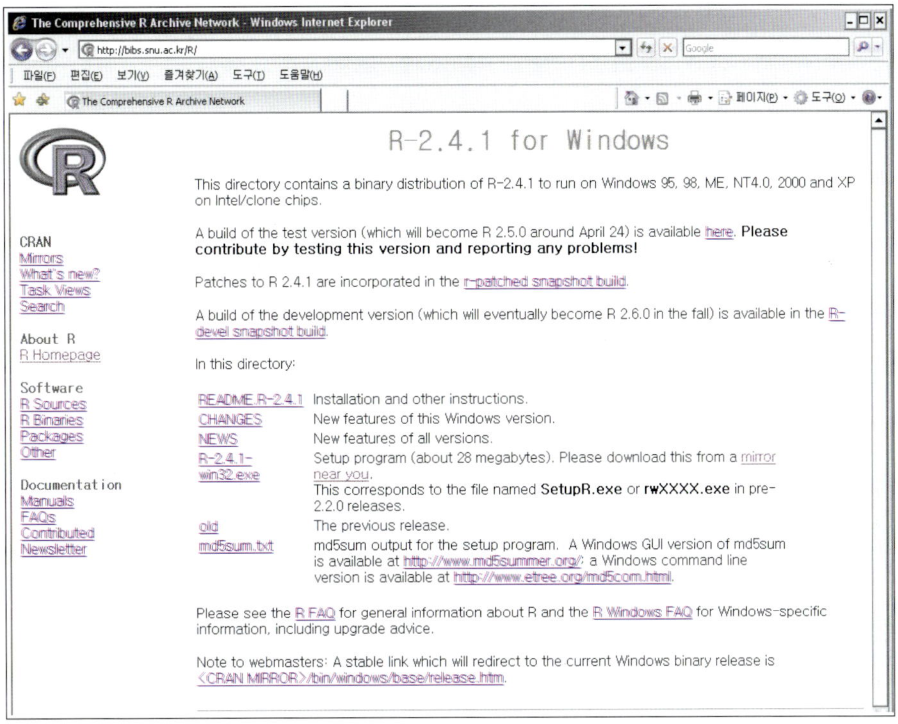

그림 18.3 R 설치 과정 2

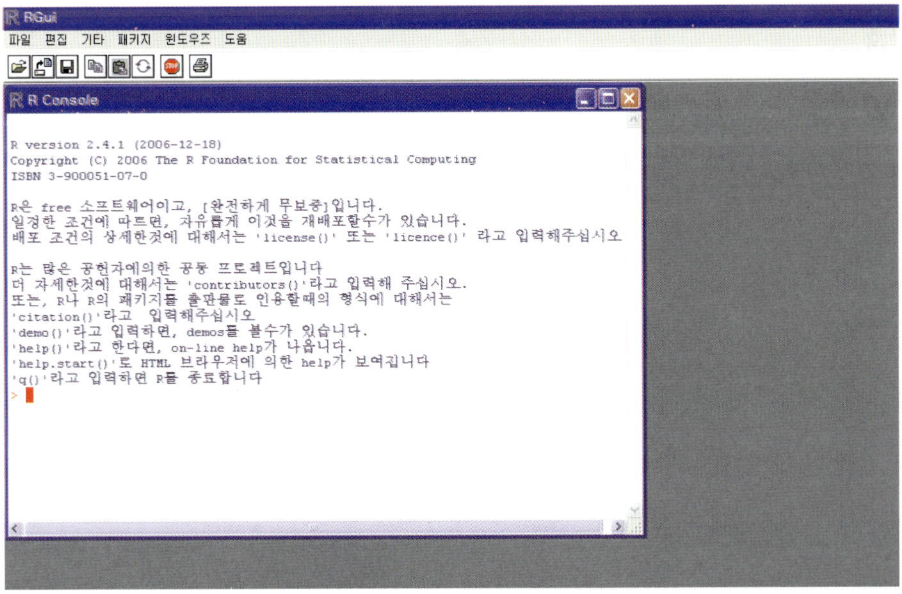

그림 18.4 R 실행 시 초기화면

18.2 R 프로그램의 시연과 도움말

R은 console 창을 통해 명령어를 입력하면 결과값이 바로 다음 줄에 보임으로 연산의 결과를 신속히 확인할 수 있다. R의 기능들 중 graphical tools에 대한 demo를 보고자 한다면 demo(graphics)를 입력하여 확인해 볼 수 있다. 또한 demo(plotmath)를 입력하면 R에서 지원하는 수식들에 대한 demo를 볼 수 있다.

R은 여러 함수(function)와 이들의 집합인 library가 다양하게 준비되어 있어 연구목적에 따라 선택하여 사용할 수 있다. 다양한 함수들에 대한 도움말을 보고자 한다면 help(함수명)를 입력하여 확인할 수 있다([그림 18.5]). 함수명을 모르는 경우는 help.search("키워드")를 입력하여 키워드에 관련된 함수를 찾을 수 있다.

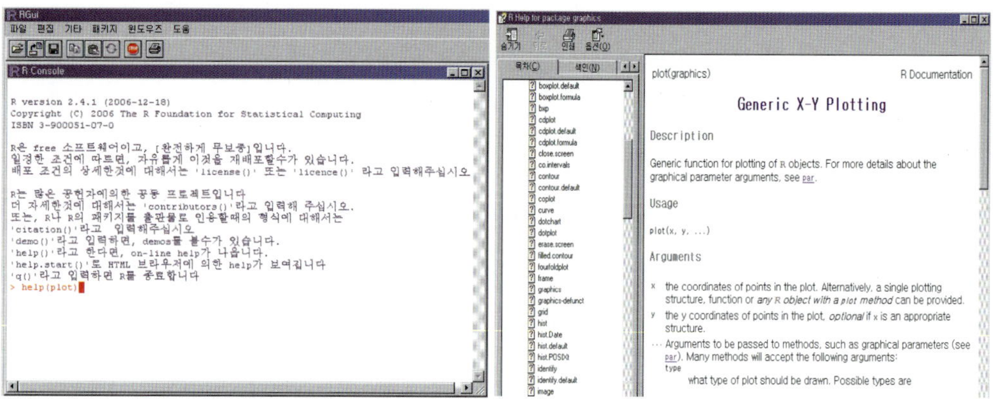

그림 18.5 "plot"함수를 찾기 위한 도움말 보기 예

18.3 R 프로그램의 사용

2장의 [예제 2.3]에 대해 R 프로그램을 이용해보자. 프로그램을 클릭하면 [그림 18.6]과 같은 화면으로 들어가게 된다. 통계분석을 위하여 cursor가 위치하는 곳에서 자료를 입력하고([그림 18.7] 오른쪽) enter를 치면 결과를 바로 받아 볼 수 있다.

▶표 18.1 예제 2.3 자료

검체번호	항생제 처리 전	항생제 처리 후
S1	1.09	1.90
S2	1.00	2.03
S3	1.15	1.91
S4	1.19	1.85
S5	1.13	2.00

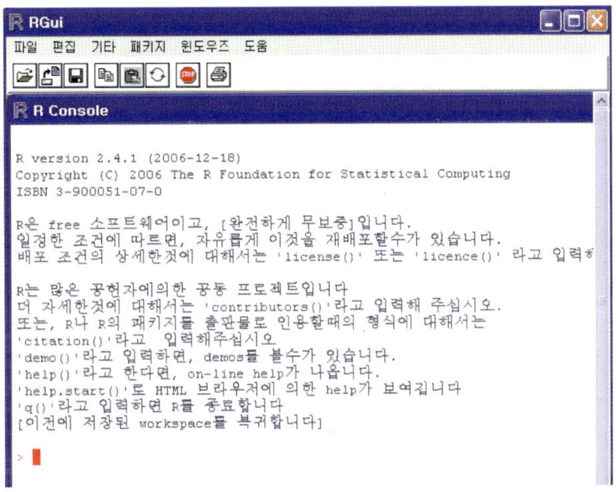

그림 18.6 프로그램 입력화면까지 들어가기

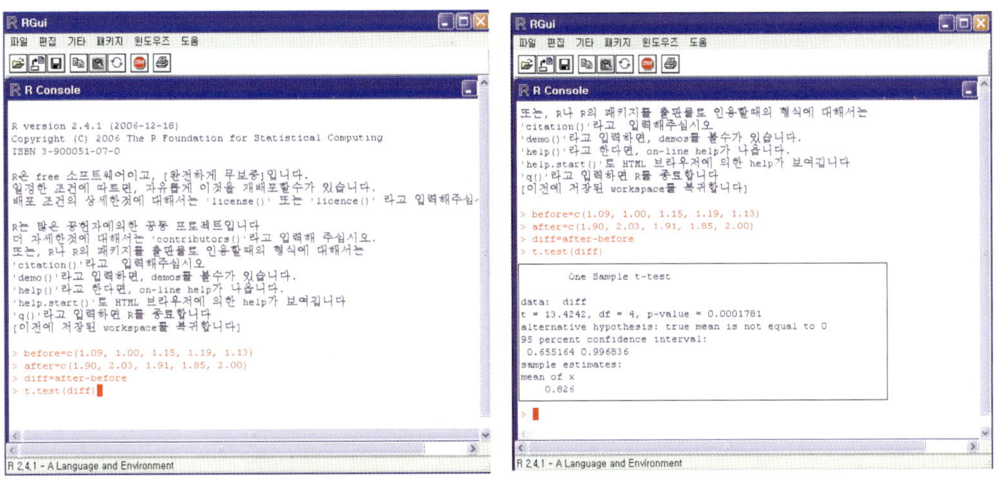

그림 18.7 자료입력(왼쪽)과 분석결과(오른쪽) 화면

프로그램 종료를 위해서는 [그림 18.7]의 오른쪽 그림 하단에 있는 cursor 위치에서 q()를 입력하고 "enter"를 치면 된다. 그러면 R은 지금까지 연산한 결과물들의 저장여부를 물어오는데, 일반적으로 "no"를 클릭하면 프로그램이 종료된다([그림 18.8]).

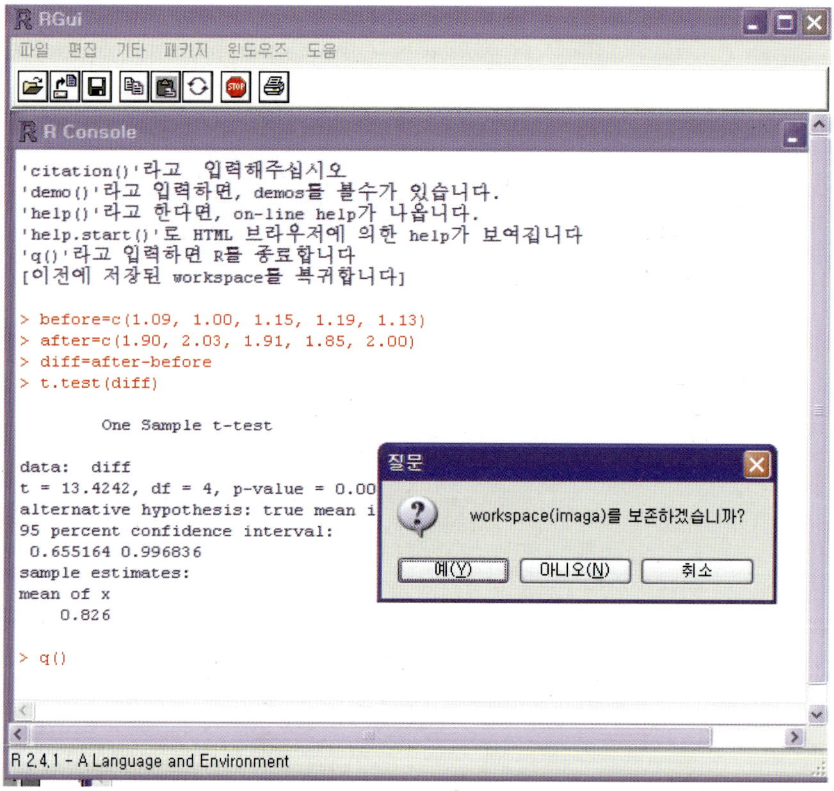

그림 18.8 프로그램 종료 화면

찾아보기

진단의약품의 임상평가

-기초통계에서 실무지침까지-

정가 18,000원

ISBN 978-89-7043-574-9

2007년 8월 15일 1판 인 쇄
2007년 8월 20일 1판 발 행

저 자 : 오홍범·안홍엽·이관제
황상현·최성은·이현진

발 행 자 : 최 병 진

발 행 처 : 도서출판 **고 려 의 학**
(110-524) 서울시 종로구 명륜 4가 91
Tel. 765-0333 / 0337
Fax. 743-2288
등록번호 : 제 1-519호 1978. 6. 29.